AME医学评论2B012

胸外科热点问题专家评论

名誉主编　赫捷

主　　编　高树庚　李印

副 主 编　秦建军　谭锋维

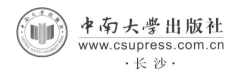
中南大学出版社
www.csupress.com.cn
·长沙·

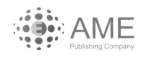

图书在版编目（CIP）数据

胸外科热点问题专家评论/高树庚，李印主编. —长沙：中南大学出版社，2019.10
（AME医学评论丛书）

ISBN 978 - 7 - 5487 - 3677 - 6

Ⅰ.①胸…　Ⅱ.①高…　②李…　Ⅲ.①胸腔外科学—疾病—诊疗　Ⅳ.①R655

中国版本图书馆CIP数据核字(2019)第143509号

AME 医学评论 2B012

胸外科热点问题专家评论
XIONGWAIKE REDIANWENTI ZHUANJIAPINGLUN

名誉主编：赫捷

主编：高树庚　李印

副主编：秦建军　谭锋维

□丛书策划	郑　杰	汪道远
□项目编辑	陈海波	廖莉莉
□责任编辑	谢新元	张开平
□责任校对	石曼婷	
□责任印制	易红卫	潘飘飘
□版式设计	王　李	林子钰
□出版发行	中南大学出版社	

社址：长沙市麓山南路　　　　　邮编：410083

发行科电话：0731-88876770　　传真：0731-88710482

□策　划　方　AME Publishing Company

地址：香港沙田石门京瑞广场一期，16 楼 C

网址：www.amegroups.com

□印　　装　天意有福科技股份有限公司

□开　　本　889×1194　1/16　□印张 16　□字数 529 千字　□插页

□版　　次　2019 年 10 月第 1 版　□2019 年 10 月第 1 次印刷

□书　　号　ISBN 978 - 7 - 5487 - 3677 - 6

□定　　价　168.00 元

图书出现印装问题，请与经销商调换

编者风采

名誉主编

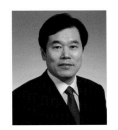

赫捷 教授 中国科学院院士 博士生导师

中国国家癌症中心、中国医学科学院肿瘤医院

国务院政府特殊津贴获得者；美国胸外科协会（AATS）会员；亚洲胸外科医师协会（ASTS）创始主席；中国医师协会胸外科医师分会会长；中华医学会胸心血管外科分会主任委员；中国抗癌协会临床肿瘤学协作专业委员会（CSCO）理事长。

主编

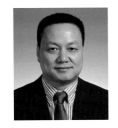

高树庚 教授 主任医师 博士生导师

中国医学科学院肿瘤医院

中国医师协会胸外科医师分会副会长兼总干事；中华医学会胸心血管外科分会副主任委员兼秘书长，肺癌学组副组长；中国医师协会胸外科医师分会微创外科专家委员会副主任委员；中国医疗保健国际交流促进会常务理事和胸外科分会副主委；全国医师定期考核胸外科专业编委会副主任委员；中国抗癌协会肺癌专业委员会常委；北京医学会胸外科分会候任主任委员兼肺癌学组组长；海峡两岸医药卫生交流协会胸外科分会副主任委员；《中国微创外科杂志》副主编；*Journal of Thoracic Diseases*副主编；*American Thoracic Society*中文版编委会秘书长；《中华胸心血管外科杂志》编委；《中华肿瘤杂志》编委；*Chronic Diseases and Translational Medicine*编委。

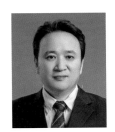

李印 医学博士 教授 主任医师 博士生导师

中国医学科学院肿瘤医院胸外科

享受国务院政府特殊津贴专家；中国抗癌协会食管癌专业委员会副主任委员；中国抗癌协会肺癌专委会委员；中华医学会胸心血管外科分会食管疾病学组副组长；中国医疗保健国际交流促进会胸外科分会副主任委员，食管学组组长；CSCO食管癌专业委员会副主任委员；中国医师协会胸外科医师分会常委、加速康复专家委员会副主任委员；全国医师定期考核胸外科专业编委会委员；欧洲胸外科医师协会（ESTS）会员；国际食管疾病协会（ISDE）会员；*Annals of Esophagus*主编；《中国肺癌杂志》常务编委；《ATS杂志中文版》编委。

副主编

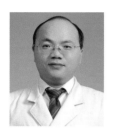

秦建军 主任医师 外科学博士

中国医学科学院肿瘤医院胸外科

中国医师协会胸外科医师分会青年委员会副主任委员；中国抗癌协会食管癌专业委员会委员；中国医疗保健国际交流促进会胸外科分会委员；中国抗癌协会肿瘤转移专业委员会青年委员；国际食管疾病协会（ISDE）会员；中国肺癌杂志编委；中国胸心血管外科临床杂志青年编委。

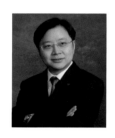

谭锋维 副主任医师

中国医学科学院肿瘤医院胸外科

临床医学博士、分子生物学博士，CSCO副秘书长、肺癌/食管癌专家委员会委员；中华医学会胸心血管外科分会委员；中国医师协会胸外科医师分会委员、青委秘书长；中国抗癌协会食管癌专业委员会委员、副秘书长；北京医学会胸外科分会委员、青委副主委；中国抗癌协会青年理事会常务理事；北京抗癌协会青年理事会副秘书长。

编委（以姓氏拼音为序）

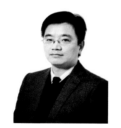

车国卫 教授 主任医师 博士生导师

四川大学华西医院胸外科

中华医学会胸心血管外科分会肺癌学组委员；中国医师协会胸外科医师分会微创专家委员会常务委员；中国康复医学会呼吸专业委员会常务委员；中国医师协会康复专业委员会呼吸专委会副主任委员；世界中医药联合会肺康复专业委员会副会长；中国临床肿瘤学协作中心（CSCO）理事；四川省医学会胸心外科分会常务委员；成都康复医学会肺康复专家委员会主任委员；中国医疗保健国际交流促进会加速康复外科专业委员会胸外科学组组长；中国研究型医院学会加速康复外科专业委员会胸外科学组组长；中国医药教育协会加速康复外科分会胸外科专业委员会主任委员；中国肺癌杂志和中国胸心血管外科临床杂志常务编委。

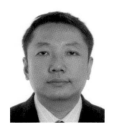

崔永　医学博士　主任医师　副教授　硕士研究生导师

首都医科大学附属北京友谊医院胸外科

中国医师协会胸外科医师分会青年委员会副主任委员；中国医师协会胸外科医师分会办公室秘书；中国医师协会胸外科医师分会快速康复专业委员会委员；中华医学会北京市分会胸外科专业委员会青年委员会副主任委员；中华医学会北京市分会胸外科专业委员会微创学组委员；北京生物医学工程学会生物材料与人工器官专业委员会委员；北京医学奖励基金会肺癌医学青年专家委员会胸外科学组副组长。

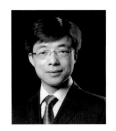

黄海涛　副主任医师　副教授　医学博士　硕士生导师

苏州大学附属第一医院胸外科

中国医师协会胸外科医师分会青年委员会委员；江苏省医学会胸外科专业委员会委员；中国医疗保健国际交流促进会胸外科分会委员；江苏省抗癌协会肺癌专业委员会委员；江苏省抗癌协会肿瘤微创治疗专业委员会青年委员；江苏省免疫学会肿瘤免疫专业委员会委员；苏州市肿瘤生物治疗学会常务委员；《转化医学电子杂志》青年编委。

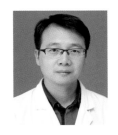

蒋峰　医学博士　博士后　主任医师　硕士研究生导师

江苏省肿瘤医院胸外科

中国医师协会胸外科医师分会青年委员会副主任委员；中国抗癌协会肺癌专业委员会委员；中华医学会肠外与肠内营养支持分会青年委员；中国医疗保健国际交流促进会胸外科分会委员；江苏省医学会胸外科分会青年委员会副主任委员（常务）；江苏省抗癌协会肺癌专业委员会委员。

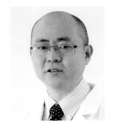

姜宏景　主任医师　医学博士

天津医科大学肿瘤医院食管肿瘤科

中华医学会胸心血管外科分会食管疾病学组委员；中国抗癌协会食管癌专业委员会秘书长；世界华人肿瘤医师协会胸外科分会委员；天津市抗癌协会食管癌专业委员会副主任委员；天津市抗癌协会肿瘤微创治疗专业委员会副主任委员；天津市医师协会胸外科专业委员会常委。

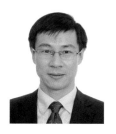

蒋伟 副主任医师 博士

复旦大学附属中山医院胸外科副主任医师、复旦大学附属中山医院闵行分院胸外科副主任

中国医师协会胸外科分会青年委员；中国抗癌协会食管癌专业委员会青年委员；上海市抗癌协会胸部肿瘤专业委员会青年委员；卫健委住院医师规范化培训考核胸心外科专家委员会委员。

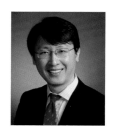

康晓征 副主任医师 副教授

北京大学肿瘤医院胸外一科

中国临床肿瘤学会（CSCO）肺癌学组青年委员；中国抗癌协会食管癌专业委员会（CACA）青年委员；北京医学会胸外科分会BATS青年委员。

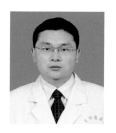

刘宝兴 博士 副主任医师

河南省肿瘤医院胸外科

河南省抗癌协会食管癌专委会委员；河南省抗癌协会肺癌专业委会委员；河南省医学会加速康复外科学组委员。

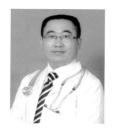

林江波 主任医师 胸心外科学博士 硕士研究生导师 副教授

福建医科大学附属协和医院胸外科

中国医师协会胸外科分会青年委员；福建省医学会胸外科分会委员；福建省中西医结合学会胸外科分会青年委员会副主任委员；福建省胸心血管外科分会青年委员。

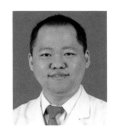

梁乃新　医学博士

北京协和医院胸外科

中国医师协会胸外科分会青年委员会委员；中国医疗保健国际交流促进会胸外科分会转化医学学组副组长；北京医学会转化医学委员；北京医学会检验学会循环肿瘤细胞分会委员；北京医学奖励基金会胸外科分会肺癌学组副组长；北京健康促进会副会长；中关村卓益慢病治疗与管理研究中心（中科院）理事；国际胸腺肿瘤组织（ITMIG）中国大陆地区长期会员；欧美同学会转化医学分会委员；国家医学考试中心执业医师考试特聘出题/审题专家；北京协和医学院特聘教师；北京协和医院教育委员会委员；北京协和医院国家医学虚拟仿真培训中心核心组成员；中国标准化病人教学指导委员会（CSPC）委员；《NEJM医学前沿》特约编辑；*Ann Thoracic Surgery*中文版特约编委；《转化医学电子杂志》青年编委。

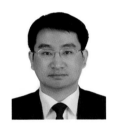

李勇　主任医师　教授　医学博士　硕士生导师

中国医学科学院肿瘤医院胸外科

中国抗癌协会青年理事会理事；海峡两岸医药卫生交流协会胸外科专业委员会常务委员；中华医学会胸心血管外科学分会食管学组委员；国际肺癌研究会（IASLC会员）；美国胸科协会（ATS）会员。

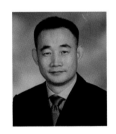

李志刚　上海交通大学副教授　主任医师

上海市胸科医院胸外科、食管外科

中华医学会胸心血管外科分会食管学组委员；中国抗癌协会食管癌专业委员会委员；CSCO委员；中国医师协会内镜医师分会委员；中国医师协会外科医师分会胃食管反流疾病诊疗专业委员会委员；*AATS Graham Fellow*（2011—2012年）。

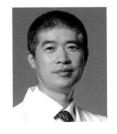

沈钢　主任医师　外科学硕士

浙江大学医学院附属第二医院肺癌诊治中心、胸外科病区

中国医师协会胸外科分会青年委员；中国抗癌协会食管癌专业委员会青年委员。

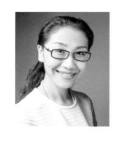

高琰红　副主任医师　副教授　医学硕士　硕士生导师

河北大学附属医院肿瘤内科

华人肿瘤放射治疗协作组肺癌工作委员会委员；中国研究型医院精准医疗与MDT专业委员会青年委员会副主任委员；北京医学奖励基金会肺癌医学青年专家委员会常务委员；河北省抗癌协会肿瘤内科专业委员会常务委员；河北省抗癌协会肺癌多学科协作组委员；河北省肿瘤心理专业委员会常务委员。

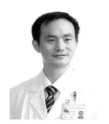

孙艺华　医学博士　主任医师　硕士研究生导师

复旦大学附属肿瘤医院胸外科

中国医师协会胸外科医师分会青年委员；上海医学会胸外科分会委员。

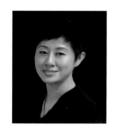

王军　主任医师　教授　博士　博士生导师

河北医科大学第四医院放疗一病区

河北省医学会放射肿瘤学分会侯任主任委员；美国杜克大学医学中心访问学者；中国抗癌协会肺癌专业委员会委员；中国抗癌协会癌症康复与姑息治疗专业委员会委员；中国抗癌协会放射肿瘤专业委员会青年委员会副主任委员；中国抗癌协会食管癌专业委员会青年委员；中国老年学会肿瘤专业委员会放射治疗分会常务委员；中国研究型医院放射生物与多模态诊疗专业委员会副主任委员；世界华人放射治疗肿瘤协作组执行委员会副主任委员；CSCO肿瘤放疗专家委员会常委；国际肺癌研究会（IASLC）会员。

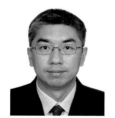

吴楠　主任医师　教授　外科学博士　博士生导师

北京大学肿瘤医院胸外二科

中国抗癌协会肺癌专业委员会委员；中国医疗保健国际交流促进会胸外科分会委员、青年委员会副主任委员；世界华人胸外科学会理事；北京医学会胸外科分会委员、青委会副主任委员、肺癌学组委员；中国医师协会外科学分会肿瘤外科医师委员会委员；北京抗癌协会肿瘤心理专业委员会委员；*Annals of Translational Medicine*杂志Section editor；*Journal of Visualized Surgery*编委；《中国肺癌杂志》第五届编委会青年编委；国际肺癌研究协会（IASLC）会员、资格审查委员会委员。

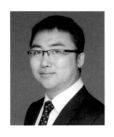

许世广 博士 副主任医师 硕士研究生导师

沈阳军区总医院胸外科

中国医师协会胸外科医师分会青年委员；中国医师协会外科医师分会机器人外科医师委员会委员；中国医药教育协会胸外科专业委员会常务委员；海峡两岸医药卫生交流协会胸外科分会委员、青年委员会副主任委员；中国人民解放军第九届医学科学技术委员会胸心血管外科专业委员会青年委员；中国医师协会胸外科分会辽宁省胸外科工作部秘书；辽宁省医学会胸外科学分会第七届委员会青年委员会副主任委员；辽宁省抗癌协会肺癌专业委员会委员；辽宁省医学会器官移植学分会委员。

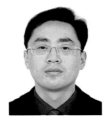

薛志强 医生博士 博士后 副主任医师 副教授 硕士生导师

中国人民解放军总医院胸外科

中国医师协会胸外科医师分会青年委员会委员；中国医疗保健国际交流促进会胸外科分会青年委员会委员；中国医师协会北京胸外科医师分会青年委员会副主任委员；中华医学会北京胸外科分会委员；《中华胸心血管外科杂志》通讯编委；《中华腔镜外科杂志（电子版）》通讯编委；《中华航海医学与高气压医学杂志》通讯编委；《中国肿瘤临床》特约编委。

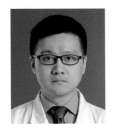

姚烽 医学博士 副主任医师 硕士生导师

上海市胸科医院胸外科

中华医学会胸心血管外科分会青年委员；中国医师协会胸外科分会青年委员；上海市医学会胸外科分会青年委员。

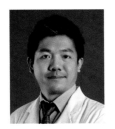

杨弘 副教授 副主任医师 医学博士 硕士研究生导师

广东省食管癌研究所、中山大学肿瘤防治中心胸外科

中国抗癌协会食管癌专业委员会青年委员；广东省抗癌协会食管癌专业委员会委员兼秘书长；CSCO青年专家委员会委员；ISDE会员；世界食道癌协会（OESO）会员；亚洲心胸血管外科学会（ASCVTS）会员。

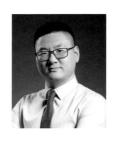

阎石 副主任医师 外科学博士

北京大学肿瘤医院胸外二科

中国医疗保健国际交流促进会胸外科分会青年委员会委员；北京医学奖励基金会肺癌青年医学专家委员会委员；IASLC会员。

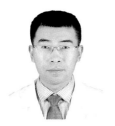

赵光强 副教授 副主任医师 胸心外科学博士 硕士生导师

云南省肿瘤医院 胸外一科

中国抗癌协会肺癌专业委员会青年委员；中国医师协会胸外科医师分会青年委员；中国研究型医院学会加速康复外科专委会胸外科学组委员；中国肺癌防治联盟云南分盟常务委员；中国西部肺癌研究协作中心云南分中心常委兼秘书；云南省肺癌防治协会常务理事兼秘书长；云南省肺癌防治协会外科专业委员会主任委员；云南省医学会胸心血管外科分会常委兼肺癌学组组长；云南省医师协会胸外科医师分会常务委员兼秘书；云南省医师协会肿瘤医师分会常委；云南省抗癌协会肺癌专业委员会常委；卫健委癌症早诊早治项目云南省肺癌筛查及早诊早治项目专家组成员；《中国肺癌杂志》编委。

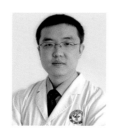

赵晋波 医学博士 副主任医师 副教授 硕士研究生导师

空军军医大学唐都医院胸腔外科

中国医师协会胸外科医师分会青年委员；中国研究型医院学会胸外科专委会委员；海峡两岸医药卫生交流协会胸外科专业委员会委员；中国医师协会整合医学医师分会整合胸外科专业委员会委员；中国医药教育学会胸外科专业委员会委员；陕西省抗癌协会食管癌专业委员会委员；*Annals of Translation Medicine*杂志Section editor；《中国胸心血管外科杂志》、《临床与病理杂志》编委。

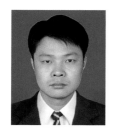

张珂 医学博士 副主任医师 硕士研究生导师

河北大学附属医院胸外科、医学3D影像打印中心

中国胸外科三维重建及人工智能联盟副主席；中国医师协会胸外科医师分会青委会委员；中国研究型医院协会胸外科分会青年委员；北京经济技术开发区产业人才协会校企合作顾问；河北急救医学会胸外专业委员会第一届常务委员；UNIZ TECHNOLOGY LLC（San Diego，CA，US）Senior Medical and Engineering Consultant；中国医学科学院肿瘤医院三维技术特聘讲师；《中国医疗设备》杂志河北分社办公室主任。

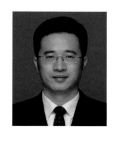

赵亮 副主任医师 硕士生导师

中国医学科学院肿瘤医院胸外科

中国医师协会胸外科分会青年委员；中华医学会胸心外科分会青委会委员兼秘书长；北京肿瘤学会肺癌专委会委员；中国医疗保健国际交流促进会胸外科分会青年委员；世界华人肿瘤医师协会胸部肿瘤专业委员会委员；中华消化外科菁英荟委员。

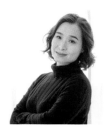

赵敏 医学博士 主任医师 硕士生导师

河北省胸科医院肺肿瘤二科

河北省预防医学会肺癌防治专业委员会副主任委员；河北省女医师协会放射治疗专业委员会副主任委员；中国研究型医院学会精准医学与肿瘤MDT专业委员会常务委员。

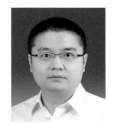

张敏 主治医师 医学博士

重庆医科大学附属第一医院胸外科

中国医促会胸外科分会青年委员；重庆市欧美同学会会员；*JTD Section Editor*。

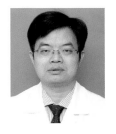

张瑞祥 主治医师 外科学博士

河南省肿瘤医院胸外科

河南省医师协会胸外科分会委员；河南省抗癌协会食管癌专业委员会青年委员会副主任委员；河南省医学会胸外科分会射频消融学组委员；中国研究型医院学会胸外科专业委员会委员；ISDE会员。

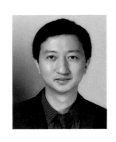

钟文昭　医学博士　主任医师　博士生导师

广东省肺癌研究所、广东省人民医院肺二科

广东省肺癌研究所副所长，华南理工大学医学院、南方医科大学博士生导师；中国临床肿瘤学理事，青委副主委，肺癌专业组长；国家自然科学基金评委；中华医学会肿瘤早诊早治学组副组长；国际肺癌联盟IASLC官方杂志（*J Thorac Oncol*）JTO副主编；广东省医学会肺部肿瘤学分会副主任委员。

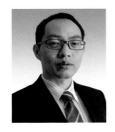

赵自然　医学博士　主治医师

中国医学科学院肿瘤医院胸外科

AUTHORS

Alex Arame
General Thoracic Surgery Department, Georges Pompidou European Hospital, Paris, France

Vincenzo Ambrogi
Thoracic Surgery, Multidisciplinary Myasthenia Gravis Unit, Policlinico Tor Vergata University, Rome, Italy

Alain Badia
General Thoracic Surgery Department, Georges Pompidou European Hospital, Paris, France

Bryan M. Burt
Michael E. DeBakey Department of Surgery, Division of Cardiothoracic Surgery, Baylor College of Medicine

Françoise Le Pimpec Barthes
General Thoracic Surgery Department, Georges Pompidou European Hospital, Paris, France

Kevin M. Bradley
Department of Radiology, Oxford University Hospitals NHS Foundation Trust, Oxford, UK

Brett W. Carter
Department of Diagnostic Radiology, The University of Texas MD Anderson Cancer Center, Houston, TX, USA

Giovanni Maria Comacchio
Thoracic Surgery Unit, Department of Cardiologic, Thoracic and Vascular Sciences, University of Padua, Padua, Italy

Guowei Che
Department of Operation room and Thoracic Surgery, West China Hospital, Sichuan University, Chengdu 610041, China

Lorraine D. Cornwell
Michael E. DeBakey Department of Surgery, Division of Cardiothoracic Surgery, Baylor College of Medicine

Miguel A. Cuesta
Department of Digestive and Minimally Invasive Surgery, Vrije University Medical Center, Amsterdam, the Netherlands

Yong Cui
Department of Thoracic Surgery, Beijing Friendship Hospital , Capital Medical University, 247# Yongan Street, Beijing, China

Claire L. Donohoe
Northern Oesophagogastric Unit, Royal Victoria Infirmary, Newcastle upon Tyne, UK

Gail E. Darling
Division of Thoracic Surgery, Department of Surgery, Toronto General Hospital, University Health Network, University of Toronto, Toronto, Canada

Robert Dziedzic
Department of Thoracic Surgery, Medical University of Gdansk, Gdansk, Poland

John M. Findlay
Oxford OesophagoGastric Centre, Oxford University Hospitals NHS Foundation Trust, Oxford, UK; NIHR Oxford Biomedical Research Centre, Churchill Hospital, Oxford, UK

Agathe Seguin-Givelet
Thoracic Department, Curie-Montsouris Thorax Institute, IMM, Paris, France; Paris 13 University, Sorbonne Paris Cité, Faculty of Medicine SMBH, Bobigny, France

Dominique Gossot
Thoracic Department, Curie-Montsouris Thorax Institute, IMM, Paris, France

Richard S. Gillies
Oxford OesophagoGastric Centre, Oxford University Hospitals NHS Foundation Trust, Oxford, UK

Chunhui Han
Department of Radiation Oncology City of Hope National Medical Center 1500 E Duarte Rd Duarte, CA91741,USA

Haitao Huang
Department of Thoracic Surgery, The First Affiliated Hospital of Soochow University
Suzhou 215006, China

Hironori Hinokuma
Department of Thoracic Surgery, Kumamoto University Hospital, Kumamoto, Japan

Po-Kuei Hsu
Division of Thoracic Surgery, Department of Surgery, Taipei Veterans General Hospital and School of Medicine, Yang-Ming University, Taipei, China

Koei Ikeda
Department of Thoracic Surgery, Kumamoto University Hospital, Kumamoto, Japan

Hongjing Jiang
Department of Esophageal cancer, Tianjin Medical University Cancer Institute & Hospital, Tianjin, China

Feng Jiang
Department of Thoracic Surgery, Cancer Hospital of Jiangsu Province, Baiziting 42, Nanjing, China

Wei Jiang
Department of Thoracic Surgery, Zhongshan Hospital, Fudan University
Shanghai, 200032, China

Kazuo Koyanagi
Department of Esophageal Surgery, National Cancer Center Hospital, Tokyo, Japan

Melissa L. Korb
Michael E. DeBakey Department of Surgery, Division of Cardiothoracic Surgery, Baylor College of Medicine

Xiaozheng Kang
Key Laboratory of Carcinogenesis and Translational Research (Ministry of Education), Department of Thoracic Surgery I, Peking University Cancer Hospital & Institute, Beijing, China.

Baoxing Liu
Department of Thoracic Surgery, Henan cancer Hospital Affiliated Tumor Hospital of Zhengzhou University, ZhengZhou 450008, China

Chia-Ju Liu
Department of Nuclear Medicine, Taiwan University Hospital Yunlin Branch, Yunlin, Taiwan, China

James D. Luketich
Department of Cardiothoracic Surgery, University of Pittsburgh School of Medicine and the University of Pittsburgh Medical Center, Pittsburgh, PA, USA

Jiangbo Lin
Department of Thoracic Surgery, Affiliated Union Hospital of Fujian Medical University, Fuzhou, 350000, Fujian, China

Naixin Liang
Department of Thoracic Surgery, Peking Union Medical College Hospital

Shuyin Liang
Department of Cardiothoracic Surgery, University of Pittsburgh School of Medicine and the University of Pittsburgh Medical Center, Pittsburgh, PA, USA

Wei Lu
Department of Medical Physics, Memorial Sloan Kettering Cancer Center, New York, NY, USA

Yin Li
Department of Thoracic Surgery, National Cancer Center/ Cancer Hospital, Chinese Academy of Medical Sciences and Peking Union Medical College, Beijing 100021, China

Yong Li
Department of Thoracic Surgery, National Cancer Center/ Cancer Hospital, Chinese Academy of Medical Sciences and Peking Union Medical College, Beijing 100021, China

Zhigang Li
Department of Thoracic Surgery Shanghai Chest Hospital, China

Daniela Molena
Division of Thoracic Surgery, Memorial Sloan Kettering Cancer Center, New York, NY, USA

Edith M. Marom
Chaim Sheba, Israel

Eri Matsubara
Department of Thoracic Surgery, Kumamoto University Hospital, Kumamoto, Japan

Giuseppe Marulli
Thoracic Surgery Unit, Department of Cardiologic, Thoracic and Vascular Sciences, University of Padua, Padua, Italy

Giuseppe Mangiameli
General Thoracic Surgery Department, Georges Pompidou European Hospital, Paris, France

Marco Mammana
Thoracic Surgery Unit, Department of Cardiologic, Thoracic and Vascular Sciences, University of Padua, Padua, Italy

Mark R. Middleton
Department of Oncology, University of Oxford, Oxford, UK

Takeshi Mori
Department of Thoracic Surgery, Kumamoto University Hospital, Kumamoto, Japan

Tommaso Claudio Mineo
Department of Surgery and Experimental Medicine, Tor Vergata University, Rome, Italy

Yoshiko Masuda
Department of Thoracic Surgery, Kumamoto University Hospital, Kumamoto, Japan

Nicholas D. Maynard
Oxford OesophagoGastric Centre, Oxford University Hospitals NHS Foundation Trust, Oxford, UK

Tamar Nobel
Division of Thoracic Surgery, Memorial Sloan Kettering Cancer Center, New York, NY, USA

Soji Ozawa
Department of Gastroenterological Surgery, Tokai University School of Medicine, Isehara, Japan

Alexander W. Phillips
Northern Oesophagogastric Unit, Royal Victoria Infirmary, Newcastle upon Tyne, UK

Ciprian Pricopi
General Thoracic Surgery Department, Georges Pompidou European Hospital, Paris, France

Jianjun Qin
Department of Thoracic Surgery, National Cancer Center/ Cancer Hospital, Chinese Academy of Medical Sciences and Peking Union Medical College, Beijing 100021, China

Federico Rea
Thoracic Surgery Unit, Department of Cardiologic, Thoracic and Vascular Sciences, University of Padua, Padua, Italy

Marc Riquet
General Thoracic Surgery Department, Georges Pompidou European Hospital, Paris, France

Chika Shirakami
Department of Thoracic Surgery, Kumamoto University Hospital, Kumamoto, Japan

Gang Shen
Department of Thoracic Surgery, The Second Affiliated Hospital Zhejiang University School of Medicine, Hangzhou, 310009, China

Inderpal S. Sarkaria
Department of Cardiothoracic Surgery, University of Pittsburgh School of Medicine and the University of Pittsburgh Medical Center, Pittsburgh, PA, USA

Kenji Shiraishi
Department of Thoracic Surgery, Kumamoto University Hospital, Kumamoto, Japan

Makoto Suzuki
Department of Thoracic Surgery, Kumamoto University Hospital, Kumamoto, Japan

Yanhong Shang
Medical Oncology, Affiliated Hospital of Hebei University 648, Dongfeng Road, East, Baoding, Hebei Province, China

Yihua Sun
Department of Thoracic Surgery, Fudan University Shanghai Cancer Center, 270 Dongan Road,Shanghai, China

Fengwei Tan
Department of Thoracic Surgery, National Cancer Center/Cancer Hospital, Chinese Academy of Medical Sciences and Peking Union Medical College, Beijing 100021, China

Arne Warth
Institute of Pathology, Heidelberg University, Heidelberg, Germany; Translational Lung Research Centre Heidelberg, Member of the German Centre for Lung Research, Im Neuenheimer Feld 224, D-69120 Heidelberg, Germany

Benny Weksler
Division of Thoracic Surgery, University of Tennessee Health Science Center, Memphis, TN, USA

Jun Wang
Department of Radiation Oncology, Fourth Hospital of Hebei Medical University Shijiazhuang, China

Nan Wu
Department of Thoracic Surgery II, Peking University Cancer Hospital & Institute, Beijing 100142, China

Yuzhao Wang
Division of Thoracic Surgery, Department of Surgery, Toronto General Hospital, University Health Network, University of Toronto, Toronto, Canada

Zhiqiang Xue
Department of Thoracic Surgery, Chinese PLA General Hospital Beijing 100853, China

Shi Yan
Department of Thoracic Surgery II, Peking University Cancer Hospital & Institute, Beijing 100142, China

Hong Yang
Cancer Center, Sun Yat-Sen University, 651 Dongfeng Road, East, Guangzhou, China

Feng Yao
Department of Thoracic Surgery, Shanghai Chest Hospital, China

Ke Zhang
Department of Thoracic Surgery, Medical 3D image and printing center, Affiliated Hospital of Hebei University, Baoding, Hebei Province, China

Ruixiang Zhang
Department of Thoracic Surgery, Henan Cancer Hospital The Affiliated Cancer Hospital of Zhengzhou University Zhengzhou,450008, China

Guangqiang Zhao
Department of Thoracic Surgery, Yunnan Cancer Hospital (The Third Affiliated Hospital of Kunming Medical University) Kunming 650118, China

Jinbo Zhao
Department of Thoracic Surgery, Tangdu Hospital, Air Force Military Medical University, Xi'an 710038, China

Min Zhao
Departments of Lung Oncology Hebei Chest Hospital Shijiazhuang, Hebei 050041, China

Yuzhao Wang
Division of Thoracic Surgery, Department of Surgery, Toronto General Hospital, University Health Network, University of Toronto, Toronto, Canada

译者（以姓氏拼音为序）

车国卫
四川大学华西医院胸外科

崔永
首都医科大学附属北京友谊医院胸外科

黄海涛
苏州大学附属第一医院胸外科

姜宏景
天津医科大学肿瘤医院食管肿瘤科

蒋峰
江苏省肿瘤医院胸外科

蒋伟
复旦大学附属中山医院胸外科

康晓征
北京大学肿瘤医院胸外一科

李印
中国医学科学院肿瘤医院胸外科

李勇
中国医学科学院肿瘤医院胸外科

李志刚
上海市胸科医院胸外科

梁乃新
北京协和医院胸外科

林江波
福建医科大学附属协和医院胸外科

刘宝兴
郑州大学附属肿瘤医院胸外科

秦建军
中国医学科学院肿瘤医院胸外科

商琰红
河北大学附属医院肿瘤内科

沈钢
浙江大学医学院附属第二医院胸外科

孙艺华
复旦大学附属肿瘤医院胸外科

谭锋维
中国医学科学院肿瘤医院胸外科

王军
河北医科大学第四医院放疗科

吴楠
北京大学肿瘤医院胸外二科

许世广
沈阳军区总医院胸外科

薛志强
中国人民解放军总医院胸外科

阎石
北京大学肿瘤医院胸外二科

杨弘
中山大学肿瘤防治中心胸外科

姚烽
上海市胸科医院胸外科

余梓浦
浙江大学医学院附属第二医院胸外科

张珂
河北大学附属医院胸外科、医学3D影像打印中心

张敏
重庆医科大学附属第一医院胸外科

张瑞祥
郑州大学附属肿瘤医院胸外科

赵光强
云南省肿瘤医院胸外一科

赵晋波
空军军医大学唐都医院胸腔外科

赵亮
中国医学科学院肿瘤医院胸外科

赵敏
河北省胸科医院肺肿瘤二科

赵自然
中国医学科学院肿瘤医院胸外科

钟文昭
广东省肺癌研究所、广东省人民医院肺二科

丛书介绍

学术期刊是否会灭亡？这个问题曾经令我很困惑，一度迷茫。

随着互联网的发展，纸质期刊即将成为古董。针对临床研究而言，试想一下，随着科技的进一步发展，如果临床研究数据开放成为主流的话，会发生怎样的改变？

虽然"大数据"的呼声很高，但是，"大数据临床研究"却进步很慢，其瓶颈就在于数据能否开放。没有开放的数据就意味着统计分析只能局限在某个地区或者某几个地区，这样的研究最多称为"数据大研究"，不能叫"大数据研究"。"大数据"与"数据大"是完全不同的两个概念。大数据包括多个纬度：一方面，针对某个个体而言，其相关的全程数据即可以足够大；另一方面，针对整个群体而言，希望纳入尽量多的个体，类似"集合"概念中的"全集"，从而实现所谓的"基于真实世界"的临床研究。

之所以要推崇"基于真实世界的临床研究"，是因为随着样本量的改变，针对同一问题、同一研究方法，其结果和结论将"可能"发生改变，而且，这个"可能"发生的概率非常高。这也是为什么很多顶尖的学术期刊，其刊登的论文中，经常会出现作者采用同样的方法，将其结果在另外一组人群进行验证。其结果在一个人群得到"验证"，仅仅说明其结果可重复。那么在第二个人群、第三个人群……其结果能否同样重复？所以，如果从另外一个角度去思考验证这个工作的话，其等价于"自欺之人"。

当临床研究数据开放成为主流的时候，我们可以很容易将多个中心的数据整合在一起进行统计分析，同时也可以在多个人群中对其进行验证。那样的话，是不是就可以轻松在《新英格兰医学杂志》杂志上发表文章？

我想答案是否定的。因为当临床研究数据开放成为主流的时候，整个出版行业尤其是学术期刊的出版，将产生革命性的变化！当前《新英格兰医学杂志》和《柳叶刀》等杂志为什么具有如此大的影响力？其中，很大部分的原因在于其影响因子很高。为什么他们能够有很高的影响因子？因为他们刊登了一系列重要的临床研究结果，尤其是随机对照研究，而这些临床研究结果一旦发表之后，将被其他相关的论文所引用，而这些引用直接与影响因子相关。

当临床研究数据开放成为主流的时候，我们只要打开互联网，就会看到数据库在不断更新，点击某个按钮，就会出现针对"当前数据"的统计结果，再点击某个按钮，就会出现基于某个人群的验证结果。而一段时间（1个月或1天）之后，随着数据库的更新，其统计结果可能会发生改变。试想一下，那个时候还会有人在杂志上发表某个研究的结果吗？即使有人热衷于去写这样的文章，我想《新英格兰医学杂志》这类期刊也不会愿意去刊登，因为没有读者会对这样随时会被颠覆的结果感兴趣。

那么，摆在我们面前的一个很严肃的问题是，学术期刊是否会灭亡？有一天，在一个课堂上，老师给我们每位同学发了一篇来自《哈佛商业评论》的《案例研究》栏目的文章。每期《哈佛商业评论》都刊载一篇文章，先是介绍某个案例，紧接着邀请两位专家针对这个案例提出自己的观点，可能是相反的，也可能是相近的。老师希望我们去认真阅读这个案例，一方面用自己的语言归纳这个案例，另一方面希望我们能够学会站在不同的角度去独立思考问题。

正是这一节课，不仅让我找到了答案，更重要的是让我不再那么困惑与迷茫。学术期刊不管是否会灭亡，但是至少在内容方面会发生革命性的改变，不再是重点关注那些生硬的、冰冷的结果，而是更多地去关注对问题的思考、理念的更新和具有人文气息的学术与艺术。

此后，我们不断探索和实践，针对某一话题，例如关于早期非小细胞肺癌，应该选择传统手术还是立体定向放疗，邀请来自不同国家、不同专业的意见领袖，在我们AME旗下的杂志上发表自己的观点和声音。百家争鸣，百花齐放。而后，我们将其进行归类和合并，以"AME医学评论"系列丛书的形式，采用中英文版本同步出版发行，希望能够给更多的临床一线医生读者一份思考，进而帮助到更多患者。

这套"AME医学评论"系列丛书，可能只有开始，没有结尾，因为将不断有新的话题摆在我们面前，对我们是挑战，也是一种激励。

也许，您手捧的这本书，即将讨论的是一个沉重的话题，但是希望她能够是一本轻松的读物，当您合起这本书的时候，能够带给您一份深刻的思考，哪怕是一点点的启发，足矣！

总之，这是一群爱好医学评论和学术论文写作的人，写给爱好临床科研和阅读医学评论的人的医学丛书。是为序。

汪道远
2016年4月4日晚，于悉尼飞北京的航班

前言

中国现代胸外科起步于20世纪30年代，经过90多年的发展，取得了巨大进步。目前，我国胸外科大多数临床工作领域或专题已接近或达到了国际水平。近年来，胸外科基础理论及相关理念得到了不断更新，组织工程和3D打印等新材料和新技术在临床逐渐得到应用，微创外科、器官移植、胸部肿瘤的规范化治疗等方面也取得了重大进展。

随着医学的进步，越来越多的临床证据暴露了经验医学的局限性。如何克服经验医学的弊端，使临床决策有据可循？循证医学的理论体系和方法逐渐形成和发展，并成为了临床决策遵循的主要原则。与任何理论体系一样，循证医学本身也存在诸多缺陷或不足，它永远不应当成为菜谱医学，循证医学不应被视为最好的临床经验而被照本宣科，并且绝不能成为束缚临床医生的"合法手铐"。临床医生不应忽视最佳证据获取过程中的缺陷，如人为因素的干扰、疾病诊断的不准确、疾病评估及分期模糊；过分强调了统计学分析的效力，降低了疾病的深层机制和临床共识的权重，容易被有偏倚的数据左右等。

我国拥有世界上数量最多的肺癌和食管癌患者，拥有全世界最多的胸外科专科医生。但长期以来，我国胸外科领域基础与临床研究薄弱，很多胸外科医生重技巧、轻理念，在国际胸外科领域影响力还有待提高。

为了紧跟国际胸外科领域新技术、新理念和新进展，在AME出版公司的支持下，我们组织国内部分青年胸外科医生，也邀请了部分相关专业医生一起编写本书，旨在将相关最新研究内容介绍给中国胸外科医生，拓宽思路，促进胸外科事业的发展。本书的形式是筛选已发表的上一年度胸外科领域有影响力的临床研究和探索性的新技术，将文献内容简介给读者，并由编委针对每项研究撰写专业点评。这些中青年编委在繁忙的临床工作之余，积极从事学术研究，他们具备国际化的视野，是国内同龄医生中的佼佼者。

本书第一部分，聚焦食管外科，内容涵盖新分期与治疗展望、手术治疗进展、围术期治疗、并发症预防等。第二部分，着重介绍肺癌外科新技术、淋巴结清扫范围的探索、治疗预后分析等。第三部分，对胸腺瘤治疗进展、食管胃肠间质瘤的治疗和3D打印对胸外科发展的帮助等进行了介绍。

本书的编写有赖于所有编委和AME出版公司的努力，并得到了中国医师协会胸外科医师分会的大力支持。限于水平和时间，本书难免存在缺陷和遗漏之处，敬请读者批评和指正。

高树庚　李印

目　　录

第一部分
食管癌

第1章　食管癌TNM分期与治疗展望

第1节　食管和胃食管交界癌：第八版分期先行版

原文标题：Cancer of the Esophagus and Esophagogastric Junction: An Eighth Edition Staging Primer

原文作者：Thomas W. Rice, MD[a]*, Hemant Ishwaran, PhD[b], Mark K. Ferguson, MD[c], Eugene H. Blackstone, MD[a], Peter Goldstraw, MD[d]

[a]Cleveland Clinic, Cleveland, Ohio; [b]University of Miami, Miami, Florida;[c]The University of Chicago, Chicago, Illinois; [d]National Heart and Lung Institute, Imperial College, London, United Kingdom

刊载信息：J Thorac Oncol 2017,12(1):36-42.

国际抗癌联盟（Union for International Cancer Control，UICC）和美国癌症联合会（American Joint Committee on Cancer，AJCC）联合发布的第八版食管及胃食管交界癌TNM分期已经出版，即将正式施行。

新分期系统将临床分期（cTNM）、病理分期（pTNM）和新辅助治疗后分期（ypTNM）区分开来，不再应用同一个分期模式。与cTNM和pTNM分期不同，两种病理类型的ypTNM分期完全相同。

1　第八版食管和胃食管交界癌分期解读

新版分期系统是建立在第七版分期的数据信息基础上，同时扩大了食管癌全球协作数据库，大幅增加了所纳入的患者数量和收集的数据变量，在对患者进行生存评估时，引用了更加强大可靠的随机森林分析模型。

2　N分期微调

对于食管癌的N分期，仍强调以转移淋巴结的数目作为N分期标准，并未体现淋巴结位置对N分期的影响。锁骨上淋巴结属于远处淋巴结。

3　分化程度G要求更明晰

新版分期对病理科医生提出了更高要求，删除了原有的G4（未分化癌），并要求对未分化癌进行进一步的病理分析以明确其组织细胞类型。如果能证实为腺体起源，则属于G3期腺癌；如果能证明为鳞状细胞来源或经过进一步分析仍无法判断细胞类型，则归为G3期鳞状细胞癌。

4　食管癌（位置）L的分段

食管癌原发灶的位置，包括标准的内镜下测量病变区域与门齿的距离。精确测量取决于体型和身高。食管癌的原发部位依肿块中心所在的位置来决定。

5　胃食管交界癌Siewert分型退出"历史舞台"

在新版分期中，胃食管交界癌Siewert分型不再使用。新分期中定义，当肿瘤中点距离贲门不超过2 cm时，依据食管癌分期；当肿瘤中点距离贲门远端2 cm以外，依据胃癌分期。

6　新增"新辅助治疗后手术切除的病理分期ypTNM"

新版分期系统增加了新辅助治疗后的病理分期。鳞癌和腺癌的新辅助治疗后的病理分期系统完全相同。建议留取治疗前活检和手术标本，以利于今后寻找对诱导治疗反应的预测标志物。同时，对新辅助和术后辅助治疗的研究也应在计划之中。

7　新增"临床分期cTNM"系统

新版分期系统增加了独立的治疗前临床分期系统（cTNM）。临床分期是通过影像学和内镜检查确定。

第八版仍存在一些不足之处，需要更多的研究来进一步完善，使TNM分期系统更加准确，以更好指导食管癌的诊疗。

附件

第八版AJCC/UICC食管及胃食管交界癌分期中文版（表1-1-1～表1-1-5）。

表1-1-1　病理分期系统（pTNM）：腺癌

		N0	N1	N2	N3	M1
Tis		0				
T1a	G1	IA				
	G2	IB	IIB	IIIA	IVA	IVB
	G3	IC				
T1b	G1					
	G2	IB	IIB	IIIA	IVA	IVB
	G3	IC				
T2	G1	IC				
	G2		IIIA	IIIB	IVA	IVB
	G3	IIA				
T3		IIB	IIIB	IIIB	IVA	IVB
T4a		IIIB	IIIB	IVA	IVA	IVB
T4b		IVA	IVA	IVA	IVA	IVB

引自《中国胸心血管外科临床杂志》24（2），已获《中国胸心血管外科临床杂志》授权。

表1-1-2　病理分期系统（pTNM）：鳞癌

		N0		N1	N2	N3	M1
		L	U/M				
Tis		0					
T1a	G1	IA	IA	IIB	IIIA	IVA	IVB
	G2~3	IB	IB				
T1b		IB		IIB	IIIA	IVA	IVB
T2	G1	IB	IB				
	G2~3	IIA	IIA	IIIA	IIIA	IVA	IVB
T3	G1	IIA	IIA				
	G2~3	IIB	IIB	IIIB	IIIB	IVA	IVB
T4a		IIIB		IIIB	IVA	IVA	IVB
T4b		IVA		IVA	IVA	IVA	IVB

引自《中国胸心血管外科临床杂志》24（2），已获《中国胸心血管外科临床杂志》授权。

表1-1-3　新辅助治疗后病理再分期系统（ypTNM）：腺癌与鳞癌

	N0	N1	N2	N3	M1
T0	I	IIIA	IIIB	IVA	IVB
Tis	I	IIIA	IIIB	IVA	IVB
T1	I	IIIA	IIIB	IVA	IVB
T2	I	IIIA	IIIB	IVA	IVB
T3	II	IIIB	IIIB	IVA	IVB
T4a	IIIB	IVA	IVA	IVA	IVB
T4b	IVA	IVA	IVA	IVA	IVB

引自《中国胸心血管外科临床杂志》24（2），已获《中国胸心血管外科临床杂志》授权。

表1-1-4　临床分期系统（cTNM）：腺癌

	N0	N1	N2	N3	M1
Tis	0				
T1	I	IIA	IVA	IVA	IVB
T2	IIB	III	IVA	IVA	IVB
T3	III	III	IVA	IVA	IVB
T4a	III	III	IVA	IVA	IVB
T4b	IVA	IVA	IVA	IVA	IVB

引自《中国胸心血管外科临床杂志》24（2），已获《中国胸心血管外科临床杂志》授权。

表1-1-5 临床分期系统（cTNM）：鳞癌

		N0	N1	N2	N3	M1
Tis	0					
T1		Ⅰ	Ⅰ	Ⅲ	ⅣA	ⅣB
T2		Ⅱ	Ⅱ	Ⅲ	ⅣA	ⅣB
T3		Ⅱ	Ⅲ	Ⅲ	ⅣA	ⅣB
T4a		ⅣA	ⅣA	ⅣA	ⅣA	ⅣB
T4b		ⅣA	ⅣA	ⅣA	ⅣA	ⅣB

引自《中国胸心血管外科临床杂志》24（2），已获《中国胸心血管外科临床杂志》授权。

总结：秦建军、李印，中国医学科学院肿瘤医院胸外科

食管和胃食管交界癌：第八版分期

原文标题：Cancer of the esophagus and esophagogastric junction: an 8th edition staging primer

原文作者：Claire L. Donohoe, Alexander W. Phillips

Northern Oesophagogastric Cancer Unit, Royal Victoria Infirmary, Newcastle upon Tyne, UK

Correspondence to: Alexander W. Phillips. Northern Oesophagogastric Unit, Royal Victoria Infirmary, Newcastle upon Tyne, UK. Email: awphillips@doctors.net.uk.

Provenance: This is an invited Editorial commissioned by the Section Editor Jianjun Qin (Division of Thoracic Surgery, Henan Cancer Hospital, Zhengzhou University, Zhengzhou, China)

Comment on: Rice TW, Ishwaran H, Ferguson MK, et al. Cancer of the Esophagus and Esophagogastric Junction: An Eighth Edition Staging Primer. J Thorac Oncol 2017;12:36-42.

刊载信息：J Thorac Dis 2017,9(3):E282-E284. doi: 10.21037/jtd.2017.03.39

View this article at: http://dx.doi.org/10.21037/jtd.2017.03.39

最新版的AJCC/UICC癌症分期手册（第八版）对从事食管癌和胃食管交界癌诊治的医生有着重要的意义[1-2]。最新分期应用数据驱动技术分析了22 654例患者[3]（上一版分期仅纳入4 627例患者[4]）的生存资料，对癌症患者的生物学特点有了新的认识。它也为未来的临床研究制订了新的计划。

1 新的临床和新辅助治疗后病理分期系统

第一个重要变化是认识到临床分期和病理分期之间的不同导致效果也不同，无论是病理分期pTNM还是新辅助治疗后ypTNM。这个分析显示目前的分期方法（大医院、专科中心）导致了早期癌的低分期和晚期癌的高分期。在临床分期过程中，在选择特定亚组患者时或许会有偏倚。例如，T3N1，在国际食管癌数据库中不同组别预后记录中，这组数据很少，这组的患者例数也很少。重要的是，几乎很少有数据来分析cT1-3N3鳞癌的预后，很少有数据评估N3腺癌的预后。

没有说明各种分期调查的相对贡献和各地医疗中心的相互作用，这可能对在治疗决策时如何将临床分期数据应用于患者产生重要影响。例如，cT1和cT2肿瘤患者，对于鳞癌，临床分期无法区分淋巴结阳性与阴性；对于腺癌，则可以区分开。这是由于肿瘤生物学，还是各地医疗中心在临床分期过程的差异导致的？

2 淋巴结受累和效果

淋巴结受累的影响贯穿于各个分期亚类（涉及临床分期，病理分期，新辅助治疗后的分期）。pT4N+或T1-4N3，它们和转移性疾病有相似的预后，被归到Ⅳa期。目前的资料显示，对于新辅助治疗后没有降期的N3疾病与转移性疾病有相同的预后。即使是在临床分期系统，局部晚期肿瘤的临床分期极可能被上调分期，cT3N2与M1疾病有相似的预后。

新辅助治疗后的肿瘤反应是否能被精确评价，对新辅助治疗后淋巴结无反应的患者再行食管切除术是否有益，这些都是很重要的临床问题。此外，许多对新辅助治疗无反应的患者预后仍较差，这提示我们需要寻找其他新辅助和辅助治疗方法。

3 "观察和等待"——新辅助治疗达到完全缓解（complete response，CR）后

由于N分期而非T分期是新辅助治疗后的关键因素，所以准确评估N分期是影响长期生存的关键因素。SANO试验[5]和Esostrate-Prodige 32试验[6]都是探讨新辅助治疗后达到CR是否还需要手术，因此精确评价淋巴结状态显得异常重要。基于上面的分析，我们知道新辅助治疗后达到CR或者病变局限于食管壁的患者5年生存最多能达到60%，并不等同于初诊时的早期。"Watch and wait"（观察和等待）策略来源于直肠癌新辅助放化疗的研究。然而在一项包括129例新辅助治疗达到CR的直肠癌研究中，"观察和等待"患者组3年无病生存率仅88%[7]。这提示这种策略对食管和胃食管交界肿瘤并不适合。

即使诱导治疗的肿瘤病理反应能在术前被准确评估，外科仍是疾病控制的重要因素。实际上，由于预后仍不佳[8-9]，对于CR的患者我们仍应探索对其进一步辅助治疗的价值。

4 cT2N0疾病

由于现代分期手段，如超声内镜（EUS）、CT和PET-CT的限制，几乎一半cT2N0疾病患者的分期被低估，四分之一的患者被高估[10-11]。虽然许多新辅助治疗的临床试验都包括了这部分患者，但新辅助治疗是否能给cT2N0患者带来益处，我们尚不清楚[12-14]。法国FFCD9901研究将195例早期（Ⅰ期和Ⅱ期）食管癌患者随机分组，一组为术前应用5Fu+DDP联合45 Gy同步放疗，另一组单纯手术。这项研究由于并未显示出临床获益，而被提前终止[15]。另外一项欧洲的多中心研究，入组355例cT2N0患者，倾向匹配分析后也未显示出新辅助治疗有生存益处[16]。

最新的共识忽视了分化程度的影响。在cT2N0患者中，G1预后优于G2和G3患者。临床实践中，我们或许可以借助分化程度来指导临床治疗[17]。

5 结论

扩展的TNM分期系统将会改善对食管癌患者的预测。有许多建议使用更多参数参加到分期系统，如淋巴结转移度（阳性淋巴结比率）[18]、淋巴血管和神经浸润[19]。或许需要更多证据来支持把上述信息应用到未来的分期系统。但是那也将会导致分期系统繁琐和使用不方便。

最新的食管和胃食管交界癌分期系统显著优于以往的分期系统。它是由于协会组织提供了更强有力的临床资料得来的，协会是通过数据驱动技术而非传统的假说驱动建模来得到结论。

参考文献

[1] Rice TW, Kelsen DP, Blackstone EH, et al. Esophagus and esophagogastric junction. In: Amin MB, Edge S, Greene F, et al. editors. AJCC Cancer Staging Manual. New York: Springer, 2017.

[2] Rice TW, Ishwaran H, Ferguson MK, et al. Cancer of the Esophagus and Esophagogastric Junction: An Eighth Edition Staging Primer. J Thorac Oncol, 2017, 12: 36-42.

[3] Ishwaran H, Blackstone EH, Apperson-Hansen C, et al. A novel approach to cancer staging: application to esophageal cancer. Biostatistics, 2009, 10: 603-620.

[4] Rice TW, Blackstone EH, Rusch VW. 7th edition of the AJCC Cancer Staging Manual: esophagus and esophagogastric junction. Ann Surg Oncol, 2010, 17: 1721-1724.

[5] Noordman BJ, Shapiro J, Spaander MC, et al. Accuracy of Detecting Residual Disease After Cross Neoadjuvant Chemoradiotherapy for Esophageal Cancer (preSANO Trial): Rationale and Protocol. JMIR Res Protoc, 2015, 4: e79.

[6] Centre Hospitalier Universitaire Dijon. Comparison of Systematic Surgery Versus Surveillance and Rescue Surgery in Operable Oesophageal Cancer With a Complete Clinical Response to Radiochemotherapy (Esostrate). NCT02551458. Available online: https://clinicaltrials.gov/ct2/show/NCT02551458

[7] Renehan AG, Malcomson L, Emsley R, et al. Watch-and-wait approach versus surgical resection after chemoradiotherapy for patients with rectal cancer (the OnCoRe project): a propensity-score matched cohort analysis. Lancet Oncol, 2016, 17: 174-183.

[8] Cheedella NK, Suzuki A, Xiao L, et al. Association between clinical complete response and pathological complete response after preoperative chemoradiation in patients with gastroesophageal cancer: analysis in a large cohort. Ann Oncol, 2013, 24: 1262-1266.

[9] Heneghan HM, Donohoe C, Elliot J, et al. Can CT-PET and Endoscopic Assessment Post-Neoadjuvant Chemoradiotherapy Predict Residual Disease in Esophageal Cancer? Ann Surg, 2016, 264: 831-838.

[10] Crabtree TD, Kosinski AS, Puri V, et al. Evaluation of the

reliability of clinical staging of T2 N0 esophageal cancer: a review of the Society of Thoracic Surgeons database. Ann Thorac Surg, 2013, 96: 382–390.

[11] Samson P, Puri V, Robinson C, et al. Clinical T2N0 Esophageal Cancer: Identifying Pretreatment Characteristics Associated With Pathologic Upstaging and the Potential Role for Induction Therapy. Ann Thorac Surg, 2016, 101: 2102–2111.

[12] Walsh TN, Noonan N, Hollywood D, et al. A comparison of multimodal therapy and surgery for esophageal adenocarcinoma. N Engl J Med, 1996, 335: 462–467.

[13] Tepper J, Krasna MJ, Niedzwiecki D, et al. Phase III trial of trimodality therapy with cisplatin, fluorouracil, radiotherapy, and surgery compared with surgery alone for esophageal cancer: CALGB 9781. J Clin Oncol, 2008, 26: 1086–1092.

[14] van Hagen P, Hulshof MC, van Lanschot JJ, et al. Preoperative chemoradiotherapy for esophageal or junctional cancer. N Engl J Med, 2012, 366: 2074–2084.

[15] Mariette C, Dahan L, Mornex F, et al. Surgery alone versus chemoradiotherapy followed by surgery for stage I and II esophageal cancer: final analysis of randomized controlled phase III trial FFCD 9901. J Clin Oncol, 2014, 32: 2416–2422.

[16] Markar SR, Noordman BJ, Mackenzie H, et al. Multimodality treatment for esophageal adenocaricnoma: multi-center propensity-score matched study. Ann Oncol, 2017, 28: 519–527.

[17] Rice TW, Ishwaran H, Blackstone EH, et al. Recommendations for clinical staging (cTNM) of cancer of the esophagus and esophagogastric junction for the 8th edition AJCC/UICC staging manuals. Dis Esophagus, 2016, 29: 913–919.

[18] Mariette C, Piessen G, Briez N, et al. The number of metastatic lymph nodes and the ratio between metastatic and examined lymph nodes are independent prognostic factors in esophageal cancer regardless of neoadjuvant chemoradiation or lymphadenectomy extent. Ann Surg, 2008, 247: 365–371.

[19] Lagarde SM, Phillips AW, Navidi M, et al. The presence of lymphovascular and perineural infiltration after neoadjuvant therapy and oesophagectomy identifies patients at high risk for recurrence. Br J Cancer, 2015, 113: 1427–1433.

译者：秦建军、李印，中国医学科学院肿瘤医院胸外科

第2节 食管癌治疗的未来方向

原文标题：Future directions in esophageal cancer therapy

原文作者：Ori Wald[1], Brandon Smaglo[2], Henry Mok[3], Shawn S. Groth[1]

[1]Division of General Thoracic Surgery, Michael E. DeBakey Department of Surgery, [2]Division of Hematology/Oncology, Department of Medicine, [3]Department of Radiation Oncology, Baylor College of Medicine, Houston, TX, USA

Correspondence to: Shawn S. Groth, MD, MS, FACS. Baylor College of Medicine, Michael E. DeBakey Department of Surgery, Division of General Thoracic Surgery, One Baylor Plaza, BCM 390, Houston, TX 77005, USA. Email: Shawn.Groth@bcm.edu.

刊载信息：Ann Cardiothorac Sury 2017,6(2):159-166. doi: 10.21037/acs.2017.02.01

View this article at: http://dx.doi.org/10.21037/acs.2017.02.01

1 食管癌切除术的未来发展方向

从Torek博士完成第一例食管切除术开始，外科医生们就一直与强大的对手——食管癌在战斗，这些对手包括围术期的并发症和病死率、食管替代器官的功能效果和疾病特异性生存率。在这场战斗中，切除技术已经从Torek博士最初的独特的解剖重建术发展到Luketich博士开展的完全微创技术。虽然关于最佳手术入路和吻合技术、改进胃排空操作的必要性，以及其他的手术细节的争论永无止境，但食管外科未来最大的变化预计是：①扩大使用微创技术；②不断扩大在手术室内使用的新技术；③先进的内镜下切除术用于小的早期肿瘤。

过去30年中的重大技术进步包括高清晰度成像、新型能量设备和机械缝合技术，开启了微创手术的革命。随着知识的积累和技术的发展，多个单中心系列研究、随机对照试验、系统评价和荟萃分析表明，微创食管切除术（minimally invasive esophagectomy，MIE）与开放手术（open esophagectomy，OE）相比至少有类似的疗效，包括潜在的更低（例如肺）并发症发生率和良好的短期生活质量评分，且肿瘤学治疗效果也是相当的。

MIE技术仍在发展。传统上，胃底尖端缺血是通过简单的目测评估（有或无辅助使用多普勒）。随着成像技术的最新进展，如近红外吲哚菁绿（indocyanine green，ICG）诱导荧光成像，允许医生们更精确地评估管状胃血流灌注，我们可能会看到吻合口瘘发生率的降低。

ICG荧光成像也被用来确定食管癌前哨淋巴结，它能让我们实时看到肿瘤边缘和累及淋巴结。

尽管近20年的文献支持MIE的安全性和有效性，但机器人辅助MIE的角色还不清楚。虽然多个报告已显示出机器人辅助MIE有良好结果，但它与传统MIE的比较效果尚存争议。不远的将来，以患者为中心的效果评价将使得机器人辅助MIE超越传统标准的MIE。

目前可用的机器人平台有其缺点。设备购置和维护昂贵；机器人手术系统（在一个医院内部）往往是多个外科专业共享，因此，每个专业的医生获得机器人辅助MIE训练是有限的；需要一个熟练的助手在手术床旁操作。

然而，机器人平台还具有许多优点。特别是，它的镜头是稳定的，可以提供精确的分离、更高的灵巧度。与传统腔镜向MIE过渡相比，机器人辅助技术使传统的"开放"的外科手术更容易过渡到MIE，因此，可以给更多的患者带来MIE。

2 早期癌切除的未来方向

手术是食管癌治疗的基石，内镜方法[内镜下黏膜切除术（endoscopic mucosal resection，EMR）和内镜黏膜下剥离术（endoscopic submucosal dissection，ESD）]已可用来行内镜精确分期和（在某些情况下）切除早期肿瘤达到治愈。

简单地说，这种以治愈为目的的内镜切除需要面对淋巴结转移的风险（一个可接受的低风险），这是由超声内镜和肿瘤组织学特征决定的（即浸润深度、淋巴管浸润、肿瘤分级）。T1a期肿瘤，淋巴结转移的风险是<2%。T1b期肿瘤，淋巴结转移率从SM1（浅1/3的黏膜下层）20%到SM3（深处1/3的黏膜下层）50%。因此，EMR和ESD更适于淋巴结阴性患者、小病灶（<3 cm）T1a期肿瘤和低危期肿瘤（如无淋巴管浸润和局限于SM1）。

3　分子医学

分子医学未来可能在食管癌患者诊断和治疗中发挥作用。虽然使用微阵列技术进入临床应用还处于起步阶段，但初步研究已展现出前景。基因表达谱可以区分正常黏膜、重度不典型增生、原位癌和浸润癌症，也可以鉴别 Barrett's 食管癌和腺癌，并可鉴别腺癌和鳞癌。由于正电子发射断层摄影（positron emission tomogfaphy，PET）对患者接受放化疗后治疗效果的病理反应的真实度存在不确定性，借助分子诊断可能会让临床医生更好地了解和管理此类患者。

基因表达谱已被确定，可前瞻性区分出食管癌术后生存高风险和低风险人群。根据肿瘤的基因标志，准确地预测预后和化疗敏感性以及各种辅助化疗药物的耐药性。最后，微阵列分析也能发现新的致癌基因，未来可能会用于识别潜在治疗靶点。

4　全身治疗的未来方向

我们总结了在过去两年中发表的近200项食管癌治疗的临床试验和近400项正在进行的临床试验，伴随新的化疗药物的不断探索，研究的趋势是越来越注重生物制剂和靶向药物。

5　新的化疗药物在食管癌治疗方案的介绍

s-1（替吉奥）和奈达铂（略）。

6　靶向治疗

ErbB受体酪氨酸激酶家族

EGFR和HER2/neu是ErbB受体酪氨酸激酶家族的成员，与治疗相关。吉非替尼对未经选择的食管癌化疗进展的患者，并不能提高总生存率。然而，在最近的

两个研究靶向EGFR单克隆抗体（尼妥珠单抗和西妥昔单抗）进行联合标准化疗治疗鳞状细胞癌时，它们表现出作为一线和二线治疗策略时潜在的益处。目前，正在研究西妥昔单抗联合放化疗用于不可切除局部晚期食管鳞癌和腺癌（NCT 01787006[①]），另一项是尼妥珠单抗联合放疗与奈达铂+紫杉醇联合放疗（NCT 02858206）作为食管鳞癌新辅助治疗方案的对比研究。

总之，有证据表明，针对ErbB家族的治疗在食管癌中可能不会像在其他癌中那样有效，如乳腺癌和肺癌。然而，进一步的研究是必要的，特别是筛选出哪些分子亚型患者可能受益于这些治疗。

7　血管内皮生长因子受体2

Rainbow研究表明治疗晚期胃癌和胃食管交界腺癌，雷莫芦单抗和紫杉醇联合与安慰剂联合紫杉醇作为二线治疗相比，能显著提高总体生存期（overall survival，OS）（9.6个月 vs. 7.4个月，$P=0.017$）。阿帕替尼和瑞格拉非尼都是靶向VEGFR2信号的小分子，目前正在试验治疗中晚期食管癌的有NCT 02544737、NCT 02683655、NCT 02773524。

8　免疫检查点抑制药治疗食管癌

在keynote-028研究，晚期食管癌患者应用pembliolizumab，从而阻断PD-1免疫检查点使之失活，使其靶向抑制肿瘤。截至2015年4月，该药对食管鳞癌患者（$n=17$）的有效率是29%，对腺癌（$n=5$）有效率是40%。患者疗效持续时间在5.5~11.8个月。

在Opdivo的Checkmate-032试验中，总应答率为14%，PD-L1阳性(>1%)患者应答率为27%。中位生存期为5个月，1年存活率为36%。

目前有超过15个临床试验使用免疫检查点抑制药，包括联合化疗或放疗用于食管恶性肿瘤的治疗。

9　放射治疗的未来发展方向

目前局部/区域型食管癌，通常采用放疗联合同步化疗方式，根治剂量一般为50~50.4 Gy或术前剂量41.4~50.4 Gy。对于根治性治疗，目前的剂量水平由

[①] RTOG0436研究的阴性结果已经于2017年7月6日在线发表于JAMA Oncol。

RTOG 85-01和RTOG 94-05确立。

尽管RTOG 94-05奠定了标准放疗剂量，但当时所用照射技术陈旧。先进放疗技术的出现使放疗学家重新探索根治性放疗的照射剂量。

对IV期食管癌患者应用放疗通常被认为是姑息性治疗。有趣的是，最近的一项随机实验对该问题的研究引起关注，IV期患者接受同步放化疗对比单纯化疗可看到无进展生存期（progression free survival，PFS）及OS疗效的提高，在该领域积极探索放射治疗价值值得进一步探索。

10　小结

虽然食管癌仍然是患者和医生的一个强大的敌人，但随着切除技术进步，还有更具针对性的全身治疗和越来越复杂的放射治疗技术的出现，我们将更接近胜利。

译者：秦建军、李印，中国医学科学院肿瘤医院胸外科；
　　　王军，河北医科大学第四医院放疗科

第3节　食管癌治疗的现状和未来展望

原文标题：Current Status and Future Prospects for Esophageal Cancer Treatment

原文作者：Makoto Sohda, MD, PhD and Hiroyuki Kuwano, MD, PhD

Department of General Surgical Science, Gunma University Graduate School of Medicine, Maebashi, Gunma, Japan

Corresponding author: Makoto Sohda, MD, PhD. Department of General Surgical Science, Gunma University Graduate School of Medicine, 3-39-22 Showa-machi, Maebashi, Gunma 371-8511, Japan

刊载信息：Ann Thorac Cardiovasc Surg 2017,23(1):1-11.

这是日本学者写的文章，关注于食管鳞癌，且多是参考日本的相关临床研究。

1　内镜下治疗

EMR和ESD是治疗黏膜癌的两种方法。病变不超过黏膜层（T1a）时，淋巴转移罕见，EMR足够根治这些病变。荟萃分析显示ESD在整块切除、完全切除、根治性切除和降低局部复发方面优于EMR，并没有显示手术技术相关并发症发生率的增加。ESD后狭窄的治疗是今后研究的主题。

内镜下切除另一个重要的作用是用来诊断和分期。

2　手术治疗

食管癌切除术是食管癌治疗的基石，术式和淋巴结清扫的范围仍然存在争议。关于淋巴结清扫最佳范围还没有一个全球性的共识。在已发表的研究报告中，三野清扫较两野清扫能改善预后。但关于三野与两野的对比研究，目前仅有两项小样本的随机对照临床试验（radominzed controlled trial，RCT）。

回顾性研究中，电视辅助胸腔镜（video assisted thoracoscopic surgery，VATS）根治性食管切除术相较于开放手术有更好的短期生活质量。未来需要进一步的随机对照研究。

机器人经胸行食管癌切除术的实用性和可行性已被报道，需要在全球范围内进一步积累患者和做随机对照研究。

3　新辅助化疗和辅助化疗

进展期食管癌单纯手术后预后仍然很差。JCOG 9204研究显示术后辅助FP化疗较单纯手术可以提高淋巴结阳性患者5年无病生存率。JCOG 9907研究比较了术后辅助化疗与术前新辅助化疗[（均为两药联合方案（FP）]治疗局部进展期胸段食管鳞癌的疗效，显示术前化疗组OS优于术后辅助化疗组，但组间PFS无显著差异。在日本，新辅助化疗是Ⅱ期和Ⅲ期食管癌的标准治疗。

4　新辅助放化疗

1997年报道一项多中心前瞻性随机研究比较术前化放疗与单纯手术在Ⅰ期和Ⅱ期食管鳞癌的疗效。该报告中术前放化疗（CRT）并没有改善OS，但延长了DFS和无局部进展生存，术前CRT组术后病死率明显增加。CROSS研究证实了可手术切除食管癌新辅助放化疗的生存获益，可能是因为提高了潜在可切除食管癌或胃食管交界癌的完全切除率（周切缘1 mm内无肿瘤，即R0切除）。CROSS中的亚组分析显示新辅助放化疗改善了鳞癌患者的生存率，尽管研究中多数患者（75%）为腺癌。

近年来有两项研究比较食管腺癌术前化疗和术前放化疗的疗效。虽然在术前CRT组观察到生存率有提高的趋势，但在这两项研究中两组之间的OS并无显著差异。

正在进行的JCOG 1109的研究结果将为食管癌术前新辅助治疗提供一个新的决策。

5　根治性放化疗

同期CRT是不可切除食管癌的标准治疗。最常用的药物是顺铂和5-氟尿嘧啶两药联合方案（FP），但该方案在局部控制、毒性和OS获益方面仍不令人满意。包括多西他赛、顺铂、5-氟尿嘧啶三药联合放疗（DCF-RT）治疗进展期食管癌的临床研究与标准的CRT治疗方案相比有较高的CR率和良好的预后，但由于患者数少，需要进一步研究证实。

6　挽救性食管癌切除术

传统上认为挽救性食管切除术是一个可行的选择。但是许多临床医生由于相关并发症的发病率和病死率而反对外科手术。

JCOG9909试验正在进行中，它是单臂研究，旨在探讨化放疗（含有后续的挽救性治疗）对于食管鳞癌的有效性和安全性。研究结果将对未来复发或持续进展食管癌的治疗产生影响。

7　分子靶向治疗（略）

8　小结

多学科综合治疗使食管癌患者显著获益。近年来个体化治疗受到重视，在食管癌中数据显示对术前诱导治疗有反应的患者较无反应患者有更好的预后，若能正确筛选术前阳性反应患者就可以避免不必要的治疗，避免毒性反应和治疗时间的延长，并为早期需要进行手术干预的患者提供合理的治疗依据。而对于选择根治性放化疗患者，需要在治疗前能准确筛选出肿瘤全消和复发患者，并对无应答者采用合理的根治性手术。

总结：王军、刘丽娜，河北医科大学第四医院放疗科；秦建军，中国医学科学院肿瘤医院胸外科

食管癌治疗的现状及未来

一直以来外科手术在食管癌的治疗中扮演着非常关键的角色。尽管手术方式的选择多样化，手术技术不断进步及微创手术、机器人手术的出现，很多患者仍会出现远处转移及局部复发，因此化疗、放疗、靶向治疗、免疫治疗等综合治疗的价值得以体现并受到重视。

从流行病学资料来看，世界范围内食管鳞癌的发病率在下降，食管下段腺癌和胃食管交界癌的发病率在上升。本文是日本学者进行的食管癌多学科综合治疗的分析及总结，文章着重于食管鳞癌的治疗现状及前景，起始介绍了目前食管癌治疗的常见方法，提出多学科治疗和监测的意义，而后简要介绍了日本食管学会制定的系统诊断和治疗指南，指出食管癌的治疗困难且复杂，需慎重选择。作者从内镜治疗、手术治疗、新辅助化疗和辅助化疗、新辅助放化疗、根治性放化疗、挽救性食管癌切除术以及分子靶向治疗等方面进行详细地研究资料对比分析，既有确定性的结论，也有争议需要进一步研究。总体上看较为全面和详细，对推动多学科治疗及个体化治疗有非常重要的指导和参考意义。

内镜下治疗被推荐用于黏膜癌，而准确的术前评估是选择合理的治疗方式和评估预后的先决条件，如何进行准确的判断文中未做详细表述。判断肿瘤范围主要借助染色内镜和窄带成像内镜（narrow band imanging，NBI），对病变层次的评估则主要依靠超声内镜、食管上皮乳头内毛细血管襻分型、内镜下病变形态等信息，但仍缺乏统一的标准，诊断结果也易受操作者经验水平的影响，准确评估仍需依靠切除标本的病理诊断。

手术治疗方面，淋巴结清扫范围至关重要。本文对胸段食管癌三野淋巴结清扫及二野淋巴结清扫在疗效及并发症方面进行了分析比较，大部分研究认为三野淋巴结清扫术（three-field lymphadenectomy，3FLD）可能是胸段食管癌的治疗首选，但应进行患者的筛选。迄今为止，仅有两项小样本的前瞻性RCT对比了三野与两野

淋巴结清扫的效果，未来三野清扫的价值仍需进一步研究。胃食管交界癌的淋巴结清扫范围未达到共识。作者对日本微创手术及开放手术进行了分析对比，微创手术失血量少，但吻合口瘘增多，再手术率增高，其优越性具有争议[1]。但美国认为通过知识的积累和技术的发展，微创手术与开放手术相比至少有类似的疗效，包括潜在更低的并发症发生率和良好的短期生活质量评分，且治疗效果相当[2-3]。在微创手术的技术发展方面，本文未做更具体的分析。

化疗方面，文章对比分析了一系列研究，术前化疗比术后化疗似乎更具有优越性，经典药物为FP方案。近年来对化疗药物的探索也在不断推进，DCF方案较FP方案有更高的肿瘤反应率，但不良反应增加，带给临床医生的启示是在方案的选择上应结合患者实际情况进行个体化考虑。目前有多个正在进行的临床试验评价不同分期或不同病理类型食管癌的疗效[4-5]，除此之外还有一项针对S1术后辅助治疗的研究，结果值得期待。

CROSS研究证实了可手术切除局部进展期食管癌新辅助放化疗的生存获益，可能是因为提高了潜在可切除食管癌或胃食管交界癌的完全切除率。但在CROSS研究中，75%的患者是食管下段和胃食管交界癌，病理类型鳞癌仅占23%，T1和T4期患者所占比例极低（各1%），N分期中由于当时采用的是第六版AJCC分期，仅有N0和N1分组，而现行的AJCC食管癌第八版分期中，不同N分期尤其是N2、N3患者能否获益尚不得而知。需要注意的是CROSS研究采用环周切缘（circumferential resection margin，CRM）作为评价R0切除的重要标准，单纯手术组R0切除率仅为69%，此点与我国多数胸外科判断的R0切除标准存在很大差异。因此局部进展期食管鳞癌新辅助放化疗模式需要我国学者开展更多的高水平临床研究进行深入探索。目前，N0期可切除食管癌新辅助治疗的价值尚未达成共识，在新辅助化疗与新辅助

放化疗疗效对比、诱导治疗+手术与根治性放化疗疗效对比等方面治疗也存在争议，文章未对上述研究热点进行深入探讨。

根治性放化疗（dCRT）是不可手术切除食管癌的标准治疗，亦被认为是可切除食管癌的另一种治疗选择，对于拒绝或不能耐受手术患者也可进行根治性CRT。随着精准放射治疗技术的进步，食管癌dCRT疗效显著提高，但辐射抗性始终是困扰dCRT疗效提高的瓶颈。此外标准放疗剂量（50.4 Gy *vs.* 60 Gy）、靶区照射范围、是否需要进行选择性淋巴引流区照射、同步放化疗方案选择和优化、dCRT与靶向药物的联合仍需进一步研究证实。

文中指出目前除挽救性手术外，没有任何治疗被认为是治疗残留或复发性肿瘤的方法。许多临床医生由于相关并发症的发病率和病死率，反对使用外科手术，但最近一些研究表明外科手术技术和围手术期重症监护的进步正在改善食管切除术的预后，若能够在明显降低并发症和病死率的基础上疗效优于二线放化疗，该方式值得进一步研究和思考。

目前还没有行之有效的食管癌靶向治疗药物，因此进一步的研究是非常必要的。在最近两个有关靶向EGFR单克隆抗体（尼妥珠单抗和西妥昔单抗）联合标准化疗治疗食管鳞状细胞癌的研究，表现出作为一线和二线治疗策略时潜在的益处[6-7]。目前也有西妥昔单抗联合放化疗用于不可切除局部晚期食管鳞癌和腺癌（NCT01787006，NCT02858206）的临床研究。ToGA试验确立了曲妥珠单抗作为HER2过表达对晚期胃癌、GEJ腺癌和晚期食管癌的疗效[8]。两种HER2/neu抗体的联合（曲妥珠单抗和帕妥珠单抗）正在与放化疗联合作为新辅助治疗方案，试用于HER2过表达GEJ或食管腺癌（NCT 02120911），结果值得期待。

除了上述治疗方法，使用免疫检查点抑制药[9]及设计针对特异性肿瘤抗原T细胞的细胞免疫治疗[10-11]、关于复发转移性食管癌的免疫检测点抑制药治疗等方面的研究目前也在如火如荼地进行，但本文未做分析和介绍，而这也被认为是未来食管癌治疗的新方向。

总之，目前食管癌的治疗涉及多学科，优化治疗策略即采用多学科联合以及包括医护人员等团队的密切合作，将有助于提高食管癌患者的预后。本文较全面且详细地对多种治疗方案在不同情况下进行了分析对比研究，对临床治疗及科学研究具有较大的指导意义。

参考文献

[1] Takeuchi H，Miyata H，Gotoh M，et al. A risk model for esophagectomy using data of 5354 patients included in a Japanese nationwide web-based database. Ann Surg，2014，260：259–266.

[2] Luketich JD，Pennathur A，Awais O，et al. Outcomes after minimally invasive esophagectomy：review of over 1000 patients. Ann Surg，2012，256：95–103.

[3] Biere SS，van Berge Henegouwen MI，Maas KW，et al. Minimally invasive versus open oesophagectomy for patients with oesophageal cancer：a multicentre，open-label，randomised controlled trial. Lancet，2012，379：1887–1892.

[4] Li YH，Qiu MZ，Xu JM，et al. S-1 plus cisplatin versus fluorouracil plus cisplatin in advanced gastric or gastro-esophageal junction adenocarcinoma patients：a pilot study. Oncotarget，2015，6：35107–35115.

[5] Tahara M，Fuse N，Mizusawa J，et al. Phase I/II trial of chemoradiotherapy with concurrent S-1 and cisplatin for clinical stage II/III esophageal carcinoma（JCOG 0604）. Cancer Sci，2015，106：1414–1420.

[6] Lu M，Wang X，Shen L，et al. Nimotuzumab plus paclitaxel and cisplatin as the first line treatment for advanced esophageal squamous cell cancer：A single centre prospective phase II trial. Cancer Sci，2016，107：486–490.

[7] Tian J，Shang M，Shi SB，et al. Cetuximab plus pemetrexed as second-line therapy for fluorouracil-based pre-treated metastatic esophageal squamous cell carcinoma. Cancer Chemother Pharmacol，2015，76：829–834.

[8] Bang YJ，Van Cutsem E，Feyereislova A，et al. Trastuzumab in combination with chemotherapy versus chemotherapy alone for treatment of HER2-positive advanced gastric or gastro-oesophageal junction cancer（ToGA）：a phase 3，open-label，randomised controlled trial. Lancet，2010，376：687–697.

[9] Doi T，Piha-Paul SA，Jalal SI，et al. Updated results for the advanced esophageal carcinoma cohort of the phase Ib KEYNOTE-028 study of pembrolizumab（MK-3475）. J Clin Oncol，2016，34：7.

[10] Forghanifard MM，Gholamin M，Farshchian M，et al. Cancer-testis gene expression profiling in esophageal squamous cell carcinoma：identification of specific tumor marker and potential targets for immunotherapy. Cancer Biol Ther，2011，12：191–197.

[11] Kageyama S，Ikeda H，Miyahara Y，et al. Adoptive Transfer of MAGE-A4 T-cell Receptor Gene-Transduced Lymphocytes in Patients with Recurrent Esophageal Cancer. Clin Cancer Res，2015，21：2268–2277.

作者：王军、刘丽娜，河北医科大学第四医院放疗科

第2章　食管癌手术治疗新进展

第1节　胸外科医师协会食管癌切除手术的评分系统

原文标题：Society of Thoracic Surgeons General Thoracic Surgery Database Task Force. The Society of Thoracic Surgeons Composite Score for evaluating esophagectomy for esophageal cancer

原文作者：The Society of Thoracic Surgeons General Thoracic Surgery Database Task Force

刊载信息：Ann Thorac Surg 2017,103:1661-1667.

1　背景

美国胸外科医师协会（the Society of Thoracic Surgeons，STS）已经建立了心外科手术和肺叶切除手术的质量评价方法。本研究旨在探讨和建立针对食管癌手术的质量评价体系。

2　方法

STS的食管切除手术评分标准是基于病死率和严重并发症这两种风险调整结果而建立起来的。普通胸外科手术数据库包含了从2012—2014年的数据，并建立了95%的可信区间来确定手术的"星"级。把STS的成员单位与全美住院患者的抽样建立的美国国家食管切除手术标准（包括非胸外科医师协会会员）进行比较。

3　结果

本研究包括了167个成员单位的4321例食管切除手术的患者。手术病死率为3.1%（$n=135$），严重并发症发生率33.1%（$n=1\,429$）。在167个成员单位中，70个单位年平均手术量（在研究期内）至少为5个。按照这一标准，可靠性评分为0.58（95%的可信区间为，0.41~0.72）。在这70个单位中，5个（7.1%）为3星级，63个（90%）为2星级，2个（2.9%）为1星级。在大多数STS成员单位（58.1%，$n=97$）因为未达到足够的手术量而未获得可靠的手术评分。与2012年全国住院患者抽样检测相对比，STS所提供的数据库参与者有相似的病死率和较短的术后留院时间。对于评级标准的可靠性研究，表明年平均手术量由少到多，95%的可信区间评分呈总体上升趋势。本研究中，病死率和严重并发症在评分系统中的权重分别为（0.799±0.0254）和（0.201±0.101）。在1~3星的成员单位中，风险调整后的手术病死率分别为：6.9%（3.4%~13%）、3.6%（3.1%~4.5%）、1.7%（0.9%~2.8%）；风险调整后的严重并发症发生率分别为：49.7%（39.9%~60.7%）、33.2%（31.0%~35.4%）、19.8%（15.6%~24.2%）。

4　结论

STS在手术病死率和严重并发症调整结果的基础上，建立了对食管切除手术的质量评估方法。虽然接近60%的协会会员单位因为较低的年手术量而不能获得星级的评分，但是对于平均年手术量在5例以上的单位进行的食管切除手术的星级评价有很好的可靠性。

总结：姜宏景，天津医科大学附属肿瘤医院

[点 评]

胸外科医师协会食管癌切除手术评分体系的前景

原文标题：A perspective on the Society of Thoracic Surgeons Composite Score for evaluating esophagectomy for esophageal cancer

原文作者：Shuyin Liang, James D. Luketich, Inderpal S. Sarkaria

Department of Cardiothoracic Surgery, University of Pittsburgh School of Medicine and the University of Pittsburgh Medical Center, Pittsburgh, PA, USA

Correspondence to: Inderpal S. Sarkaria. 5200 Centre Avenue, Suite 715, Pittsburgh, PA 15232, USA. Email: sarkariais@upmc.edu.

Provenance: This is an invited Editorial commissioned by the Section Editor Mathew Thomas (Mayo Clinic, Jacksonville, Florida, USA).

Comment on: Society of Thoracic Surgeons General Thoracic Surgery Database Task Force. The Society of Thoracic Surgeons Composite Score for evaluating esophagectomy for esophageal cancer. Ann Thorac Surg 2017;103:1661-7.

刊载信息：J Thorac Dis 2018,10(1):94-97. doi: 10.21037/jtd.2017.12.114

View this article at: http://dx.doi.org/10.21037/jtd.2017.12.114

胸外科医师协会普胸外科手术数据库协作组（美国）提出对于食管癌患者的食管切除手术的质量进行评分的系统[1]。这一协作组总结了普胸外科数据库（版本2.2），从2012年1月1日—2014年12月31日会员单位的数据，与国家住院患者抽样数据进行比较。方法与胸外科协会之前肺癌肺叶切除术的评价方法[2]和主动脉瓣置换术的评价方法[3]一致。与从管理数据库（比如美国外科医生学院国家外科质量提升计划）获得的评分不同，胸外科医师协会普胸外科数据库应用了前瞻的采集方法，并与志愿的外部机构进行临床数据采集。它采集了非致命性并发症和风险调整结果，该方法适用于食管癌这类手术量小但复杂程度高的病种。本研究中的数据是经过对合并症调整所得的。

作者提出根据评分设计一种质量评价的3星级评价系统。按照这个评分的计算方式，普通胸外科手术数据库的手术病死率的定义是：住院期间或术后30 d内死亡的患者。其权重是并发症的4倍。而纳入该评分系统的并发症包括非计划性第二次进手术室、吻合口

的外科修复、再次插管、术后机械通气超过48 h、肺炎、肾衰和喉返神经麻痹。分值既有数字定量，也有3个星级的分级。42.7%的会员单位获得了星级评价，其中的90%为2星级，意味着95%的可信区间的平均分为90.14。5个单位获得了3星级评分，他们的95%的可信区间评分高于90.14；而2个单位获得了1星级评分，他们的95%的可信区间应该低于90.14。虽然90%的评分都是2星级，但是我们必须清楚获得评分的会员单位的入组数量。在167个会员单位中，有57.3%的单位因为手术量过低而不能获得可靠评分。这可能会造成一些混淆，即为什么有些单位未获得评分？是因为它不是会员单位？还是因为他们的手术量过低？然而如果仅以最有经验的单位数据设立一个质量控制指标，因为这个先进单位的数据和水平较高，那么以此来评价每一个单位的星级水平就变得困难。如果以这个标准的话，我们实际看到的所谓2星级和3星级的区别甚至可以忽略不计，但是这一标准对普遍的概念影响力是显而易见的。然而，通过未来的努力扩大数据采集并不断获得

全美更具代表性的成员单位的参加，这一评分体系的价值也会不断提高，最终会成为一个更可靠、更具鉴别力的质量评价指标。

建立一个食管癌切除手术的评分体系是尤其的困难，其目的是提高整个国家的手术质量和透明度。可切除的食管癌是一个特别少见的病种，大多数的单位手术量很低（图1）。文中提及，在167个会员单位，只有不到一半（42.7%）单位在研究期内年平均手术量超过5个，这达到了可以得到一个可靠评分的标准而进入分析的队列。这一结果并不理想。我们知道，对于复杂手术来说，手术数量不仅影响外科医生的手术经验，同时影响多学科协作的经验，化疗科医生、放疗科医生、麻醉医生、放射科医生、病理科医生、护士和理疗科医生在患者的术前、术中和术后恢复过程中的团队经验也是非常重要的。之前的很多文献报道，在手术量较大的单位中，复杂肿瘤的手术患者会拥有更好的预后[4-5]。在一个拥有6 985例的加拿大数据库中（年平均手术量超过20个），其院内死亡的比例降低了64%，平均住院时间减少38%[6]。他们还报道在每年手术量增加10例的情况下，住院病死率下降15%，平均住院时间减少10%。Fuchs团队研究了其全国住院抽样数据库的23 751例患者，确定医院的手术量是影响结果的唯一因素，与低手术量的单位比较，高手术量单位的手术病死率减少一半还多（高手术量单位为4.01%，而低手术量单位为11.4%）[7]。因此，事实上STS报道的42.7%的会员单位年平均手术量为5个，甚至有的会员单位年平均手术量还不到5个，这样的数据作为质量评级的标准是没有代表性的。

普通胸外科手术数据库主要收集肿瘤的部位和相关手术方式。胸外科医师协会普通胸外科手术数据库的大多数病例为下段食管癌（60.6%）或胃食管交界癌（30.9%）。一半以上的手术是开放手术（66.2%），而非MIE。Ivor-Lewis手术占53.9%，经裂孔的食管切除手术为24.5%。可以肯定的是手术方式对于结果是一定有影响的。MIE手术包括机器人辅助手术已经显示了其可行性和安全性[8-11]。虽然微创手术的远期预后并不优于开放手术，但研究表明MIE可明显降低失血量、提高淋巴结的清扫数量以及减少术后并发症[12-14]。但在参加该研究的会员单位中，57.3%没有达到年平均5个的手术量标准，从而未获得评分。也无法参与不同手术方式对于其差别和可靠性的评估。因此，需要更多医院加入

来增加该评价系统的准确性。

与心脏外科手术不同，实施食管切除手术的外科医生的培训背景和经验与之大相径庭，该术式可由普外科医生、上消化道微创普通外科医生、肿瘤外科医生和普胸外科医生进行。在一些单位，普外科医生和胸外科医生共同完成食管切除手术。这样便很难区分和比较这一手术的结果是由普外科医生主导，还是胸外科医生主导，或是两者共同完成。Dimick等报道，根据国家医保数据库的资料记载，1998—1999年，未经过胸外科培训的外科医生所施行的食管癌切除手术的病死率比有胸外科培训经历的医生高37%（20.7% vs. 10.7%）[15]。然而，这个差别尚没有超过高手术量单位和低手术量单位之间的差别（11.4% vs. 24.3%）。之后十年的研究，Smith等发现绝大多数食管切除手术是由胸外科医生（59%）进行的Ivor-Lewis手术，但该结果并没有影响诸如住院时间、并发症和病死率等指标[16]。在2016年，Khoushhal等分析的NSQIP数据库中（2006—2013年），纳入研究的5 142例食管切除手术中，70.3%的手术由普外科医生进行，而29.7%的手术由心胸外科医生进行。尽管心胸外科医生治疗的患者拥有较多的合并症和较高的肿瘤分期，但其术后的感染率更低，住院时间更短，病死率相似。我们回到这篇文章，表7比较了STS和国家住院患者抽样数据库的食管癌切除手术结果，显示STS普通胸外科手术数据库的会员单位与国家住院患者抽样数据库相比，两者总体肿瘤病死率相当，但前者住院时间较短。如果除去STS普通胸外科手术数据库中的数据，国家住院患者抽样数据库结果会更差。

也有质疑指出STS会员单位的结果更好与其会员资格的选择有关，因为国家住院患者抽样数据是一个总体的数据库。尽管如此，在具有一定的外科和精细专科培训背景下，手术量和胸外科经验与更好的食管癌切除手术的质量有密切关系。

因此推出质量评价系统是非常有意义的，它能够在将来显著提高STS GTSD的手术质量。目前，STS GTSD评分系统关注的是短期手术质量。然而，其对于远期肿瘤预后的评价可以用来调整治疗的不良反应。同时为了区别高手术量单位和低手术量单位的工作，短期的安全性结果、术后的生活质量以及远期肿瘤预后将会被纳入评价指标。在确立术后并发症评价标准后，食管癌切除术评分体系将进一步建立术后的生存

质量和远期预后的评价体系。随着STS GTSD的发展和成熟，更多的单位将加入到协会中，这些评价体系将提供更有意义的质量评价标准，并指导北美的食管癌切除手术。

参考文献

[1] Task-Force S. The Society of Thoracic Surgeons Composite Score for Evaluating Esophagectomy for Esophageal Cancer. Ann Thorac Surg, 2017, 103: 1661–1667.

[2] Kozower BD, O'Brien SM, Kosinski AS, et al. The Society of Thoracic Surgeons Composite Score for Rating Program Performance for Lobectomy for Lung Cancer. Ann Thorac Surg, 2016, 101: 1379–1386; discussion 1386–1387.

[3] Shahian DM, He X, Jacobs JP, et al. The Society of Thoracic Surgeons Isolated Aortic Valve Replacement (AVR) Composite Score: a report of the STS Quality Measurement Task Force. Ann Thorac Surg, 2012, 94: 2166–2171.

[4] Ho V, Town RJ, Heslin MJ. Regionalization versus competition in complex cancer surgery. Health Econ Policy Law, 2007, 2: 51–71.

[5] Finley CJ, Bendzsak A, Tomlinson G, et al. The effect of regionalization on outcome in pulmonary lobectomy: a Canadian national study. J Thorac Cardiovasc Surg, 2010, 140: 757–763.

[6] Finley CJ, Jacks L, Keshavjee S, et al. The effect of regionalization on outcome in esophagectomy: a Canadian national study. Ann Thorac Surg, 2011, 92: 485–490; discussion 490.

[7] Fuchs HF, Harnsberger CR, Broderick RC, et al. Mortality after esophagectomy is heavily impacted by center volume: retrospective analysis of the Nationwide Inpatient Sample. Surg Endosc, 2017, 31: 2491–2497.

[8] Luketich JD, Pennathur A, Franchetti Y, et al. Minimally invasive esophagectomy: results of a prospective phase II multicenter trial-the eastern cooperative oncology group (E2202) study. Ann Surg, 2015, 261: 702–707.

[9] Luketich JD, Pennathur A, Awais O, et al. Outcomes after minimally invasive esophagectomy: review of over 1000 patients. Ann Surg, 2012, 256: 95–103.

[10] Okusanya OT, Sarkaria IS, Hess NR, et al. Robotic assisted minimally invasive esophagectomy (RAMIE): the University of Pittsburgh Medical Center initial experience. Ann Cardiothorac Surg, 2017, 6: 179–185.

[11] Sarkaria IS, Rizk NP, Grosser R, et al. Attaining Proficiency in Robotic-Assisted Minimally Invasive Esophagectomy While Maximizing Safety During Procedure Development. Innovations (Phila), 2016, 11: 268–273.

[12] Ahmadi N, Crnic A, Seely AJ, et al. Impact of surgical approach on perioperative and long-term outcomes following esophagectomy for esophageal cancer. Surg Endosc, 2018, 32: 1892–1900.

[13] Kauppi J, Rasanen J, Sihvo E, et al. Open versus minimally invasive esophagectomy: clinical outcomes for locally advanced esophageal adenocarcinoma. Surg Endosc, 2015, 29: 2614–2619.

[14] Biere SS, van Berge Henegouwen MI, Maas KW, et al. Minimally invasive versus open oesophagectomy for patients with oesophageal cancer: a multicentre, open-label, randomised controlled trial. Lancet, 2012, 379: 1887–1892.

[15] Dimick JB, Goodney PP, Orringer MB, et al. Specialty training and mortality after esophageal cancer resection. Ann Thorac Surg, 2005, 80: 282–286.

[16] Smith BR, Hinojosa MW, Reavis KM, et al. Outcomes of esophagectomy according to surgeon's training: general vs. thoracic. J Gastrointest Surg, 2008, 12: 1907–1911.

译者：姜宏景，天津医科大学附属肿瘤医院

第2节 食管切除术微创与开放对比——随机对照试验（TIME试验）3年随访结果

原文标题：Minimally Invasive Versus Open Esophageal Resection Three-year Follow-up of the Previously Reported Randomized Controlled Trial: the TIME Trial

原文作者：Jennifer Straatman, MD, PhD, Nicole van der Wielen, MD, Miguel A. Cuesta, MD, PhD, Freek Daams, MD, PhD, Josep Roig Garcia, MD, PhD,y Luigi Bonavina, MD, PhD,zCamiel Rosman, MD, PhD, Mark I. van Berge Henegouwen, MD, PhD,Suzanne S. Gisbertz, MD, PhD, and Donald L. van der Peet, MD, PhD

Department of Gastrointestinal Surgery, VU University Medical Center, Amsterdam, the Netherlands; yDepartment of Surgery, Hospital Universitari de Girona Dr Josep Trueta, Girona, Spain; zDepartment of Surgery, I.R.C.C.S. Policlinico San Donato University of Milan, Milan, Italy; §Department of Surgery, Canisius Wilhelmina Hospital, Nijmegen, the Netherlands; and Department of Surgery, Academic Medical Center, Amsterdam, the Netherlands.

刊载信息：Ann Surg 2017,266(2):232-236.

1 研究背景与目的

食管癌的发病率近20年来一直在增加，而食管切除加区域淋巴结清扫仍是局部食管癌患者的主要治疗方式。MIE与OE相比，其术后恢复时间更快以及肺部并发症发生率更低已越来越引起关注。但MIE的长期效果是否和OE相等还存有争议。MIE是否比OE具有更低的创伤性和能更好地改善生活质量（quality of life，QOL），也有待前瞻性研究来确定。因此本研究的目的是进行一项多中心、开放标签的随机对照研究，比较MIE和OE在3年的随访研究中的术后疗效是否有差异，以确定MIE在食管癌切除术中的优势。

2 方法

本研究共纳入了在2009年6月—2011年3月的来自欧洲5家医院的115例患者，将他们随机分配到OE组（56例）或MIE组（59例）。分别进行相应的手术治疗及围手术期康复后，间隔6个月进行随访，确定OS和DFS，以及总生存率和无病生存率等。本研究的主要结局是3年的无疾病生存率；次要结局包括总生存率，短期并发症，病死率，根治率，局部复发以及转移率等。通过SPSS软件以及相关统计学检验包括Kaplan-Meier曲线、log-rank检验以及Cox回归分析等对结果进行比较。

3 主要结果

在TIME试验的随访研究中，即使在调整了疾病阶段，性别和年龄后，OE和MIE之间的3年总体和无病生存率也相似。3年生存率分别是（40.4%±7.7%）*vs.*（50.5%±8%），$P=0.207$；风险比（hazard ratio，HR）为0.883（0.540~1.441），而无疾病生存率分别为（35.9%±6.8%）*vs.*（40.2%±6.9%），$P=0.602$；HR 0.691（0.389~1.239）。MIE与OE相比，术后患者具有更好的短期疗效，如术后肺部并发症较少，住院时间较短，QOL较高。与OE相比，MIE组患者的生活质量较高并且持续至1年，MIE胸部的手术操作时间更长、失血更少。

4 结论

MIE在3年总生存率及无病生存率上不低于OE，加上之前总结的短期效果（肺部并发症和QOL方面的优势），这些结果一起支持MIE治疗食管癌。

总结：赵自然、谭锋维，中国医学科学院肿瘤医院胸外科

[点 评]

食管癌手术微创与开放的随机对照研究：短期与长期结果

原文标题：Randomized controlled trial on minimally invasive versus open esophagectomy for esophageal cancer: short and long-term outcomes

原文作者：Kazuo Koyanagi[1], Soji Ozawa[2]

[1]Department of Esophageal Surgery, National Cancer Center Hospital, Tokyo, Japan; [2]Department of Gastroenterological Surgery, Tokai University School of Medicine, Isehara, Japan

Correspondence to: Kazuo Koyanagi, MD, PhD. Department of Esophageal Surgery, National Cancer Center Hospital, 5-1-1 Tsukiji, Chuo-ku, Tokyo 104-0045, Japan. Email: kkoyanag@ncc.go.jp.

Provenance: This is an invited Editorial commissioned by Editor-in-Chief Dr. Changqing Pan (Shanghai Chest Hospital Affiliated to Shanghai Jiao Tong University, Shanghai, China).

Comment on: Straatman J, van der Wielen N, Cuesta MA, et al. Minimally invasive versus open esophageal resection: three-year follow-up of the previously reported randomized controlled trial: the TIME trial. Ann Surg 2017;266:232-236.

刊载信息：Shanghai Chest 2017,1:49. doi: 10.21037/shc.2017.10.01

View this article at: http://dx.doi.org/10.21037/shc.2017.10.01

食管癌的发病率近20年来一直在增加[1]。尽管化疗和放疗等治疗方式有所进步，但食管切除加区域淋巴结清扫仍是局部食管癌患者的主要治疗方式。由于食管切除术的创伤性和复杂性，并发症是术后的主要问题。食管切除术中大切口和单肺通气被认为是导致手术创伤和术后并发症的部分原因。而可减少切口长度的MIE已被关注。20世纪90年代后期，已有研究证实其安全性和可行性[2-3]。大型单中心的研究显示MIE能改善手术效果[4]；Meta分析显示，与OE相比，MIE手术失血量更少，重症监护室和住院时间更短以及术后呼吸系统并发症发生率更低[5-6]。但是也有几项全国性数据库分析的结果显示，MIE并未减少术后呼吸系统并发症，而且具有更高的二次手术或再次干预率[7-8]。当然这些意外结果可归因于其涵盖了比较宽泛的患者、外科医生和医院。因此，MIE是否比OE具有更低的创伤性和能更好地改善QOL，还有待前瞻性研究来确定。

Straatman等进行了一项多中心开放标签的随机对照研究，以比较MIE和OE之间的长期疗效[9]。其研究目的是确定MIE在食管癌患者行食管切除术的治疗中的优势。共纳入了来自欧洲5家医院的115例患者，随机分配到OE组（56例）或MIE组（59例）。在之前的TIME试验中，Biere等描述了MIE的短期结果具有明确的益处，如术后肺部并发症少，住院时间短及短期生活质量更好[10]。TIME试验的随访中，OE和MIE组在3年总生存率和无病生存率方面没有差异；而且通过多因素分析，以疾病分期、性别和年龄进行校正，显示两种食管手术之间无差异。

在Straatman等的研究中，MIE可能使患者术后更快恢复并降低并发症[11]。Luketich等[12]之前进行了一项前瞻性的二期多中心研究，并展示了MIE短期的可行性和安全性。然而，因为医生的经验水平和MIE的技术多样性，多中心随机试验最近才有报道。手术技术的标准化和围术期管理被认为是进行多中心MIE试验的关键[13]。最近的研究表明了食管手术量与治疗结果的关系，在手术量大的医院术后并发症和病死率更低[14]。这些部分是因为在患者住院期间使用多学科团队制定的规范流程。为了防止这种偏倚，只有具有足够MIE经验技能的医生才被允许参加TIME试验[10]。在进行这种关于手术结果的试验时，对参与的外科医生和医院施加这些限制是至关重要的。

在TIME试验中，MIE与OE相比，获得了更好的短期疗效，如术后肺部并发症较少，住院时间较短，生活质量较高[10]。TIME试验的另一项补充研究显示，MIE组患者的生活质量较高并且持续至1年[15]。而两组之间肺以外的并发症发生率相似。作者进一步对MIE与OE比较，MIE胸部的手术时间更长、失血更少。这种差异不仅与胸腔镜或腹腔镜的使用有关，还与患者的体位和人造气胸有关。在研究中，OE组患者是左侧卧位，MIE组患者是俯卧位。在MIE组中，没有进行单肺通气而是使用CO_2气胸。俯卧位时，重力和CO_2气胸使手术空间广阔，出血形成的血池并不影响手术区域，中纵隔器官和右肺自然地向下移动。因此，CO_2气胸和重力带来了清洁明晰的手术空间，而且在俯卧位MIE期间不需要牵拉右肺，从而避免机械性肺损伤和降低炎性介质的产生。

众所周知，俯卧位对动脉氧合有益[16]。已有几种机制来解释在俯卧位时气体交换的改进：从仰卧位改变为俯卧位可重新分配肺部血流，并使肺灌注更均匀分布；俯卧位改善了膈肌运动并增加了功能性残余容量，侧卧位会使纵隔压迫到通气的肺部，可能会增加肺不张的风险[17]；另外当患者处于俯卧位时，几乎没有肺组织位于心脏下方，重力将支气管分泌物和肺血管外液从背侧移到腹侧，这可以使已被分泌物阻塞的支气管开放。正如作者文中描述，一些研究者已经能够在没有使用单肺通气的情况下以俯卧位进行MIE。使用双肺通气可以减少呼吸相关并发症。因此，MIE后肺部并发症发生率低可以通过减少肺不张来解释。正如先前的非随机研究结果，TIME试验成功证实了MIE在俯卧位方面的优势。

MIE现在被认为是术后恢复的关键因素之一，可以减少术后疼痛并促进恢复。在研究中已证实MIE不仅在术后疼痛方面改善，甚至在体力、情感和社交上都有改善。在术前，术中和术后均按照相同的流程处理两组患者；因此，这些生活质量评分的结果主要由手术方式的差异所解释。虽然MIE有减少术后疼痛的益处，但疼痛以外的因素造成的差异很难解释。最近，Sun等

进行了一项单中心开放标签的随机对照研究，报道了MIE和早期经口进食的益处，以提高术后管理[18]。在该研究中，生活质量评分的结果与TIME试验的结果相似；特别是仅在早期经口进食组中，MIE术后疼痛、生理、心理和社会因素具有更高生活质量评分。MIE可能具有心理优势并促进短期术后疗程。目前MIE与QOL之间关系的确切机制尚未阐明。MIE除了小的皮肤切口外，其他一些优势，如手术方式侵袭性较小，免疫功能改善等，可能有助于俯卧位MIE患者获得更好的生活质量。

MIE可能具有保护患者免疫反应的优势，因此许多研究人员试图揭示MIE创伤程度的客观指标。C-反应蛋白（C-reactive protein，CRP）是代表全身炎症反应的临床参数。先前的研究显示，术前或术后血清CRP水平与食管癌患者的生存率相关[19]。在我们最近未发表的研究中，俯卧位与CO_2气胸的MIE患者术后第1天的血清CRP水平显著低于左侧卧位微创手术的患者。由于没有直接牵拉右肺的手术操作，可以避免机械性肺损伤，并且使用CO_2气胸的俯卧位可以减少MIE期间炎性介质的产生。在未来的研究中，可能需要通过评估炎性细胞因子（如IL-1和IL-6），以精确评估MIE的微创性。

在TIME试验的随访研究中，即使在调整了疾病阶段、性别和年龄后，OE和MIE之间的3年总生存率和无病生存率也相似。在其他胃肠道肿瘤治疗中，几项随机对照试验显示微创治疗更能带来有利的短期及长期结果[20]。对于食管癌，缺乏前瞻性研究评估MIE术后的安全性和长期预后，尽管多项meta分析结果显示MIE可改善短期预后。但据我们所知，这是第一次展示相对较长结局的前瞻性和随机对照研究。三年的生存结果以及短期结果可能支持将MIE作为食管癌安全的外科手术。然而，在食管切除数年后，一些患者可能死于其他疾病，包括肺炎。此外，在该研究中，14例患者（超过12%）不能进行肿瘤的R0切除。考虑到这些问题，建议获得五年总体随访结果和包含死因分析的完整结果，从而阐明MIE的真正益处。

Straatman等的研究提出了一些需要进一步调查的问题。首先，作者在本研究中使用了俯卧位和CO_2气胸的MIE。目前，MIE可以在俯卧位或左侧卧位进行。自从Palanivelu等报道后，俯卧位已成为MIE的一种主流方式[21]。但是，MIE的具体方式在全球的外科医生和机构中都不尽相同，而且CO_2气胸本身在MIE中的用处尚未阐明。使用俯卧位伴CO_2气胸的MIE的疗效和肿瘤学

结果需要与使用左侧卧位的MIE进行对比。其次，尽管严格限制研究参与标准，MIE中6例患者（10%）中转为开胸手术。相比于以前的中转开胸率（0%~5%），这个中转率相对较高[11]。这些研究结果表明，对于这类试验，纳入标准为具有手术量大的医院和更具经验的外科医生可能是必要的。在日本正在进行的MIE研究中，只行30多例开放食管癌手术，并且由研究者通过视频评估其MIE水平后才能被允许参加试验[22]；此外，手术质量保证委员会将会通过术中照片对所有患者的外科手术进行同行评审。一般而言，执行MIE所需的技能难以掌握，而实际上，之前的研究人员在完成数十个MIE之后显示出陡峭的学习曲线[23-24]。第三，MIE期间的外科医生的人体工程学必须被考虑，因为食管切除术是一种在技术上细致的手术，对外科医生身体提出了严格的要求，尤其是在胸腔镜手术时。在俯卧位的MIE期间，外科医生可以在与摄像机平行的平面内操作，并且使用的端口位于外科医生的肘部水平，外科医生的疲劳可能会得到改善。优秀的手术视野，增加的放大倍数和改善的人体工程学可改善纵隔淋巴结清扫术的质量。此外，一些外科医生强调俯卧位MIE能够精确清扫沿喉返神经和主肺动脉窗的淋巴结。

总之，对TIME试验的随访研究（以往已经显示出MIE的短期益处）表明MIE在3年生存率方面不劣于OE。这些结果支持MIE用于治疗食管癌。但是，目前还缺乏能够展示MIE疗效的科学证据和客观机制。因此，临床需要进行评估MIE五年疗效的研究，以及开发可体现MIE低创伤性的标志物研究。

参考文献

[1] Torre LA, Bray F, Siegel RL, et al. Global cancer statistics, 2012. CA Cancer J Clin, 2015, 65: 87-108.

[2] Gossot D, Cattan P, Fritsch S, et al. Can the morbidity of esophagectomy be reduced by the thoracoscopic approach? Surg Endosc, 1995, 9: 1113-1115.

[3] Law S, Fok M, Chu KM, et al. Thoracoscopic esophagectomy for esophageal cancer. Surgery, 1997, 122: 8-14.

[4] Osugi H, Takemura M, Higashino M, et al. A comparison of video-assisted thoracoscopic oesophagectomy and radical lymph node dissection for squamous cell cancer of the oesophagus with open operation. Br J Surg, 2003, 90: 108-113.

[5] Verhage RJ, Hazebroek EJ, Boone J, et al. Minimally invasive surgery compared to open procedures in esophagectomy for cancer: a systematic review of the literature. Minerva Chir, 2009, 64: 135-146.

[6] Nagpal K, Ahmed K, Vats A, et al. Is minimally invasive surgery beneficial in the management of esophageal cancer? A meta-analysis. Surg Endosc, 2010, 24: 1621-1629.

[7] Mamidanna R, Bottle A, Aylin P, et al. Short-term outcomes following open versus minimally invasive esophagectomy for cancer in England: A population-based national study. Ann Surg, 2012, 255: 197-203.

[8] Takeuchi H, Miyata H, Gotoh M, et al. A risk model for esophagectomy using data of 5354 patients included in a Japanese Nationwide Web-Based Database. Ann Surg, 2014, 260: 259-266.

[9] Straatman J, van der Wielen N, Cuesta MA, et al. Minimally invasive versus open esophageal resection—three-year follow-up of the previously reported randomized controlled trial: the TIME trial. Ann Surg, 2017, 266: 232-236.

[10] Biere SS, van Berge Henegouwen MI, Maas KW, et al. Minimally invasive versus open oesophagectomy for patients with oesophageal cancer: a multicentre, open-label, randomized controlled trial. Lancet, 2012, 379: 1887-1892.

[11] Koyanagi K, Ozawa S, Tachimori Y. Minimally invasive esophagectomy performed with the patient in a prone position: a systematic review. Surg Today, 2016, 46: 275-284.

[12] Luketich JD, Pennathur A, Franchetti Y, et al. Minimally invasive esophagectomy: Results of a prospective phase II multicenter trial–the Eastern Cooperative Oncology Group (E2002) study. Ann Surg, 2015, 261: 702-707.

[13] Avery KN, Metcalfe C, Berrisford R, et al. The feasibility of a randomized controlled trial of esophagectomy for esophageal cancer–the ROMIO (randomized oesophagectomy: minimally invasive or open) study: protocol for a randomized controlled trial. Trials, 2014, 15: 200.

[14] Birkmeyer JD, Siewers AE, Finlayson EVA, et al. Hospital volume and surgical mortality in the United States. New Engl J Med, 2002, 346: 1128-1137.

[15] Maas KW, Cuesta MA, van Berge Henegouwen MI, et al. Quality of life and late complications after minimally invasive compared to open esophagectomy: results of a randomized trial. World J Surg, 2015, 39: 1986-1993.

[16] Bryan AC. Comments of devil's advocate (editorial). Am Rev Respir Dis, 1974, 110: 143-144.

[17] Yatabe T, Kitagawa H, Yamashita K, et al. Better postoperative oxygenation in thoracoscopic esophagectomy in prone positioning. J Anesth, 2010, 24: 803-806.

[18] Sun HB, Li Y, Liu XB, et al. Early oral feeding following McKeown minimally invasive esophagectomy: An open-label, randomized, controlled, noninferiority trial. Ann Surg, 2018, 267: 435-442.

[19] Matsuda S，Takeuchi H，Kawakubo H，et al. Correlation between intense postoperative inflammatory response and survival of esophageal cancer patients who underwent transthoracic esophagectomy. Ann Surg Oncol，2015，22：4453–4460.

[20] Kitano S，Inomata M，Mizusawa J，et al. Survival outcomes following laparoscopic versus open D3 dissection for stage II or III colon cancer（JCOG0404）：a phase 3，randomized controlled trial. Lancet Gastroenterol Hepatol，2017，2：261–268.

[21] Palanivelu C，Prakash A，Senthilkumar R，et al. Minimally invasive esophagectomy：thoracoscopic mobilization of the esophagus and mediastinal lymphadenectomy in prone position-experience of 130 patients. J Am Coll Surg，2006，203：7–16.

[22] Kataoka K，Takeuchi H，Mizusawa J，et al. A randomized phase III trial of thoracoscopic versus open esophagectomy for thoracic esophageal cancer：Japan Clinical Oncology Group study JCOG 1409. Jpn J Clin Oncol，2016，46：174–177.

[22] Osugi H，Takemura M，Higashino M，et al. Learning curve of video-assisted thoracoscopic esophagectomy and extensive lymphadenectomy for squamous cell cancer of the thoracic esophagus and results. Surg Endosc，2003，17：515–519.

[23] Song SY，Na KJ，Oh SG，et al. Learning curves of minimally invasive esophageal cancer surgery. Eur J Cardiothorac Surg，2009，35：689–693.

译者：赵自然、谭锋维，中国医学科学院肿瘤医院胸外科

第3节　McKeown微创食管切除术后早期进食
——一项开放标签、随机、对照、非劣效性试验

原文标题：Early Oral Feeding Following McKeown Minimally Invasive Esophagectomy An Open-label, Randomized, Controlled, Noninferiority Trial

原文作者：Hai-Bo Sun[1], Yin Li, Xian-Ben Liu, Rui-Xiang Zhang, Zong-Fei Wang, Toni Lerut, Chia-Chuan Liu, Alfonso Fiorelli, Yin-Kai Chao, Daniela Molena, Robert J. Cerfolio, Soji Ozawa, Andrew C. Chang; written on behalf of the AME Thoracic Surgery Collaborative Group

[1]Department of Thoracic Surgery, Henan Cancer Hospital, The Affiliated; Cancer Hospital of Zhengzhou University, Zhengzhou, Henan, P. R. China

Reprints: Yin Li, MD, PhD, Department of Thoracic Surgery, Henan Cancer; Hospital, The Affiliated Cancer Hospital of Zhengzhou University, Zhengzhou, Henan 450008, P. R. China. E-mail: liyin825@aliyun.com.

刊载信息：Ann Surg 2018,267(3):435-442.

1　研究背景

食管切除术后禁食和应用肠内营养管一直是常规。

2　研究目的

评价食管癌患者McKeown微创食管切除术后早期进食对循环（cardiac）、呼吸（respiratory）和胃肠（gastrointestinal）并发症的影响。

3　方法

患者随机分为两组，术后第1天进食（Early Oral Feeding，EOF）组和术后第7天进食（Late Oral Feeding，LOF）组。主要研究目的是术后循环、呼吸和胃肠（CRG）并发症，次要目的是肠道功能恢复和短期生活质量。

4　结果

2014年2月—2015年10月，共入组280例，每组140例。EOF组27.1%的患者接受了新辅助治疗，LOF组35.0%接受了新辅助治疗，两组患者的新辅助治疗模式大多为化疗。在CRG并发症方面，EOF组不劣于LOF组[30.0% *vs.* 32.9%；（95% CI：13.8~8.0）]。心血管并发症，EOF组10.0%，LOF组为12.1%；吻合口瘘，EOF组为3.6%，LOF组为4.3%；脓毒症，EOF组为2.9%，LOF组4.3%；胃排空障碍，EOF组为0.7%，LOF组0%；呼吸道并发症，EOF组为22.1%，LOF组为28.6%。两组均无住院期间死亡和术后30 d死亡。EOF组与LOF组相比，在以下方面明显占优：首次排气时间（中位2 d *vs.* 3 d，$P<0.001$），肠蠕动恢复时间（中位3 d *vs.* 4 d，$P<0.001$）。术后2周，EOF组生活质量和功能评分高于LOF组，症状评分低于LOF组。

5　结论

McKeown微创食管切除术后，早期进食的患者在循环、呼吸和胃肠并发症方面并不劣于常规的术后禁食水的处理方法。而且，肠蠕动恢复更快，短期的生活质量更高。

总结：崔永，首都医科大学附属北京友谊医院胸外科

[点 评]

关于微创食管切除术后早期进食和延迟进食的第一项随机对照研究

原文标题：The first randomized controlled trial on early versus late oral feeding after minimally invasive esophagectomy and the ongoing quest for more evidence

原文作者：Miguel A. Cuesta

Department of Digestive and Minimally Invasive Surgery, Vrije University Medical Center, Amsterdam, the Netherlands

Correspondence to: Miguel A. Cuesta. Emeritus Professor of Digestive and Minimally Invasive Surgery, Vrije University Medical Center, Plantage, Parklaan 14, Amsterdam, the Netherlands. Email: ma.cuesta@vumc.nl.

Provenance: This is an invited Editorial commissioned by Section Editor Dr. Wankun Chen (Fudan University Shanghai Cancer Center, Shanghai, China).

Comment on: Sun HB, Li Y, Liu XB, et al. Early Oral Feeding Following McKeown Minimally Invasive Esophagectomy: An Open-label, Randomized, Controlled, Noninferiority Trial. Ann Surg 2018;267:435-442.

刊载信息：J Thorac Dis 2017,9(10):3635-3637. doi: 10.21037/jtd.2017.09.72

View this article at: http://dx.doi.org/10.21037/jtd.2017.09.72

食管切除术后进食管理是一个争论了多年的重要问题。

"您关于术后进食的策略是什么？"（或留置鼻胃管，或通过空肠营养管行肠内营养），类似的问题经常会在外科学术会议上被询问。演讲者的回答可以一分为二：一类采取保守的态势（等待到可以经口进食）；另一类比较积极，倾向于术后不留置鼻胃管并尽早开始口服进食。

对于这一问题大家普遍的担心是早期进食诱发吻合口瘘进而形成脓肿和纵隔炎。

与其他消化道肿瘤外科相比，关于食管切除术后何时开始口服进食的证据很少。比如在结肠切除术后，快速通道外科的理念被广泛接受并采用，这一理念倡导在术后不留置鼻胃管并在术后早期恢复口服进食和活动。

郑州胸外科医生Sun等在先前的研究中比较了早期和延迟口服进食的65例患者，发现胸腹腔镜术后的患者早期口服进食是可行的、安全的。而且，食管切除术后液体食物胃排空的速度在早期口服进食组明显加快[1]。

早期口服进食的优势有很多，我们经常提到的有可以减轻手术应激、加快消化道功能恢复、更好的保护免疫功能、改善QOL，以及缩短住院时间。然而，上述优势还需要更多的证据来证明。

鉴于此，近期来自Sun等发表在《外科年鉴》上的关于比较术后早期口服进食和延迟口服进食的论文非常重要[2]。

他们进行了一项开放标签、随机、对照、非劣效性试验研究，在这项研究中，分为术后EOF组和术后LOF组，每组140例患者。所有患者均行McKeown MIE。在一年半的时间里，共评价了396例患者，其中280例患者入组。

EOF组不置鼻胃管或空肠造瘘，术后第1天开始口服进食。进食量逐步增加，直至术后第4天。术后每日供应量需求按HarrisBenedict公式计算，口服之外的部分经肠外补充。术后第4天，除非有营养方面的问题，停止肠外营养。如出现误吸或吻合口瘘，则终止口服进食。LOF组中140例患者禁食至术后第7天，术后第1天影像介入置鼻胃管，鼻饲营养至术后第7天，然后拔除鼻胃管开始口服进食（同EOF组，由营养师指导）。两组中均有部分患者置管脱落，脱落原因包括直接并发症、误吸、置管失败或置管脱出。最终两组各统计分析了140例患者。

此项非劣效研究的主要目的是比较两组住院期间术后循环-呼吸-胃肠（CRG）并发症方面是否存在差异；次要目的是观察胃肠功能恢复和短期的QOL。术后并发症评分参照ClavienDindo分级。同时至少有两种并发症时，只报告最高级别并发症；死亡和输血分别报告。术后30 d内再次入ICU，需留置鼻胃管和再入院同样分别报告。

样本量和研究效力根据首要研究目的计算。根据该作者先前的研究，术后CRG并发症发生率被定为23%[1]。非劣效性界值设定为13%。考虑到脱落率，计划纳入280例患者。

接受术前新辅助化疗的患者仅占1/3。本研究为非双盲研究。对患者特征和临床资料的基线水平进行了比较。

所有患者均行McKeown MIE，二野或三野纵隔淋巴结清扫，管状胃宽度4 cm，颈部嵌入式三层手工吻合。对所有患者均特别关注声带功能（术后第1天行喉镜检查），EOF组早期进食时特别小心，以避免误吸。EOF组多数患者可以耐受早期进食，仅12例患者因术后并发症或吸入症状而中断早期口服进食。

本研究结果表明，两组间在CRG或吻合口并发症方面无差异。EOF组在CRG并发症方面不劣于LOF（30.0% vs. 32.9%）。呼吸道并发症EOF组低于LOF组（22.1% vs. 28.6%），肺部感染率在两组间相当，EOF组是10.7%，LOF组是12.1%。吻合口瘘两组无差异，EOF组3.6%，LOF组4.3%。单侧声带麻痹EOF组10.0%，LOF组10.7%。再次入ICU率EOF组3.6%，LOF组6.4%。与LOF组相比，EOF组初次排气时间和肠蠕动恢复更早，这表明早期口服进食者肠功能恢复较快。

术后2周，与LOF组比较，EOF组QOL较高，并且身体、情绪和社会能力更好。在症状评分方面，如疲劳、恶心和呕吐、疼痛、腹泻、进食困难、食欲减退、吞咽困难等，EOF组低于LOF组。

术后4周，与LOF组比较，EOF组QOL较高，恶

心、呕吐和腹泻症状更少。

这些研究表明，在CRG并发症方面，McKeown MIE术后即刻允许患者缓慢小心地进食液体和食物不劣于标准的禁食水6 d并给予肠内营养的方案。

这项研究非常重要，其首要目的和次要目的均有重要意义。该研究样本量经过严格计算，患者的纳入和排除均进行了良好的记录。早期口服进食经过认真的计划和实施。因此，该研究使我们相信，MIE术后因担心吻合口裂开而限制经口的摄入或许并不恰当。今后，在我们的实践中很难不采信该研究所提供的原则。

对于开放食管切除或胸内吻合的微创Ivor Lewis手术，疑问依然存在。在西方国家中，食管远端和胃食管结合部的食管腺癌在增加，此类患者多采用Ivor Lewis术式。Berkelmansl等报道了Nutrient Ⅱ研究，该研究是一项RCT研究，比较完全/杂交微创Ivor Lewis术后，直接口服进食与延迟口服进食2组。首要目标是功能恢复，次要目标是外科并发症、营养状态、再次干预和QOL[3]。该研究是基于Weijs等纳入100例MIE患者的研究，主要采用胸内吻合，其中50例早期进食，另外50例延迟进食[4]。他们总结认为与既往的回顾性研究和文献相比，胸内吻合术后即刻恢复口服进食似乎是可行的，而且并不增加手术并发症。

总之，Sun等的研究令人瞩目，为McKeown MIE术后采取早期口服进食迈出了崭新的、重要的一步。

参考文献

[1] Sun HB, Liu XB, Zhang RX, et al. Early oral feeding following thoracolaparoscopic oesophagectomy for oesophageal cancer. Eur J Cardiothorac Surg, 2015, 47: 227–233.

[2] Sun HB, Li Y, Liu XB, et al. Early Oral Feeding Following McKeown Minimally Invasive Esophagectomy: An Open-label, Randomized, Controlled, Noninferiority Trial. Ann Surg, 2018, 267: 435–442.

[3] Berkelmans GH, Wilts BJ, Kouwenhoven EA, et al. Nutritional route in oesophageal resection trial (NUTRIENT II) study protocol for a multicentre open-label randomised controlled trial. BMJ Open, 2016, 6: e011979.

[4] Weijs TJ, Berkelmans GH, Nieuwenhuijzen GA, et al. Immediate Postoperative Oral Nutrition Following Esophagectomy: A multicenter Clinical trial. Ann Thorac Surg, 2016, 102: 1141–1148.

译者：崔永，首都医科大学附属北京友谊医院胸外科

译者补充

在研判和借鉴该研究结果时需注意两点：一是该研究中吻合口瘘的发生率非常低，这说明术者在吻合口的处理方面有独到之处，而且这可能对该研究的结果有重要的影响；二是出现严重并发症（主要是吻合口瘘）患者的病程和结局。

第4节　食管中下段鳞癌患者行右胸入路或左胸入路的一项前瞻性、随机非盲的3年生存研究

原文标题：Extended Right Thoracic Approach Compared With Limited Left Thoracic Approach for Patients With Middle and Lower Esophageal Squamous Cell Carcinoma

原文作者：Li B[1], Hu H, Zhang Y, Zhang J, Miao L, Ma L, Luo X, Zhang Y, Ye T, Li H, Zhou J, Li Y, Shen L, Zhao K, Fan M, Zhu Z, Wang J, Xu J, Deng Y, Lu Q, Jia H, Cheng X, Li H, Zhang Y, Li C, Pan Y, Liu S, Hu H, Shao L, Sun Y, Xiang J, Chen H

[1]Department of Thoracic Surgery, Fudan University Shanghai Cancer Center, Shanghai, China

Reprints: Haiquan Chen, MD, Department of Thoracic Surgery, Fudan University Shanghai Cancer Center, 270 Dong'an Rd, Shanghai 20032, China. E-mail: hqchen1@yahoo.com.

刊载信息：Ann Surg 2017,Apr 26. doi: 10.1097/SLA.0000000000002280

1　研究目的

在中国，食管癌根治术中有27.8%经右进胸，69.6%经左进胸，本研究旨在探究是否右进胸（扩大的淋巴结清扫）比左进胸（有限的淋巴结清扫）的方法对生存更有利。

2　方法

2010—2012年300例中、下段食管鳞癌患者，接受右进胸食管癌根治术的患者有146例，接受左进胸食管癌根治术患者有140例。观察其无病生存率及总生存率。

3　主要结果

中位随访时间为55.9个月，右进胸和左进胸两组的3年无病生存率分别为62%和52%。两组3年总生存率分别为74%和60%。亚组分析显示，有淋巴结受累的患者，在右进胸相对于左进胸的DFS较长（*P*=0.034），而在没有淋巴结累及的患者中，左右进胸无差异（*P*=0.325）。同样，R1、R2切缘的患者右进胸与左进胸相比，DFS较长（*P*=0.009），R0切缘患者左右进胸无差异（*P*=0.801）。

4　讨论精简

食管癌外科治疗中行扩大的淋巴结清扫是否能带来

更好的预后尚存在争议。目前观点更倾向认为扩大的淋巴结清扫有利于预后。食管癌左进胸术式难以彻底清扫胸内喉返神经，以及沿着肝总和腹腔干动脉旁的淋巴结，可以推想，右进胸预后较好也许与此相关。造成亚组结果没有差异的可能原因是当其他区域淋巴结都为阴性时，右上纵隔淋巴结转移的概率很低，此时经右胸多清扫淋巴结的意义不大；而当分期较晚时，右上纵隔淋巴结转移可能性大，相关淋巴结的清扫往往可以使患者获益。

值得一提的是，研究中所有患者都没行新辅助放化疗，而这在现在已经运用得越来越广泛，如果加入这一因素，由于新辅助放化疗的降期作用，这项研究的结果很可能受到影响。

这项研究也存在一定局限性，很重要的一项混杂因素就是术后辅助治疗。因为对于临床具有高危因素的患者通常会进行术后的辅助治疗，这很可能在一定程度上对结果造成影响。另外，该项研究是单中心研究，虽然为了避免偏倚，本研究主要由3位有经验的外科医生主刀完成，但本研究结论需要多中心的研究来进一步证实。

5　结论

总体而言，经右进胸比左进胸行食管癌根治术的DFS及OS长，尤其对累及淋巴结以及R1、R2切缘的患者更明显。

总结：蒋峰，江苏省肿瘤医院胸外科

食管癌根治术中，选择左胸入路还是右胸入路行淋巴结清扫，这真的重要吗?

原文标题：Does it matter that lymphadenectomy through right or left side thoracotomy during esophagectomy?

原文作者：Po-Kuei Hsu

Division of Thoracic Surgery, Department of Surgery, Taipei Veterans General Hospital and School of Medicine, Yang-Ming University, Taipei, Taiwan, China

Correspondence to: Po-Kuei Hsu, MD, PhD. Division of Thoracic Surgery, Department of Surgery, Taipei-Veterans General Hospital, No. 201, Sec. 2, Shih-Pai Road, Taipei, Taiwan, China. Email: hsupokuei@yahoo.com.tw.

Provenance: This is a Guest Editorial commissioned by Section Editor Qingyuan Huang, PhD (Department of Thoracic Surgery, Shanghai Chest Hospital, Shanghai Jiao Tong University, Shanghai, China).

Comment on: Li B, Hu H, Zhang Y, et al. Extended Right Thoracic Approach Compared With Limited Left Thoracic Approach for Patients With Middle and Lower Esophageal Squamous Cell Carcinoma: Three-year Survival of a Prospective, Randomized, Open-label Trial. Ann Surg 2018;267:826-832.

刊载信息：AME Med J 2017,2:154. doi: 10.21037/amj.2017.09.13

View this article at: http://dx.doi.org/10.21037/amj.2017.09.13

淋巴结转移是食管癌预后的决定性因素之一。许多与淋巴结相关的参数都被认为具有预后相关性。例如淋巴结的位置[1-2]，阳性淋巴结数量[3-6]，清扫的总淋巴结个数[7]，阳性淋巴结比例[5-6,8]，甚至是阴性淋巴结数量[9]。还有大量研究评估淋巴结清扫的诊断和治疗价值[10-11]。淋巴结清扫的诊断目的是确定是否存在淋巴转移，这可能代表了全身转移的情况。尽管淋巴结清扫本身可能对生存没有帮助，但对淋巴结转移的患者进行辅助治疗可以改善生存。然而，如果有一些肿瘤细胞最初仅仅局限在淋巴结中，并未扩散到全身，那么对患者而言，尤其是对早期淋巴转移的患者而言，淋巴结清扫很有可能达到治愈的效果。

尽管淋巴结转移是一个非常重要的因素，但淋巴结清扫方式并不规范。目前已经提出了好几种类型的淋巴结清扫术。1994年在慕尼黑举行的ISDE会议上定义了四种类型的淋巴结清扫术：标准淋巴结清扫术；扩大淋巴结清扫术；全部淋巴结清扫术和三野淋巴结

清扫术[12]。标准淋巴结清扫术指的是对隆突下淋巴结的清扫，扩大淋巴结清扫在标准术式基础上加上右上纵隔淋巴结；全部淋巴结清扫术在标准术式基础上再清扫双侧上纵隔淋巴结；三野淋巴结清扫术在全部淋巴结清扫基础上加双侧颈部淋巴结清扫。在2009年，Jamieson将淋巴结清扫分为仅包括癌旁淋巴结的非根治性淋巴结清扫术和根治性淋巴结清扫术。根治性可以分为三野、二野和隆突下二野淋巴结清扫术三个亚类[11]。在日本食管癌分类中，根据肿瘤位置，区域淋巴结被分为1-3区间，而远处淋巴结被归为4区间[13]。基于这种淋巴结分级分类，N分期分为N0~N4，淋巴结清扫范围分为D0~D3。D0是第1组淋巴结的不完整切除，D1、D2和D3分别指的是第1、2、3组淋巴结的完全切除。

该项研究为了探究手术方式造成的影响，作者和他的团队随机纳入300例中、下段食管癌患者，分别通过右侧（Ivor Lewis，右胸侧切口加上腹部正中线切口）或左侧（Sweet，左胸侧切口）胸廓入路[14]进行食

管癌根治术。3年无病生存率分别为62%和52%，3年总生存率分别为74%和60%，提示右进胸手术有利。虽然作者认为这些差异是由于是否更彻底地清扫了淋巴结，而不是简单的右侧或左侧入路所造成的。作者仍需对结果进一步阐述，特别是许多因素没有得到良好控制的情况下。首先，切口本身可能会影响患者的预后。例如，近期开腹手术与腹腔镜辅助食管癌根治术：一项多中心Ⅲ期前瞻性随机对照试验（MIRO试验）比较了联合微创食管根治术（腹腔镜加开胸手术）与开放式食管切除术（开腹手术加开胸手术），结果发现，腹腔镜组患者不仅主要的术中和术后并发症发生率下降69%，而且患者结局更佳[15]。腹腔镜组的总生存率和无病生存率也较好（67% vs. 55%，P=0.05；57% vs. 48%，P=0.15）。因此，手术切口（右侧胸廓加上腹中线入路；左胸入路）本身可能就对预后有影响。另外，淋巴结清扫区域不好控制。Sweet术式很难对上纵隔、常见肝总动脉和腹腔淋巴结进行切除，而Ivor Lewis手术可以做到。尽管sweet术式中上纵隔复发率较高，但由于两组间存在许多差异因素，因此很难将生存差异仅仅归因于该部位的淋巴结清扫。为了研究上纵隔（右侧入路）淋巴结清扫的意义，Hsu等通过回顾性分析发现30%左右的食管鳞癌通过右侧上纵隔淋巴结清扫可能具有阳性结果[2]。然而，有或没有右上纵隔淋巴结清扫术的患者两者间的生存差异并不显著，这或许体现了右上纵隔淋巴结清扫的诊断价值，而非治疗价值。此外，尽管这是一项前瞻性随机试验，但术后辅助治疗的应用并不规范。大部分患者都有预后不良相关因素，如pT3/4（52%），pN（+）（45%）和非R0切除（36%）；然而，接受术后辅助治疗的患者不到半数。全球数据研究显示，术后放化疗拥有更好的结局，然而仅有12%的患者进行了术后放化疗[16-17]。关键问题是术后辅助治疗缺乏标准化的适应证。

另外重要的一点是，他们的结果是基于前期直接行食管癌根治术的患者，可能不适用于新辅助治疗后的患者。食管癌术前放化疗研究（CROSS）探讨进行或未进行新辅助放化疗对手术患者生存的影响[18]。与新辅助放化疗后手术的患者相比，单纯采用扩大的双野淋巴结清扫的经胸食管癌根治术对总体生存率有不同的影响。在单纯手术治疗的患者，经胸入路相关的患者预后较好；然而，他良好的预后效果因新辅助治疗而淡化了。他们的结论是，新辅助治疗造成的降期

效应可能会减少扩大淋巴结清扫术对生存的潜在积极影响。使用被切除的淋巴结总数作为根治性淋巴结清扫的替代指标，同组还研究了食管癌根治术中使用和不使用新辅助化放疗患者的淋巴结清扫[19]。同样，只接受手术的患者，切除的淋巴结数量才具有预后效应，但新辅助治疗后再接受手术治疗的患者中无此效果。考虑到化疗和放疗的效果，新辅助治疗后肿瘤生物学可能发生改变。因此，在有无接受新辅助治疗的患者中，淋巴结清扫术和手术入路的最佳选择可能不同。因此，作者的研究显示Ivor Lewis和Sweet术式之间的差异可能不会出现在新辅助治疗后手术的患者中，而新辅助治疗恰恰是目前的标准方案，无法避免。

总之，作者及其团队的研究试图突出"右侧"，"根治"淋巴结清扫术具有积极影响；然而，研究结果因许多隐藏的因素出现偏倚，这些因素并未被平衡及标准化。但作者得出的结论是右侧方法比左侧方法具有更好的结果。目前中国有近70%的食管切除术是通过左侧胸腔入路完成的，他们的研究发现可能会改变许多中国胸外科医生的手术方式。

参考文献

[1] Tanaka K, Yano M, Motoori M, et al. The significance of abdominal para-aortic lymph node metastasis in patients with lower thoracic esophageal cancer. Dis Esophagus, 2012, 25: 146-152.

[2] Hsu PK, Huang CS, Hsieh C, et al. Role of right upper mediastinal lymph node metastasis in patients with esophageal squamous cell carcinoma after tri-incisional esophagectomies. Surgery, 2014, 156: 1269-1277.

[3] Mariette C, Piessen G, Briez N, et al. The number of metastatic lymph nodes and the ratio between metastatic and examined lymph nodes are independent prognostic factors in esophageal cancer regardless of neoadjuvant chemoradiation or lymphadenectomy extent. Ann Surg, 2008, 247: 365-371.

[4] Robb WB, Dahan L, Mornex F, et al. Impact of neoadjuvant chemoradiation on lymph node status in esophageal cancer: post hoc analysis of a randomized controlled trial. Ann Surg, 2015, 261: 902-908.

[5] Hsu WH, Hsu PK, Hsieh CC, et al. The metastatic lymph node number and ratio are independent prognostic factors in esophageal cancer. J Gastrointest Surg, 2009, 13: 1913-1920.

[6] Chien HC, Chen HS, Wu SC, et al. The prognostic value of metastatic lymph node number and ratio in oesophageal squamous cell carcinoma patients with or without neoadjuvant

chemoradiation. Eur J Cardiothorac Surg, 2016, 50: 337–343.

[7] Altorki NK, Zhou XK, Stiles B, et al. Total number of resected lymph nodes predicts survival in esophageal cancer. Ann Surg, 2008, 248: 221–226.

[8] Greenstein AJ, Litle VR, Swanson SJ, et al. Prognostic significance of the number of lymph node metastases in esophageal cancer. J Am Coll Surg, 2008, 206: 239–246.

[9] Hsu PK, Huang CS, Wang BY, et al. The prognostic value of the number of negative lymph nodes in esophageal cancer patients after transthoracic resection. Ann Thorac Surg, 2013, 96: 995–1001.

[10] Rizk NP, Ishwaran H, Rice TW, et al. Optimum lymphadenectomy for esophageal cancer. Ann Surg, 2010, 251: 46–50.

[11] Jamieson GG, Lamb PJ, Thompson SK. The role of lymphadenectomy in esophageal cancer. Ann Surg, 2009, 250: 206–209.

[12] Fujita H, Sueyoshi S, Tanaka T, et al. Optimal lymphadenectomy for squamous cell carcinoma in the thoracic esophagus: comparing the short- and long-term outcome among the four types of lymphadenectomy. World J Surg, 2003, 27: 571–579.

[13] Japan Esophageal Society. Japanese Classification of Esophageal Cancer, 11th Edition: part I. Esophagus, 2017, 14: 1–36.

[14] Li B, Hu H, Zhang Y, et al. Extended Right Thoracic Approach Compared With Limited Left Thoracic Approach for Patients With Middle and Lower Esophageal Squamous Cell Carcinoma: Three-year Survival of a Prospective, Randomized, Open-label Trial. Ann Surg, 2017. [Epub ahead of print].

[15] Mariette C, Markar S, Dabakuyo-Yonli TS, et al. Hybrid Minimally Invasive vs. Open Esophagectomy for patients with Esophageal Cancer: Long-term outcomes of a multicenter, open-label, randomized phase III controlled trial, the MIRO trial. Available online: http://www.esmo.org/ Press-Office/ Press-Releases/MIRO-Trial-3-year-Outcomes- Favour-Laparoscopic-Surgery-for-Oesophageal-Cancer

[16] Hwang JY, Chen HS, Hsu PK, et al. A Propensity-matched Analysis Comparing Survival After Esophagectomy Followed by Adjuvant Chemoradiation to Surgery Alone for Esophageal Squamous Cell Carcinoma. Ann Surg, 2016, 264: 100–106.

[17] Hsu PK, Chen HS, Huang CS, et al. Patterns of recurrence after oesophagectomy and postoperative chemoradiotherapy versus surgery alone for oesophageal squamous cell carcinoma. Br J Surg, 2017, 104: 90–97.

[18] Noordman BJ, van Klaveren D, van Berge Henegouwen MI, et al. Impact of Surgical Approach on Long-term Survival in Esophageal Adenocarcinoma Patients With or Without Neoadjuvant Chemoradiotherapy. Ann Surg, 2017. [Epub ahead of print].

[19] Koen Talsma A, Shapiro J, Looman CW, et al. Lymph node retrieval during esophagectomy with and without neoadjuvant chemoradiotherapy: prognostic and therapeutic impact on survival. Ann Surg, 2014, 260: 786–792; discussion 792–793.

译者：蒋峰，江苏省肿瘤医院胸外科

第5节 食管癌根治性同步放化疗后接受选择性手术的研究：
NRG Oncology RTOG0246最终结果

原文标题：Final Results of NRG Oncology RTOG 0246: An Organ Preserving Selective Resection Strategy in Esophageal Cancer Patients Treated with Definitive Chemoradiation

原文作者：Swisher SG[1], Moughan J[2], Komaki RU[3], Ajani JA[3], Wu TT[4], Hofstetter WL[3], Konski AA[5], Willett CG[6]

[1]University of Texas M. D. Anderson Cancer Center, Houston, Texas. Electronic address: ssswisher@mdanderson.org; [2]NRG Oncology Statistics and Data Management Center, Philadelphia, Pennsylvania; [3]University of Texas M. D. Anderson Cancer Center, Houston, Texas; [4]Mayo Clinic, Rochester, Minnesota; [5]Fox Chase Cancer Center, Philadelphia, Pennsylvania; [6]Duke University Medical Center, Durham, North Carolina.

刊载信息：J Thorac Oncol 2017,12(2):368-374.

1 背景

RTOG8501奠定了不可手术切除的食管鳞癌标准治疗，即5-Fu+顺铂联合50.4 Gy的同步放化疗方案，但局部复发率仍高达40%~60%。后续RTOG系列研究包括INT122、INT123等临床试验开展，希望通过诱导治疗以及提高放疗剂量以降低局部复发率，但未见有局控率和生存率的改善，反而见不良反应增加。长期以来，食管癌患者接受根治性放化疗后再选择性进行手术的价值一直没有明确定论。NRGO Oncology RTOG0246旨在针对同步放化疗后局部区域复发率较高的非完全缓解患者（non-complete response，non-cCR）采用选择性手术切除的策略，本文报道长期生存结果，尽管未取得当初试验设计1年生存率为77.5%的预期目标，但是1年生存率达71%的结果也是十分令人鼓舞的。

2 目的

首要研究目的是观察总生存率，次要目的是观察无病生存率以及接受了诱导化疗及同步放化疗后再接受选择性手术治疗的可行性。

3 方法

NRG Oncology RTOG0246研究是一项多中心、单臂、开放、非随机的Ⅱ期临床研究，该研究纳入2003年9月—2008年3月来自19个单中心的43例T1-4N0-1M0期的食管或食管和胃交界部位的鳞癌或腺癌患者。患者接受诱导化疗（5氟尿嘧啶+顺铂+紫杉醇）两周期后接受同步放化疗。根治性放化疗结束后6~8周，通过胃镜、超声内镜、胸腹部CT以及CT/PET（可选，强烈推荐）对残留病灶予以评价。临床完全缓解（complete response，CR）被定义为胸腹部CT上病灶大小无增长，同时没有出现新发病灶的证据，重复胃镜检查病理学阴性，以及CT/PET显示病灶无氟代脱氧葡萄糖（fludeoxyglucose，FDG）代谢活性。对于同步放化疗后有残留病灶的患者（非完全缓解）及出现复发的患者进入选择性手术策略：食管切除并区域淋巴结清扫。

4 结果

本研究观察了食管癌根治性同步放化疗后接受选择性手术治疗策略的远期疗效。2003年9月5日—2006年3月17日共入组43例患者，2例未纳入最终数据分析（1例未行支气管镜检查，1例因无明确的病理学诊断）。中位随访时间8.1年（7.2~9.8年），5年及7年生存率分别为36.6%和31.7%。其中临床CR的患者15例，5年及7年生存率分别为53.3%和46.7%，20例患者未接受手术。鳞癌和腺癌的生存率相似，中位生存时间腺癌为2.25年、鳞癌为1.45年。4例（9.8%）患者出现治疗相关性死亡，2例死于诱导化疗（1例肺炎，1例多器官衰竭），1例手术后死亡（食管瘘），1例死于根治性放化疗后肺炎。21例（57%）在接受根治性放化疗后出现了局部复发，其中3例CR的患者出现局部复发后接受了食管切除术，18例non-cCR的患者在根治性放化疗后仍有残留病灶（17例接受了手术切除，1例不能接受手术治疗）。所有患者的5年和7年远处失败率均为31.7%（95% CI，17.2~46.2）。

5 讨论

RTOG0246研究旨在确定根治性放化疗后采用"选择性食管切除手术"的价值，主要目标人群是以腺癌占主要病理类型的食管癌。长期随访结果显示较单纯同步放化疗，联合选择性手术治疗会给患者带来生存获益。RTOG0246研究中患者5年及7年生存率要比RTOG85-01研究结果高（(37% *vs.* 32%，20% *vs.* 14%)，与近年几项同步放化疗的研究结果类似（INT 123，PRODIGES5/ACCORD17，SCOPE1），提示0246研究改善预后可能与年代及现阶段临床试验中所采取的更准确的分期手段有关。对于经过诱导及同步放化疗后临床非完全缓解的患者，接受选择性手术会改善长期生存。两项欧洲的随机研究对比了同步放化疗+手术以及单纯同步放化疗的疗效，结果显示手术未能使临床获得较大程度缓解（clinical responders to a large degree）的患者获益。德国的一项随机研究结果也发现只有对化放疗无效（non-responder）的患者才能够从手术中获益（3年总生存率18% *vs.* 9%），R0切除后3年生存率达到32%，这些结果均提示经过同步放化疗后非临床缓解（clinical non-responder）的患者才是最需要提高局控率的，从而更适合接受后续的手术治疗。值得注意的是，RTOG0246研究腺癌所占比例为73%，73%的生存率显著高于其他根治性放化疗研究（RTOG 85-01，INT 123，SCOPE1）的15%~25%。Cooper等认为根治性放化疗中腺癌疗效低于鳞癌，但在本研究中未显示采用选择性切除手术在食管鳞癌和腺癌的差异，这个结论在西方国家日益增高的腺癌比例的食管癌患者中显得较为重要。

6 结论

NRG Oncology RTOG0246研究结果提示食管癌根治性同步放化疗后接受选择性手术治疗的策略有较高的有效性，但选择合适的高危人群意见仍未统一，未来，我们可以参考诸如：分子标志、临床特征、非侵入性影像检查（如PET/CT）等来帮助筛选出能从手术获益的人群。另外，今后仍需要大型随机对照临床研究来进一步评估这种选择性手术的价值。

总结：王军、张萍，河北医科大学第四医院放疗科

食管癌根治性同步放化疗后接受选择性手术的研究：
NRG Oncology RTOG0246最终结果

NRG Oncology RTOG0246试图探求在食管腺癌为主的人群中，同步放化疗后未达到non-cCR接受选择性手术治疗的可行性。长期随访结果显示，较单纯同步放化疗，联合选择性手术切除会给这部分患者带来生存获益。不同于其他临床研究（RTOG 85-01，INT 123，SCOPE1），RTOG0246研究中腺癌所占比例较高，而Cooper等[1]报告在接受根治性同步放化疗后，食管腺癌较鳞癌5年生存率更低（13% vs. 21%）。在RTOG0246研究中，腺癌比例达到73%，5年生存率达36.6%，说明联合手术切除的策略可能对食管腺癌及食管和胃结合部腺癌为更适合的选择。但对于食管鳞癌，根治性同步放化疗后接受选择性手术切除是否能获得同样的长期生存获益？答案仍是未知。尽管RTOG0246提示长期生存率及对治疗的反应程度与病理类型无明显相关性，但因该研究本身为小样本非随机对照研究（41例），加之鳞癌所占比例甚少（27%），因此该研究结论可能并不能适用于我国食管鳞癌患者。

另一方面，我国食管癌高发部位与西方国家相比也存在显著不同。对于上段食管癌，即使经过诱导化疗及同步放化疗后未达临床完全缓解的患者，再行后续手术治疗的风险也比较大，研究未对入选患者的一般资料进行详细描述，也是需要今后临床试验进一步研究确认的问题。

RTOG0246研究显示当根治性同步放化疗无法实现局部控制时，选择性食管切除术成为延长生存期的一种有效治疗方法。保留食管的治疗策略减少了术后短期并发症及死亡风险，同时也降低了食管完全切除后长期的并发症包括反流性食管炎、倾倒综合征及吞咽困难等[2]。但RTOG0246纳入患者较少，这种手术方式的选择与放化疗结合是否能成为今后食管腺癌的标准治

疗模式，仍需要更多循证医学证据支持。从食管癌根治性放化疗疗效来看，尽管可能存在放化疗敏感性的差异，但病理类型无论是腺癌还是鳞癌，局部/区域未控和复发仍然是困扰同步放化疗疗效的主要难题。

值得注意的是，RTOG0246研究中经放化疗后获得临床CR的未接受手术治疗的患者中，只有一小部分死于疾病进展，因此对这部分患者定期随访观察的策略似乎是可行的，也说明准确定义根治性放化疗后CR是影响临床研究结果以及采用后续挽救性治疗的一个重要因素。但当前研究显示只有23%~40%的CR患者才能达到真正意义上的病理完全缓解（pathological complete response，pCR）[3-5]。现阶段我们所面临的关键问题是，如何利用有效的检测手段甄别出更能从选择性手术治疗中获益的患者，而联合分子标志物、临床因素以及多模态影像学技术的综合预测模型的建立，将是未来的研究方向。

参考文献

[1] Cooper JS，Guo MD，Herskovic A，et al. Chemoradiotherapy of Locally AdvancedEsophageal Cancer：Long-term Follow-up of a Prospective Randomized Trial（RTOG 85-01）. JAMA，1999，281：1623–1627.

[2] Stahl M，Stuschke M，Lehmann N，et al. Chemoradiation with and without surgery in patients with locally advanced squamous cell carcinoma of the esophagus. J Clin Oncol，2005，23：2310–2317.

[3] Schneider PM，Metzger R，Schaefer H，et al. Response evaluation by endoscopy，rebiopsy，and endoscopic ultrasound does not accurately predict histopathologic regression after neoadjuvant chemoradiation for esophageal cancer. Ann Surg，2008，248：902–908.

[4]　Miyata H, Yamasaki M, Takiguchi S, et al. Prognostic value of endoscopic biopsy findings after induction chemoradiotherapy with and without surgery for esophageal cancer. Ann Surg, 2011, 253: 279–284.

[5]　Tahara M, Ohtsu A, Hironaka S, et al. Clinical impact of criteria for complete response (CR) of primary site to treatment of esophageal cancer. Jpn J Clin Oncol, 2005, 35: 316–323.

作者：王军、张萍，河北医科大学第四医院放疗科

第6节 可切除食管癌伴锁骨上淋巴结转移根治性治疗的临床效果

原文标题：Clinical Outcomes of Resectable Esophageal Cancer with Supraclavicular Lymph Node Metastases Treated with Curative Intent

原文作者：Honma Y[1], Hokamura N[2], Nagashima K[3], Sudo K[4], Shoji H[4], Iwasa S[4], Takashima A[4], Kato K[4], Hamaguchi T[4], Boku N[4], Umezawa R[5], Ito Y[5], Itami J[5], Koyanagi K[2], Igaki H[2], Tachimori Y[2]

[1]Gastrointestinal Medical Oncology Division; [2]Esophageal Surgery Division; [3]Department of Global Clinical Research, Graduate School of Medicine, Chiba University, Chiba, Japan; [4]Department of Radiation Oncology, National Cancer Center Hospital, Tokyo, Japan

刊载信息：Anticancer Res 2017,37(7):3741-3749.

1 研究背景与目的

根据UICC第七版TNM分期，锁骨上淋巴结（Supraclavicular lymph nodes，SCLN）转移被认为是胸段食管癌（esophagus carcinoma，EC）的远处转移。西方国家认为胸段食管癌SCLN转移者，无论是否结合围手术期化疗还是放疗，手术疗效均很差，NCCN指南推荐这部分患者进行系统性化疗。本研究旨在探讨以根治性治疗为目的，观察可切除胸段食管癌伴SCLN转移（M1LYM）患者的生存情况。

2 材料和方法

对可切除胸段食管癌伴SCLN转移（M1LYM）患者行食管切除术和接受根治性放化疗的临床资料进行回顾性分析。

3 结果

共102例患者入组，按治疗方式分为三组：围手术期治疗联合手术组45例（S/Tx），单纯手术治疗组19例和根治性放化疗组38例（dCRT）。病例特征分析了8个方面，3组患者的基线特征统计学无差异。入组的102例患者中有64例（62.7%）接受手术治疗。64例患者中有35例（54.7%）接受了术前化疗，其中术前顺铂加5-氟尿嘧啶（CF）化疗25例，术前多西他赛、顺铂加5-氟尿嘧啶（DCF）化疗2例，术前CF联合放疗2例，其他方案2例。10例（15.6%）患者接受术后CF化疗。19例患者（29.7%）单纯手术。59例接受根治性食管切除术的患者接受了双侧颈淋巴结清扫术。102例中有

38例患者接受根治性放化疗，其中标准CF方案化疗联合放疗27例，改良CF方案联合放疗5例，放化分段治疗2例，其他方案4例，其中20例（52.6%）达到了CR。

全组中位无疾病进展生存期和中位生存期（middle survival time，MST）分别为9.3个月和26.7个月。围手术期治疗组中位生存期为27.5个月，单纯手术组为50.6个月，根治性放化疗组为22.0个月。虽然三组间生存率无显著差异，但单纯手术组存活比其他两组有延长趋势。肿瘤不同病变部位没有观察到生存差异。多因素分析表明，原发病灶深度（临床T3）、高龄（≥65岁）、高白细胞计数（>8 000个/mm^3）与较差的OS独立相关，而对于可切除的伴锁骨上淋巴结转移患者的根治性治疗来说，原发病灶深度为影响PFS的独立相关因素。围手术期治疗组41例患者根治性手术后24例复发（53.7%），单纯手术组为9例（50%），根治性放化疗组20例达到CR，9例复发（45%）。

4 讨论精简

在日本食管协会（Japan Esophagus Society，JES）的食管癌TNM分期中，锁骨上淋巴结被归为胸段食管癌的区域淋巴结。有报道认为M1LYM患者手术疗效并不低于TNM分期为N3期食管癌切除扩大野清扫的疗效。既往的报道也表明一些锁骨上淋巴结转移的食管癌患者接受了食管切除术后取得了长期生存，同时认为锁骨上淋巴结转移对食管癌预后影响很小，与其他区域淋巴结转移相似。本研究结果显示对于有锁骨上淋巴结转移的可切除胸段食管癌患者，给予积极的局部治疗可取得较好的预后，但入组患者偏少。虽然结果显

示单纯手术组似乎生存数据更好，但单纯手术切除并不是晚期食管癌的标准治疗，组间生存差异并未达到统计学意义可能与选择偏倚有关。在研究中，几乎所有患者术前新辅助化疗均采用CF方案，尽管新辅助放化疗在西方国家被认为是可手术切除进展期食管癌的标准治疗，但对于M1LYM患者新辅助放化疗价值尚不明确。

5　结论

30%以上的M1LYM患者，在接受根治性治疗后获得了长期生存。

总结：王军、万欣，河北医科大学第四医院放疗科

[点 评]

可切除食管癌伴锁骨上淋巴结转移根治性治疗的临床研究

食管鳞癌伴锁骨上淋巴结转移临床上较为常见。日本学者通过食管癌扩大野淋巴结清扫术，得到了较为详尽的淋巴结转移分布情况，显示可手术切除的胸段食管鳞癌锁骨上淋巴结转移率可达14.5%[1]。值得注意的是，该类患者的分期和治疗策略在东西方存在较大差异。

美国癌症联合委员会（AJCC）和国际抗癌联盟（UICC）于1968年正式出版了第1版《恶性肿瘤TNM分类法》，随后不断更新和完善。目前TNM分期系统是国际上最为通用的肿瘤分期系统，业已成为临床医生和医学科学工作者对于恶性肿瘤进行分期的标准方法。美国国立综合癌症网络（National Comprehensive Cancer Network，NCCN）每年发布的各种恶性肿瘤临床实践指南，得到了全球临床医生的认可和遵循，从世界不同范围内其临床应用持续增加的情况来看，不断更新的NCCN指南已成为国际公认的肿瘤界临床实践规范标准。NCCN指南中治疗选择和推荐均基于恶性肿瘤UICCA/AJCC的TNM分期标准，而准确的分期是判断预后和指导治疗的重要参考。

NCCN与中国医疗机构合作，共同发表了亚洲共识声明（Asia Consensus Statements），推出区域性修正的NCCN指南中国版（NCCN Guidelines：China Editions），更加促进了国际合作和其在中国的临床应用。然而，东西方食管癌在发病部位、病理类型、发病危险因素、生物学行为、转归和预后以及肿瘤发生的分子基础等存在较大不同，人们逐渐认识到食管鳞癌和腺癌可能是两种不同类型的疾病，治疗选择也应有所不同。中国食管癌病理类型主要为鳞状细胞癌，与邻国日本相似。而日本在本土范围内较为严谨和系统地进行了食管癌不同术式探索、基于大量食管鳞癌资料和数据开展临床试验，以及较为可靠的随访数据推出的一系列结论和临床指引，对我国学者临床实践

也有着重要的影响。因此在食管癌诊疗方面，中国学者面对不同的东西方指南推荐存在着一定的选择困境，应该审慎参考和执行。我们虽然不能完全照搬西方的经验，但也要重视欧美国家研究数据给我们带来的思考和借鉴，并积极开展中国食管癌临床研究，逐步积累我国的临床研究数据和治疗经验。

关于日本这项回顾性临床研究，主要看点在于食管癌伴锁骨上淋巴结转移的临床分期和治疗选择问题。除国际通用的食管癌UICC/AJCC的分期系统外，JES的食管癌分期系统对食管鳞癌的预后和治疗选择也有重要的指导价值。而正是由于采用不同的分期标准，导致东西方国家对该部分患者治疗目的存在明显差异。JES根据食管癌病变部位和转移淋巴结的位置来定义N分期，而AJCC是依据转移淋巴结的数目来定义N分期。在2017年更新的日本第11版食管癌分类标准中，锁骨上淋巴结转移仍被视为胸段食管癌的区域淋巴结，其中对于胸上段和胸中段病变，锁骨上淋巴结属于N2期范畴，而对于胸下段病变，则属于N3期范畴，锁骨上淋巴结转移的胸段食管癌患者（m1lym）根据T分期的不同，病变归属为Ⅱ~Ⅲ期，通常推荐采用根治性治疗[2]。而第八版AJCC分期标准仍延续以往，将锁骨上淋巴结转移患者归为Ⅳ期[3]，因而NCCN指南推荐这部分患者进行系统性化疗和/或最佳支持治疗[4]。但食管癌单纯化疗疗效并不理想，文献报道Ⅳ期食管癌患者一线化疗OS仅为5.3~14.6个月。值得注意的是，第七版AJCC分期对于食管下段癌伴有锁骨上淋巴结转移者，有研究发现其5年生存率超过10%，说明即使将其定义为Ⅳ期，其预后在部分患者中似乎与食管癌区域淋巴结转移患者相近，优于其他实质脏器转移的Ⅳ期食管癌。

相比之下，日本多家研究机构既往报道一些锁骨上淋巴结转移的食管癌患者接受了食管切除术后取得

了长期生存，同时锁骨上淋巴结转移对食管癌预后的影响很小，与其他区域淋巴结转移相似[1,5-6]。该篇研究进一步发现，30%以上的伴有锁骨上淋巴结转移的可切除胸段食管鳞癌（esophageal squamous cell carcinoma，ESCC）患者，经过根治性治疗措施可以获得长期生存。而可切除m1lym患者经根治性治疗后，其临床疗效更接近于局部转移患者，而非全身性转移者。

该篇研究中，局部根治性治疗手段多数采用手术切除，而放疗也是一种局部治疗手段，其局部治疗作用能否提高m1lym患者的生存也是一个值得关注的问题。有研究认为放射治疗在Ⅳ期食管癌治疗中已显现其优势，但潜在的价值需进一步证实。放疗的剂量、靶区范围及与化疗及靶向治疗的最佳联合模式尚无定论，有待开展前瞻、随机、多中心研究以做深入探讨。

该篇研究的多变量分析表明，肿瘤浸润深度（T3期）是一个独立的不良预后因素，符合日本和西方国家的报告。另一方面，高白细胞计数（>8 000个/mm³）也是预后不良的因素。比较有趣的是，近年来研究发现炎症在肿瘤进展及预后中起到重要作用，有报道提出C反应蛋白（C-reactire protein，CRP）是一个有用的炎症预后因子[7]。与CRP相似，高白细胞计数被用来反映全身炎症反应，说明肿瘤的预后受诸多因素影响，TNM分期只是其中一个较为重要的参考指标。

这篇文章的不足在于回顾性研究的共性问题，非前瞻性的设计使得预先进行m1lym切除的患者数量有限。同时治疗前对锁骨上淋巴结转移的组织学诊断不足。此外由于选择偏倚的存在，仅仅通过治疗方案来比较生存情况是不太恰当的，而且行单纯手术治疗对于局部进展期胸段食管癌来说并非标准治疗手段。

参考文献

[1] Tachimori Y，Ozawa S，Numasaki H，et al. Supraclavicular node metastasis from thoracic esophageal carcinoma：A surgical series from a Japanese multi-institutional nationwide registry of esophageal cancer. J Thorac Cardiovasc Surg，2014，148：1224–1229.

[2] Japan Esophageal Society. Japanese Classification of Esophageal Cancer，11th Edition：Part I. Esophagus，2017，14：1–36.

[3] Rice TW，Patil DT，Blackstone EH. 8th edition AJCC/UICC staging of cancers of the esophagus and esophagogastric junction：application to clinical practice. Ann Cardiothorac Surg，2017，6：119–130.

[4] NCCN Clinical Practice Guidelines in Oncology Esophageal and Esophagogastric Junction Cancers Version 4 (2017). Available from：https://www.nccn.org/professionals/physician_gls/pdf/esophageal.pdf

[5] Udagawa H，Ueno M，Shinohara H，Haruta S，Kaida S，Nakagawa M and Tsurumaru M：The importance of grouping of lymph node station and rationale of three-field lymphadenectomy for thoracic esophageal cancer. J Surg Oncol，2012，106：742–747.

[6] Udagawa H，Ueno M，Shinohara H，Haruta S，Kaida S，Nakagawa M and Tsurumaru M：The importance of grouping of lymph node station and rationale of three-field lymphadenectomy for thoracic esophageal cancer. J Surg Oncol，2012，106：742–747.

[7] Huang Y，Feng JF，Liu JS and Chen QX：Prognostic role of serum C-reactive protein in esophageal cancer：a systematic review and meta-analysis. Ther Clin Risk Manag，2015，11：89–94.

作者：王军、万欣，河北医科大学第四医院放疗科

第3章　食管癌新辅助与辅助治疗新进展

第1节　代谢性淋巴结反应作为食管癌新辅助治疗后的预后指标

原文标题：Metabolic nodal response as a prognostic marker after neoadjuvant therapy for oesophageal cancer

原文作者：J. M. Findlay[1,2], K. M. Bradley[3], L. M. Wang[2,4], J. M. Franklin[3], E. J. Teoh[3], F. V. Gleeson[3], N. D. Maynard[1], R. S. Gillies[1] and M. R. Middleton[2,5]

[1]Oxford OesophagoGastric Centre; [2]National Institute for Health Research, Oxford Biomedical Research Centre; [3]Department of Nuclear Medicine, Churchill Hospital; [4]Department of Pathology, John Radcliffe Hospital; [5]Department of Oncology, University of Oxford, Oxford, UK

刊载信息：Br J Surg 2017,104(4):408-417.

1　研究背景

目前对食管癌新辅助化疗（neoadjuvant chemotherapy，NAC）联合手术治疗后肿瘤复发和生存情况的预测仍然存在很多困难。本研究对应用（[18]F-FDG）PET-CT来评估肿瘤和淋巴结反应作为预后指标的可行性进行了分析。

2　方法

本研究是英国的一项单中心队列研究。研究对象为2006—2014年该中心的294例食管癌患者，所有患者在NAC前依照PET-CT结果进行分期并于手术前依照CT和PET-CT结果再次进行术前分期。术后应用Mandard衰退分级对病理学肿瘤反应程度进行评估。代谢性肿瘤反应（metabolic tumour response，mTR）和代谢性淋巴结转移率（metabolic lymph node ratio，mLNR）分别用绝对衰减和阈值衰减进行定量分析。

3　结果

经过对294例入组患者的研究表明，术前mTR和mNR可以独立预测预后，术后mNR、病理学肿瘤反应、切缘状态以及病理学淋巴结分类可以预测预后。NAC后FDG高代谢淋巴结病变的患者有较高的术后复发率和术后1年病死率（43%）及术后2年病死率（71%）；相比于无高代谢淋巴结患者P=0.030和P=0.025），并且相比于无高代谢淋巴结转移患者预后较差，风险比分别为4.19（95% CI：1.87~9.40）和2.11（95% CI：1.12~3.97）。总体来说，mTR和mNR都分别不同程度地改善了预测。

4　讨论精简

NAC治疗后肿瘤和淋巴结反应情况对NAC治疗效

果的评价至关重要，但食管癌NAC后治疗降期往往很难与病理结果严格一致，并且对预后的预测作用也存在很多不确定性。本研究提出的mNR对治疗预后的评估是一个较新的指标，虽然纳入研究的数据量有限，但是在有限的数据里可以看出NAC对mNR治疗的预后指示的趋势是较为理想的。在未来的研究中应针对淋巴结治疗反应的定量评估开展更多的工作。

5　结论

有别于传统的食管癌N分期，mNR是一个新的预后因子。原发肿瘤和淋巴结对治疗的反应可能存在不一致性，而患者NAC治疗后FDG淋巴结高代谢状态提示预后不佳。

总结：赵亮，中国医学科学院肿瘤医院胸外科

评估食管癌对新辅助治疗的反应方面所遭遇的挑战，以及复合PET-CT和多模态指标的应用潜力

原文标题：Challenges in assessing response of oesophageal cancer to neoadjuvant therapy, and the potential of composite PET-CT and multimodal metrics

原文作者：John M. Findlay[1,2], Kevin M. Bradley[3], Richard S. Gillies[1], Nicholas D. Maynard[1], Mark R. Middleton[4]

[1]Oxford OesophagoGastric Centre, Oxford University Hospitals NHS Foundation Trust, Oxford, UK; [2]NIHR Oxford Biomedical Research Centre, Churchill Hospital, Oxford, UK; [3]Department of Radiology, Oxford University Hospitals NHS Foundation Trust, Oxford, UK; [4]Department of Oncology, University of Oxford, Oxford, UK

Correspondence to: Mr. John M. Findlay. Oxford OesophagoGastric Centre, Oxford University Hospitals NHS Foundation Trust, Oxford, UK. Email: john.findlay@oncology.ox.ac.uk.

Provenance: This is an invited Editorial commissioned by Section Editor Dr. Hongcheng Zhu (Department of Radiation Oncology, Fudan University Shanghai Cancer Center, Shanghai, China).

Comment on: Włodarczyk J, Kużdżał J. Composite metrics in response assessment—new hope in oesophageal cancer? J Thorac Dis 2017;9:2786-2787.

刊载信息：J Thorac Dis 2017,9(10): 3551–3552. doi: 10.21037/jtd.2017.09.54

View this article at: http://dx.doi.org/10.21037/jtd.2017.09.54

我们很有兴趣地读了Findlay教授等应用PET-CT的多项诊断指标改善食管癌新辅助治疗疗效评估效能的文章，其中让我们印象深刻的是近期文献报道的被称为mNR的指标[1-2]。

我们的同行强调了食管癌精准诊疗的目标：为患者定制治疗方法。目前，虽然新辅助治疗改善了患者的生存率[3]，但这并不一定适用于每一个患者。不幸的是，那些对化疗和放疗耐受的肿瘤实际上可能会对患者造成损害，因为最终无效的治疗只会延迟手术，并可能带来毒性。然而，在缺乏理想肿瘤标志物帮助我们筛选出治疗敏感的患者的时期，我们只能采用虽不够精准但却精心计划的治疗方法来抗击肿瘤。

肿瘤精准治疗相关的体外实验成果多数难以在体内成功转化（除了针对个别基因突变和拷贝数的相对独立的治疗之外）的原因有很多[4]。这些原因包括在单个癌细胞内高度复杂的分子之间的相互作用（遗传，表观遗传，转录组学，蛋白质组学），在治疗过程中通过细胞间的相互作用、肿瘤微环境、克隆异质性而导致的肿瘤演变[5]。因此，这些标志物的作用大小往往是有限的，难以借此决定是否给予特定的治疗[6]。

因此，我们只能依靠应用[18]F-FDG、PET-CT检测肿瘤代谢的方法来判断肿瘤的治疗反应。这正如我们的同行Lordick等强调的在新辅助化疗过程中，基于肿瘤在PET-CT检测中由代谢物亲和力反映出的代谢情况，来判断治疗是否应该中止或继续[7]。目前这种方法尚没有被广泛应用的原因有很多，其中包括反映肿瘤活性和转移潜力的准确性，以及缺乏确切评判界限等。在针对本文的讨论中，我们评估了多个接受新辅

助化疗的食管癌患者队列中的PET-CT其他指标的相对性能。我们发现在预测疗效方面mTR（如代谢或肿瘤糖酵解容积）的复合型空间-亲和力指标似乎比单纯的亲和力指标准确性更高，但这仍不是病理学肿瘤反应（palliative thoracic radiotherapy，pTR）指标的完美替代物。我们注意到当以pTR作为参考时，原发肿瘤和淋巴结内肿瘤通常的反应是不同的，最终我们发现mNR（而不是mTR）可以作为预后的独立预测因子[1]。这一结论是有依据的，因为判断肿瘤对新辅助化疗的反应情况首先要看是否可以达到R0切除，其次是看该指标是否可以用来替代评价隐匿性转移瘤治疗敏感性的其他指标。然而相比于淋巴结肿瘤，原发性肿瘤与因转移性克隆导致的转移瘤有很大的不同。因此我们认为，mNR提供了有价值的转移克隆表型相关信息，并对绝大多数术后复发的预测提供了至关重要的参考信息。

不过，我们必须承认的是与mTR相类似，mNR同样面临着很大的局限性：反应的非生理阈值性以及代谢和病理学反应的不符合性。更复杂的问题在于评价pTR的固有的主观性[8]，以及均匀的显微成像评估是否可以真实地反映出癌症不同表型的差异。事实上，我们先前报道了一种关于食管腺癌对新辅助化疗的基因反应（已经被下一代测序所证明）。这一反应在大多数情况下与病理学反应是相符的，但仍有一些值得关注的例外情况，这些例外情况表明一些肿瘤可以通过最低限度的克隆（marginal clone）诱导快速增长，而这种程度的克隆难以通过应用传统放疗和病理学反应评估来察觉[5]。

参考文献

[1] Findlay JM, Bradley KM, Wang LM, et al. Metabolic nodal response as a prognostic marker after neoadjuvant therapy for oesophageal cancer. Br J Surg, 2017, 104: 408–417.

[2] Findlay JM, Bradley KM, Wang LM, et al. Predicting pathologic response of esophageal cancer to neoadjuvant chemotherapy: the implications of metabolic nodal response for personalized therapy. J Nucl Med, 2017, 58: 266–275.

[3] Sjoquist KM, Burmeister BH, Smithers BM, et al. Survival after neoadjuvant chemotherapy or chemoradiotherapy for resectable oesophageal carcinoma: an updated meta-analysis. Lancet Oncol, 2011, 12: 681–692.

[4] Morgan G, Aftimos P, Awada A. Current-day precision oncology: from cancer prevention, screening, drug development, and treatment-have we fallen short of the promise? Curr Opin Oncol, 2016, 28: 441–446.

[5] Findlay JM, Castro-Giner F, Makino S, et al. Differential clonal evolution in oesophageal cancers in response to neo-adjuvant chemotherapy. Nat Commun, 2016, 7: 11111.

[6] Findlay JM, Middleton MR, Tomlinson I. A systematic review and meta-analysis of somatic and germline DNA sequence biomarkers of esophageal cancer survival, therapy response and stage. Ann Oncol, 2015, 26: 624–644.

[7] Lordick F, Ott K, Krause BJ, et al. PET to assess early metabolic response and to guide treatment of adenocarcinoma of the oesophagogastric junction: the MUNICON phase II trial. Lancet Oncol, 2007, 8: 797–805.

[8] MacGregor TP, Maughan TS, Sharma RA. Pathological grading of regression following neoadjuvant chemoradiation therapy: the clinical need is now. J Clin Pathol, 2012, 65: 867–871.

译者：赵亮，中国医学科学院肿瘤医院胸外科

第2节　食管癌新辅助化放疗联合手术后行辅助化疗的研究

原文标题：Utility of Adjuvant Chemotherapy After Neoadjuvant Chemoradiation and Esophagectomy for Esophageal Cancer

原文作者：Bryan M. Burt, MD, Shawn S. Groth, MD, Yvonne H. Sada, MD, MPH,yz Farhood Farjah, MD, MPH,Lorraine Cornwell, MD, David J. Sugarbaker, MD, and Nader N. Massarweh, MD, MPH

刊载信息：Ann Surg 2017,266(2):297-304.

1　背景

食管癌的5年生存率只有19%。CROSS研究奠定了新辅助化放疗+食管切除术成为可切除食管癌患者的首选治疗模式。但是只有少数（29%）患者能够通过新辅助化放疗获得病理CR，从而提高无复发率和改善OS，大多数接受新辅助化放疗的患者仍会有残留病灶，在这些患者中应用辅助化疗（adjuvant chemotherapy，AC）是一研究热点。目前文献尚没有证据明确AC可以使患者获益，哪些患者需要AC，以及最终病理如何影响这些临床决策。

2　目的

探讨局部晚期食管癌新辅助化放疗+食管切除术后行辅助化疗能否改善生存，并且评估新辅助治疗后病理缓解程度对辅助化疗疗效的影响。

3　方法

这是一项使用国家癌症数据库（（National cancer data base，NCDB）的回顾性队列研究。筛选出从2006—2012年诊断的18~80岁的食管癌患者。最终的队列包括3592例新辅助化放疗+食管切除术的患者。根据新辅助治疗后的病理反应对患者进行分类，有2种方法：①具有任何残留病变或病理完全缓解（ypT+和/或N+ vs. ypT0 N0）；②有残留淋巴结病变或没有（ypTany N+ vs. ypTany N0）。主要变量是食管切除术后接受AC，主要评价指标是OS。采用了两种方法来解决潜在的选择偏倚：①对术后住院时间短（LOS）的患者（定义为10 d和无计划外的30 d再入院）进行了亚组分析；②选择90 d以上的术后生存来解释潜在的生存者治疗偏倚。

结果：3592例食管癌患者（84.7%腺癌，15.2%鳞癌），335例（9.3%）接受了辅助化疗，其中300例

（9.9%）腺癌和35例（6.4%）鳞癌。中位随访时间为25.7个月。辅助化疗并没有显著降低病理完全缓解（ypT0N0）和非残留淋巴结病变（ypT+N0）患者的死亡风险。在病理残留淋巴结病变（ypTanyN+）的患者中辅助化疗能够降低总体队列[HR 0.70（0.57~0.85）]和腺癌[HR 0.69（0.57~0.85）]患者30%的死亡风险，应用术后90 d做为标志获得了同样的结果。其中术后住院天数≤10 d和无计划外再住院的患者中，辅助化疗能够降低40%死亡风险。

4　讨论精简

很少有数据表明辅助化疗可能有生存获益。对于可切除的食管癌患者应用辅助化疗主要来自于两项围手术期化疗的随机试验结果（MAGIC和FNCLCC/FFCD），这两项试验包括胃癌、食管及胃食管交界腺癌。与单独手术相比，围手术期化疗显著提高无进展/无病生存期和OS。只有一些小型回顾性研究表明辅助化疗后OS有显著改善。对于新辅助治疗+食管切除术后有残留病变的患者应用辅助治疗，从现有的数据来看，得出的结论并不完全一致。本研究主要结果使用了具有里程碑意义的分析方法，应用短LOS、无计划外再入院以及术后超过90 d生存进行了进一步的分析，以减少选择偏倚。由于本研究入组病例以腺癌为主，鳞癌对新辅助化放疗有更好的病理反应，所以对于食管鳞癌的辅助化疗研究亟待开展。

5　结论

辅助化疗可提高食管癌新辅助化放疗+食管切除术后伴有残留淋巴结病变患者的生存。研究结果提示食管癌辅助化疗可以使患者进一步获益，值得深入探索。

总结：赵敏、张红斌，河北省胸科医院

[点 评]

食管癌术后辅助化疗的探索

原文标题：Testing the waters of adjuvant chemotherapy after esophagectomy

原文作者：Tamar Nobel, Daniela Molena

Division of Thoracic Surgery, Memorial Sloan Kettering Cancer Center, New York, NY, USA

Correspondence to: Daniela Molena, MD. Department of Surgery, Thoracic Surgery Service, Memorial Sloan Kettering Cancer Center, 444 E 68th Street, New York, NY 10065, USA. Email: molenad@mskcc.org.

Provenance: This is an invited Editorial commissioned by Editor-in-Chief Dr. Changqing Pan (Shanghai Chest Hospital Affiliated to Shanghai Jiao Tong University, Shanghai, China).

Comment on: Burt BM, Groth SS, Sada YH, et al. Utility of adjuvant chemotherapy after neoadjuvant chemoradiation and esophagectomy for esophageal cancer. Ann Surg 2017;266:297-304.

刊载信息：Shanghai Chest 2017,1:45. doi: 10.21037/shc.2017.09.10

View this article at: http://dx.doi.org/10.21037/shc.2017.09.10

　　尽管在过去的15年食管癌的治疗取得了显著进展，但其病死率仍然较高，可切除食管癌患者5年生存率15%~25%[1]。多联疗法已经被证明可以改善局部晚期患者的生存，这些治疗方法包括食管癌术前/术后的化疗/放疗的单用/联合应用。在考虑食管癌辅助化疗的疗效时，了解目前关于联合治疗的争议是非常重要的。

　　新辅助治疗被认为是提高食管癌患者生存最有效的联合治疗方法。近期33项随机对照研究的荟萃分析显示，新辅助治疗+手术优于单纯手术（HR=0.83，95% CI：0.76~0.90），而辅助治疗并没有优势（HR=0.87，95% CI：0.67~1.14）[1]。新辅助治疗的最佳方案尚未确定。在MRC OEO2研究的基础上，英国通常给予新辅助化疗+手术[2]。与之相反的是RTOG 8911研究未能证实新辅助化疗的生存优势，因此导致最佳新辅助治疗方案仍然缺乏国际共识[3-4]。虽然再行术前放射治疗可以提高R0切除率并且减少局部复发率，但是新辅助化放疗+手术的模式已经被证实有较高术后心肺并发症，值得关注[5]。CROSS研究表明新辅助同步化放疗对生存有获益，从而成为了美国的临床标准治疗[6]。

关于哪种方案更好，目前仍然没有明确的答案，因为已经证明这两种方案都能显著降低死亡风险。

　　与新辅助治疗相比，辅助治疗的作用尚未明确。有专家建议辅助化疗或辅助放疗可能对选择性患者（如淋巴结阳性）有益，然而，在随机对照研究中均没有证实辅助化疗、辅助放疗或辅助化放疗有生存获益[1,7]。在最近一项利用NCDB进行的大规模研究中，食管切除术后加用辅助放疗可以改善淋巴结阳性与切缘阳性患者的生存[8]。由于食管切除术是一种创伤较大的手术，通常伴随着较长的术后恢复时间，所以辅助治疗的施用受到患者术后健康状况的限制，给予这些虚弱的患者群体采用辅助化疗是一种高风险的干预措施[1,9-10]。

　　随之而来的一个问题是，在辅助治疗获益不确定的情况下，其是否会对应用过新辅助治疗的患者有效。病理缓解已被证实是新辅助治疗后无病生存和总生存最重要的决定因素[6,11]，然而只有不到三分之一的患者可以达到这一结果，因此尚有残留病变的患者接受辅助治疗可能会受益。这个问题的提出是基于MAGIC和FNCLCC/FFCD两项随机对照试验，它们评价了胃癌、食管和胃交界癌和食管癌患者围术期化疗的疗效，结果显示总生存有获益；然而需要谨慎解释的是只有不足50%的患者完成了术后计划化疗疗程[12-13]。因此，目前辅助化疗是有争议的。

只有有限的证据支持给予接受过新辅助治疗的患者实行辅助治疗。目前包括胃癌和食管癌的研究表明辅助化疗对于有残留病变的患者有治疗效果[14-17]。Brescia等在一项101例食管癌患者的研究中发现，辅助化疗能显著改善残留淋巴结病变患者的总生存，其中92%的患者也接受了新辅助放疗[10]。相比之下，另一篇文献中对于食管癌患者仅仅应用新辅助化疗却没有得到类似的结果，这可能是与这些患者通常只是接受了一个周期化疗进而没有得到足够的治疗有关[18]，因为先前已经提出，至少2个周期的化疗与改善生存相关[14,16]。虽然Sisic等未能证实辅助化疗能够提高生存，但是他们发现辅助化疗可以延缓术后肿瘤复发[19]。

Burt等2017年发表文献指出，他们利用医院的癌症数据库来评价食管癌患者新辅助化放疗+食管切除术后辅助化疗的疗效[20]。这项利用国家癌症数据库[21]进行的回顾性分析是迄今为止评估新辅助化放疗后辅助化疗对患者生存影响的最大宗研究。在被评估的患者中，335/3 592（9.3%）接受了辅助化疗。术后病理无残留病变或残余非淋巴结病变的患者接受辅助化疗生存未获益；然而，残留淋巴结病变的患者如果接受辅助化疗则死亡风险降低30%（HR=0.70，95% CI：0.57~0.85）[20]。

Burt等承认他们的研究有几个局限性，包括NCDB回顾性分析的性质，另外NCDB没有提供食管切除术后并发症或患者治疗意向的信息。它不包含患者功能和营养状况的数据，而这些因素可动摇患者耐受治疗的决心。因此，意向接受辅助化疗但不能够接受治疗的患者未纳入进来，这可能会引起选择偏倚。为了解决这个问题，作者进行了亚组分析，包括住院时间短（≤10 d）和非计划外30 d再入院的患者，其结果是相似的，有残留淋巴结病变的患者给予辅助化疗其死亡风险降低约40%（HR =0.63，95% CI：0.48~0.84），并以此来支持他们的总体调查结果。此外，NCDB没有收集该机构肿瘤医生的可用数据及化疗方案/剂量。如上所述，这可能对所得出的辅助化疗改善生存这个结果产生影响[6]。最后，作者指出，与CROSS研究类似，选取的患者大部分是腺癌。他们通过对腺癌患者进行单独分析发现其结果与整体队列分析结果相似[20]。

对于新辅助治疗+手术后有残留病变患者的最佳

治疗方案尚待确定[14-17]。Burt等的这个大型系列分析提示对于新辅助化放疗+食管切除术后残留淋巴结病变的食管癌患者，辅助化疗可提高其生存[20]，并产生了几个在未来研究中非常重要的问题。鉴于食管癌复发率高，确定新辅助治疗后接受辅助治疗的最佳人群可能有助于提高生存。虽然上述几项研究发现残留淋巴结病变和病理缓解差的患者生存率有所提高[22]，但是Burt等仅发现残留淋巴结病变患者的生存得到改善。此外，上述大多数研究包括食管和胃交界癌患者及胃癌患者，这些肿瘤的治疗方法是有区别的，因此这些结果可能不能一概而论地适用于食管癌。根据0116组间实验结果，对于淋巴结阳性的食管和胃交界癌患者，目前接受的治疗是新辅助化疗+术后序贯辅助化放疗。其他可能影响辅助治疗疗效的特性应该进一步研究。目前NCCN指南基于组织学类型提出了不同的推荐：对于接受术前化疗/化放疗+手术的患者，腺癌不用考虑病理缓解状况都可进行辅助治疗；而对于鳞癌接受化放疗+食管切除术的患者，不论残留病变如何，术后随访即可。如CROSS研究所显示的，49%的鳞癌患者与23%的腺癌患者达到了病理完全缓解，Burt等注意到了这一区别的重要性[6,20]。Burt等使用的数据来自美国，他们的标准治疗是新辅助化放疗，而此文献只评价了辅助化疗的疗效。进一步的研究可能会考虑，新辅助化疗和辅助化放疗联合治疗是否会取得更好的结果。此外，还需要确定最佳的化疗方案和剂量。目前，有几项正在进行的随机对照试验可能有助于回答一部分问题，并评价新的系统性治疗的作用[23-24]。此外，正在进行的Neo-AEGIS研究把CROSS试验的方案与围手术期化疗方案（如同MAGIC试验）相比较，希望能够为最佳治疗方案提供进一步的见解[1,4,25]。

目前这些数据并不能提供明确的答案指导新辅助治疗+食管切除术的食管癌患者的治疗，但是Burt等的初步工作表明一部分有选择的患者可以受益于辅助化疗。鉴于食管癌患者长期预后不佳，这是一个令人振奋的信息。

参考文献

[1] Pasquali S，Yim G，Vohra R，et al. Survival after neoadjuvant and adjuvant treatments compared to surgery alone for resectable esophageal carcinoma：A network meta-analysis. Ann Surg，2017，265：481-491.

[2] Medical Research Council Oesophageal Cancer Working Group.

Surgical resection with or without preoperative chemotherapy in oesophageal cancer：a randomized controlled trial. Lancet，2002，359：1727-1733.

[3]　Kelsen DP，Winter KA，Gunderson LL，et al. Long-term results of RTOG trial 8911 (USA Intergroup 11)：a random assignment trial comparison of chemotherapy followed by surgery compared with surgery alone for esophageal cancer. J Clin Oncol，2007，25：3719-3725.

[4]　Cox SJ，O'Cathail SM，Coles B，et al. Update on neoadjuvant regimens for patients with operable oesophageal/gastrooesophageal junction adenocarcinomas and squamous cell carcinomas. Curr Oncol Rep，2017，19：7.

[5]　Zhang Z，Zhang H. Impact of neoadjuvant chemotherapy and chemoradiotherapy on postoperative cardiopulmonary complications in patients with esophageal cancer. Dis Esophagus，2017，30：1-7.

[6]　van Hagen P，Hulshof MC，van Lanschot JJ，et al. Preoperative Chemoradiotherapy for Esophageal or Junctional Cancer. N Engl J Med，2012，366：2074-2084.

[7]　Tachibana M，Yoshimura H，Kinugasa S，et al. Postoperative chemotherapy vs chemoradiotherapy for thoracic esophageal cancer：a prospective randomized clinical trial. Eur J Surg Oncol，2003，29：580-587.

[8]　Wong AT，Shao M，Rineer J，et al. The impact of adjuvant postoperative radiation therapy and chemotherapy on survival after esophagectomy for esophageal carcinoma. Ann Surg，2017，265：1146-1151.

[9]　Zheng B，Zheng W，Zhu Y，et al. Role of adjuvant chemoradiotherapy in treatment of resectable esophageal carcinoma：a meta-analysis. Chin Med J (Engl)，2013，126：1178-1182.

[10]　Brescia AA，Broderick SR，Crabtree TD，et al. Adjuvant therapy for positive nodes after induction therapy and resection of esophageal cancer. Ann Thorac Surg，2016，101：200-208.

[11]　Berger AC，Farma J，Scott WJ，et al. Complete response to neoadjuvant chemoradiotherapy in esophageal carcinoma is associated with significantly improved survival. J Clin Oncol，2005，23：4330-4337.

[12]　Cunningham D，Allum WH，Stenning SP，et al. Perioperative chemotherapy versus surgery alone for resectable gastroesophageal cancer. N Engl J Med，2006，355：11-20.

[13]　Ychou M，Boige V，Pignon JP，et al. Perioperative chemotherapy compared with surgery alone for resectable gastroesophageal adenocarcinoma：An FNCLCC and FFCD Multicenter Phase III Trial. J Clin Oncol，2011，29：1715-1721.

[14]　Luc G，Gersen-Cherdieu H，Degrandi O，et al. Impact of postoperative chemotherapy in patients with locally advanced gastroesophageal adenocarcinoma treated with perioperative chemotherapy strategy. Am J Surg，2015，210：15-23.

[15]　Glatz T，Bronsert P，Schafer M，et al. Perioperative platin-based chemotherapy for locally advanced esophagogastric adenocarcinoma：Postoperative chemotherapy has a substantial impact on outcome. Eur J Surg Oncol，2015，41：1300-1307.

[16]　Mirza A，Pritchard S，Welch I. The postoperative component of MAGIC chemotherapy is associated with improved prognosis following surgical resection in gastric and gastroesophageal junction adenocarcinomas. Int J Surg Oncol，2013，2013：781742.

[17]　Alcindor T，Ferri LE，Marcus V，et al. Perioperative DCF chemotherapy protocol for patients with gastroesophageal adenocarcinoma：correlation between response to treatment and outcome. Med Oncol，2013，30：377.

[18]　Stiles BM，Christos P，Port JL，et al. Predictors of survival in patients with persistent nodal metastases after preoperative chemotherapy for esophageal cancer. J Thorac Cardiovasc Surg，2010，139：387-394.

[19]　Sisic L，Blank S，Nienhuser H，et al. The postoperative part of perioperative chemotherapy fails to provide a survival benefit in completely resected esophagogastric adenocarcinoma. Surg Oncol，2017. [Epub ahead of print].

[20]　Burt BM，Groth SS，Sada YH，et al. Utility of adjuvant chemotherapy after neoadjuvant chemoradiation and esophagectomy for esophageal cancer. Ann Surg，2017，266：297-304.

[21]　American College of Surgeons. National Cancer Database. Available online：https：//www.facs.org/quality-programs/cancer/ncdb. Accessed August 14，2017

[22]　National Comprehensive Cancer Network. Esophageal and esophagogastric junction cancers (version 2. 2017). Available online：https：//www.nccn.org/professionals/physician_gls/PDF/esophageal.pdf. Accessed August 14，2017

[23]　Academic and Community Cancer Research United；Memorial Sloan Kettering Cancer Center，Mayo Clinic. Study of Adjuvant Regorafenib vs Placebo in Patients With Node Positive Esophageal Cancer That Completed Pre-operative Therapy. In：Clinical Trials.gov [Internet]. Bethesda (MD)：National Library of Medicine (US)，2000. Available online：https：//clinicaltrials.gov/ct2/show/NCT02234180. Accessed August 14，2017

[24]　Bristol-Myers Squibb. Study of Adjuvant Nivolumab or Placebo in Subjects With Resected Esophageal or Gastroesophageal Junction Cancer (CheckMate 577). In：Clinical Trials.gov [Internet]. Bethesda (MD)：National Library of Medicine (US)，2000. Available online：https：//clinicaltrials.gov/ct2/show/NCT02743494. Accessed August 14，2017

[25]　Keegan N，Keane F，Cuffes S，et al. ICORG 10-14：Neo-AEGIS：A Randomized clinical trial of neoadjuvant and adjuvant chemotherapy (modified MAGIC regimen) versus neoadjuvant chemoration (CROSS protocol) in adenocarcinoma of the esophagus and esophagogastric junction. J Clin Oncol，2014，32：5.

译者：赵敏、张红斌，河北省胸科医院肿瘤二科

第3节　食管癌手术环周切缘阳性是术后局部复发和生存的影响因素吗？

原文标题：Prognostic Significant or Not? The Positive Circumferential Resection Margin in Esophageal Cancer: Impact on Local Recurrence and Overall Survival in Patients Without Neoadjuvant Treatment

原文作者：Tarik Ghadban, MD, Matthias Reeh, MD, Alexandra M. Koenig, PhD, Michael F. Nentwich, MD, Eugen Bellon, MD, Jakob R. Izbicki, PhD, Yogesh K. Vashist, PhD, and Asad Kutup, PhD

Department of General, Visceral and Thoracic Surgery, University; Medical Center Hamburg-Eppendorf, Hamburg, Germany

Reprints: Asad Kutup, PhD, Department of General, Visceral and Thoracic Surgery, University Medical Center Hamburg-Eppendorf, Martinistrasse 52, 20246 Hamburg, Germany. E-mail: a.kutup@uke.de.

刊载信息：Ann Surg, 2017,266(6):988–994.

1　背景

外科完整切除是可切除食管癌的最佳治疗方法，切除食管癌标本上下切缘肿瘤浸润是患者术后预后不佳和肿瘤复发的重要因素，但切除食管癌CRM浸润状态与患者术后生存和局部复发的关系尚不明确，现有发表的研究结果存在较大争议。本研究重点关注CRM肿瘤浸润状态与术后长期生存及复发之间的关系。

2　方法

对1992—2013年，病理证实T3分期，行经胸根治性食管癌切除+二野淋巴结清扫或经膈食管切除术，上下切缘阴性且未行新辅助治疗的180例食管癌患者纳入研究，手术标本CRM判定依照美国病理医师协会（CAP）和英国皇家病理学会（RCP）标准分别评判并行生存分析。

3　结果

137例患者行经胸食管癌切除，43例患者行经膈肌食管癌切除术。依照RCP标准分组，76例（42.4%）CRM阳性，104例（57.8%）CRM阴性，CRM阴性和CRM阳性患者的中位生存时间分别为16.7个月和16.4个月（HR 1.08，*P*=0.655）；以N0~3行亚组分析CRM与生存时间关系，各组生存时间差异无统计学意义；53例（29.4%）局部复发（CRM阳性22例，CRM阴性31例），82例（45.6%）远处转移（CRM阳性37例，CRM阴

性45例），两组局部复发和远处转移差异无显著性（CRM+/CRM−：*P*=0.900和*P*=0.471）。

依照CAP标准分组，44例（24.4%）CRM阳性，136例（75.6%）CRM阴性，CRM阴性和CRM阳性患者的中位生存时间分别为17.3个月和13.2个月（HR 1.22，*P*=0.317）；以N0~3行亚组分析分析CRM与生存时间关系，只有T3N3分期患者的生存时间与CRM浸润与否相关（CRM− 16.6个月，CRM+ 6.3个月，*P*=0.029）；两组局部复发和远处转移差异无统计学意义（CRM+/CRM−：*P*=0.716/*P*=0.303）。137例经胸食管癌切除术患者CRM的阳性率（28例，20.4%）明显低于经膈食管癌切除术的患者（16例，37.2%）（*P*=0.026）。

无论是依照CAP还是RCP标准判定CRM，CRM浸润状态对患者生存时间、肿瘤局部复发或远处转移的影响差异无统计学意义。129例患者淋巴结阳性（71.7%），多变量分析显示淋巴结阳性是影响预后的独立因素（*P*=0.002）。

4　结论

CRM浸润状态对食管癌患者的生存时间无影响，不增加局部复发和远处转移的风险。基于能降低肿瘤R1切除率，新辅助治疗的价值需要进一步评估。

总结：刘宝兴，郑州大学附属肿瘤医院暨河南省肿瘤医院胸外科；李印，中国医学科学院肿瘤医院胸外科

食管癌手术环周切缘阳性不是术后生存和局部复发的影响因素吗?

这项研究应用英国皇家病理学会（RCP）和美国病理医师学会（CAP）标准，评估"pT3"分期食管癌患者的CRM浸润状态与生存时间、复发转移的关系，结果显示CRM浸润状态对食管癌患者术后生存无影响，不增加局部复发和远处转移的风险，仅在CAP标准T3N3分期患者中发现CRM浸润状态是预后不佳的影响因子。这一结论与多数临床工作者的"通常认知"相悖，也与部分研究报道的结果相矛盾[1-5]。同样的关注T3分期食管癌患者CRM浸润状态与预后关系的研究类似，结果显示CRM浸润状态（CAP标准）是食管癌根治术后生存的独立预后因素，与这项研究的结果不一致[5-6]。近期Meta分析结果倾向于认为CRM对未行新辅助治疗的患者CRM浸润状态与术后生存及复发无关，而行新辅助治疗的患者CRM阳性是患者预后不良的独立影响因素[3,7]。

造成CRM研究结果不一致的原因可能是多方面的。

（1）CRM的判断标准不一致。CAP和RCP标准各有优缺点，目前倾向于认为CAP标准预后分层风险关系更好，有学者建议结合两种标准CRM分环周切缘处（R1直接）、距离环周切缘1 mm以内（R1临近）、距离环周切缘1 mm以上（R0）三组可提供可靠的预后信息[8]。

（2）既往纳入研究的患者存在着异质性和治疗方式的多样性，如T分期、混杂有新辅助治疗、TNM分期标准不同等[3,9]。理论上CRM阳性只出现在T3及以上分期患者，否则说明手术切除病灶彻底性不够。如欲像结直肠癌CRM那样预测预后和复发，标准化食管癌CRM定义和完善的设计研究是必须条件，同时应尽可能均质化以排除偏倚因素。如标准化的手术方式，只包括T3分期肿瘤的一个组织病理学亚型等，这项研究排除了T分期的偏倚，但两种手术方式的存在仍难以不引起结果的偏倚。

（3）关于CRM的最佳研究对象有待明确。虽然理论上切除范围越广、切除病灶越彻底（如En-bloc切除）则CRM阳性机率越小，但食管解剖上无类似直肠系膜及Denonvillier'S筋膜等明确解剖界限，同时中上段食管毗邻重要器官结构，如气管、主动脉等难以牺牲以整块切除；相对而言，胸下段食管和贲门周围有较充分的脂肪结缔组织间隙，可能更适合术后CRM的研究。

（4）评价食管癌CRM与术后预后及其与淋巴结转移之间的相互关系所涉及的因素是复杂的。从病理学观点看，同时准确地评价淋巴结转移和环周切缘情况似乎是不相容的，尤其是外科医生在术后将淋巴结从解剖切除的食管癌标本上分离下来，有可能使环周切缘的评估失去意义。严格的、均质化的标本制定对CRM浸润状态与预后的影响也至关重要。

由于东西方人群疾病特点不同和食管外膜的非浆膜属性，且食管癌患者多存在营养不良，外膜的厚薄不一可能会对部分T分期的鉴定造成困难，上段食管癌淋巴结清扫范围是否充分等都可能造成结果偏倚，尽管这项研究存在一些缺陷，但是无法否认标签有"只纳入单一T3分期人群、仅行外科切除治疗"的这项研究是一质量较高的临床研究。

这一研究反应了另一个问题，能否依据CRM状态判定是否R0切除，从而指导术后辅助治疗?

现有的CRM研究结果不一致也反映食管癌，尤其是局部晚期食管癌是一种"复杂的疾病"，其预后是由肿瘤的生物学特性为主的多因素决定的。某一单一因素，如CRM浸润状态与"肿瘤大小、肿瘤分级、淋巴结转移等影响预后的重要因素"相比，权重占比可能较低（弱影响因素）。总之临床医生对CRM的研究和理解是有限的，不能因此完全否认CRM对预后和复发存在影响。明确CRM浸润状态对食管癌预后生存和局部复发有无影响有待更多符合"相对均质化的患者群体，均质化手术方式，均质化标本制作"等条件且设计完善的临床研究来证实和验证。

参考文献

[1] Dexter SP, Sue-Ling H, McMahon MJ, et al. Circumferential resection margin involvement: an independent predictor of survival following surgery for oesophageal cancer. Gut, 2001, 48: 667–670.

[2] O'Neill JR, Stephens NA, Save V, et al. Defining a positive circumferential resection margin in oesophageal cancer and its implications for adjuvant treatment. Br J Surg, 2013, 100: 1055–1063.

[3] Wu J, Chen QX, Teng LS, Krasna MJ. Prognostic significance of positive circumferential resection margin in esophageal cancer: a systematic review and meta-analysis. Ann Thorac Surg, 2014, 97: 446–453.

[4] Gilbert S, Martel AB, Seely AJ, et al. Prognostic significance of a positive radial margin after esophageal cancer resection. J Thorac Cardiovasc Surg, 2015, 149: 548–555; discussion 555.

[5] Okada N, Fujii S, Fujita T, et al. The prognostic significance of the positive circumferential resection margin in pathologic T3 squamous cell carcinoma of the esophagus with or without neoadjuvant chemotherapy. Surgery, 2016, 159: 441–450.

[6] Deeter M, Dorer R, Kuppusamy MK, et al. Assessment of criteria and clinical significance of circumferential resection margins in esophageal cancer. Arch Surg, 2009, 144: 618–624.

[7] Khan OA, Cruttenden-Wood D, Toh SK. Is an involved circumferential resection margin following oesphagectomy for cancer an important prognostic indicator? Interact Cardiovasc Thorac Surg, 2010, 11: 645–648.

[8] Wittekind C, Compton C, Quirke P, et al. A uniform residual tumor (R) classification: integration of the R classification and the circumferential margin status. Cancer, 2009, 115: 3483–3488.

[9] Ghadban T, Reeh M, Koenig AM, et al. Prognostic Significant or Not? The Positive Circumferential Resection Margin in Esophageal Cancer: Impact on Local Recurrence and Overall Survival in Patients Without Neoadjuvant Treatment. Ann Surg, 2017, 266: 988–994.

作者：刘宝兴，郑州大学附属肿瘤医院暨河南省肿瘤医院胸外科；李印，中国医学科学院肿瘤医院胸外科

第4节　局部晚期食管鳞癌术前对比术后化放疗的研究

原文标题：Pre- versus postoperative chemoradiotherapy for locally advanced esophageal squamous cell carcinoma

原文作者：Po-Kuei Hsu, MD, PhD, Hui-Shan Chen, PhD, Chia-Chuan Liu, MD, Chien-Sheng Huang, MD,Chih-Cheng Hsieh, MD, Han-Shui Hsu, MD, PhD, and Shiao-Chi Wu, PhD

From the [a]Division of Thoracic Surgery, Department of Surgery, Taipei-Veterans General Hospital and School of Medicine, Yang-Ming University; [b]Institute of Health and Welfare Policy, Yang-Ming University; and [c]Division of Thoracic Surgery, Department of Surgery, Koo Foundation Sun Yat-Sen Cancer Center, Taipei, Taiwan China.

Address for reprints: Po-Kuei Hsu, MD, PhD, Division of Thoracic Surgery, Department of Surgery, Taipei-Veterans General Hospital, No. 201, Sec. 2, Shih-Pai Rd,Taipei, Taiwan, China. Email: hsupokuei@yahoo.com.tw

刊载信息：J Thorac Cardiovasc Surg 2017,154(2):732-740.

1　背景

食管癌在全球癌症相关死亡中排名第七位。其多种方法的联合治疗主要包括化疗、放疗和手术。术前化放疗+手术已被公认为是治疗食管癌的有效策略。另有一些研究显示，食管切除术+术后化放疗的患者亦有生存获益。迄今为止很少有研究关注手术与化放疗的顺序对食管癌预后的影响，研究结果也不尽相同。Hong等研究SEER数据库显示，局部晚期食管癌术前化放疗比术后化放疗有生存优势。另一方面，Lv等前瞻性研究表明，局部晚期食管鳞癌术前与术后化放疗生存获益相似。食管癌手术与化放疗最佳时机及顺序仍存在争议。

2　目的

通过对比食管鳞癌患者术前化放疗+手术与手术+术后化放疗两种治疗模式的疗效，以明确手术与化放疗的顺序对于预后的影响。

3　方法

数据来自于2008—2013年中国台湾癌症登记数据库新诊断的11 607例食管癌患者。临床分期Ⅰ期、Ⅱ期和Ⅲ期的食管癌患者中，1 566例接受术前化放疗，610例接受术后化放疗。排除标准包括：Ⅰ期临床肿瘤（n=284）、临床病理资料不完整（n=63）、复发或生存失访（n=182）。排除不符合标准的，被纳入本项研究有1 647例临床Ⅱ期和Ⅲ期食管癌患者，包括术前放化疗（chemoradiotherapy，CRT）组的1 245例和术后CRT组的402例患者。为了减少非随机设计导致的混杂因素影响，采用倾向评分匹配的方法。首先对于每一位患者的年龄、性别、临床分期、肿瘤部位、分化程度、肿瘤长度采用Logistic回归计算倾向评分。然后使用贪婪匹配算法创建1:1匹配的研究组。匹配后，确定了286对平衡的患者进行结果比较。

4　结果

在匹配的患者中，术前CRT组1年生存率、3年生存率和中位生存期分别为79.3%、44%、26个月（95% CI：18.9~38个月），术后CRT组分别为72.9%、37.9%和23.5个月（95% CI：18.5~29.9个月）（P=0.3152）。1年无病生存率、3年无病生存率和中位无病生存期，术前CRT组为55.7%、38.7%和16.7个月（95% CI：11.9~29.6个月），术后CRT组为45.1%、30.2%和10.4个月（95% CI：7.6~14.0个月）（P=0.0674）。在完全切除的患者中，1年术后复发率在术前CRT和术后CRT组分别为74.8%和67.6%（P=0.2696）。2组之间1年局控率（89.7% *vs.* 85.2%，P=0.1924）和无远处转移率（81.3% *vs.* 77.7%，P=0.2108）无统计学意义。结果显示，以上变量两组患者之间均无统计学意义。倾向评分匹配患者的Cox回归模型，只有临床分期T3/4是总生存的独立预后因素，而治疗模式（术前或术后CRT）对总生存（P=0.258）或无病生存率（P=0.521）不是独立影响因素。

5 结论

局部晚期食管鳞癌术后化放疗与术前化放疗可获得相近的疗效。这两种治疗策略对于生存的影响几乎没有区别。

总结：赵敏、张红斌，河北省胸科医院肿瘤二科

局部晚期食管鳞癌术前与术后化放疗—孰优孰劣

食管癌是发病率较高的恶性肿瘤，手术治疗为其主要治疗方式，根治性切除术后，失败的主要模式为区域性复发和（或）转移，其比例高达40%~60%，单纯手术患者5年生存率为20%~30%[1-2]。局部晚期食管癌预后不良促使人们采取多种策略来改善患者的预后。外科手术、化疗和放疗等多学科联合治疗模式被广泛应用于食管癌的治疗，但是怎样联合才能使患者有生存获益？各种联合模式孰优孰劣呢？

1 术前新辅助化放疗

新辅助化放疗+手术已被公认为是一种有效的联合治疗模式。新辅助治疗有以下优点[3]：①肿瘤血运完整，有利于保持靶病灶局部化疗药物浓度和氧浓度；②患者术前耐受性较好，有利于治疗的实施；③可降低肿瘤病期，提高R0切除率，改善局部控制。另外，术前放疗因为解剖结构清楚，可以准确地勾画靶区，新辅助化放疗能够消除全身微转移，提高病理完全缓解率（pathologic complete response，pCR），pCR是评价食管癌综合治疗最为确切的独立预后因子。pCR患者的术后5年生存率可以提高到40%~60%[4-6]。但是新辅助治疗往往不能准确地评估疾病分期，可能会造成患者的过度治疗；可能会增加围手术期的并发症和病死率；可能会增加手术的难度；有些患者在新辅助治疗过程中，病情进展而不能手术，进而错失手术机会。新辅助治疗有优点也有缺陷，但是联合治疗模式仍然被证实对于局部晚期食管癌患者是有生存获益的。

CROSS研究[7]奠定了新辅助化放疗+手术作为可切除的局部晚期食管癌或食管和胃交界癌的标准方法。作为随机临床对照试验共入组368例可切除的局部晚期食管癌或食管和胃交界癌患者（T1N1或T2-3N0-1，UICC第六版），紫杉醇/铂类同期化放疗+手术比较单纯手术能够明显延长生存期（48.6个月 vs. 24.0个月，P=0.003），5年生存率提高了13%（47% vs. 34%）。CROSS研究中有75%的食管腺癌患者，这与西方的食管癌流行病学趋势有关，而包括我国在内的亚洲国家以食管鳞癌高发，西方国家以腺癌为主的研究是否适用于食管鳞癌患者？2016年ESMO大会傅剑华等报道新辅助化放疗+手术与单纯手术治疗局部晚期食管鳞癌的多中心随机对照Ⅲ期临床实验（NEOCRTEC5010），应用长春瑞滨+顺铂化疗方案，2007年7月—2014年12月，共入组451例患者，术前化放疗组的R0切除率高于单纯手术组（98.4% vs. 91.2%，P=0.002），病理完全缓解率为43.2%。术前化放疗组3年生存率高于单纯手术组[69.6% vs. 62.4%；HR 0.71（95% CI：0.52~0.98）；P=0.035]。结果证实，术前化放疗+手术可延长局部晚期食管鳞癌患者的总生存期。但是安全性仍然是是影响和评价新辅助治疗效果的关键因素。CROSS研究[7]显示新辅助化放疗的不良反应尚在可接受的范围内；NEOCRTEC5010数据，两组患者在围手术期的并发症，不论是肺部感染、吻合口瘘，还是其他的肺部并发症，并无太大差别。唯一较大差别的是心律失常，术前化放疗组的心律失常发生率明显高于单纯手术组，出现Ⅲ~Ⅳ度骨髓抑制的比例超过40%，故我们应该充分重视术前化放疗的毒性对患者的影响。

2 术后辅助化放疗

手术加辅助治疗是另一种多学科治疗方法。术后化放疗可以依据准确的病理分期，从而避免过度治疗，还可以参考术后病理选择合适的患者行辅助化放疗，另外围手术期并发症和病死率明显低于新辅助化放疗。克利夫兰[8]进行的Ⅱ期临床研究显示，对于预后不良的食管癌或食管和胃交界癌患者辅助化放疗的毒性可接受，对于临床分期低估或局部晚期可切除患者可能有显著的优势。虽然其疗效尚未在一项随机对照临床试验中证实，一些回顾性研究表明，食管癌预后差的患者辅助化放疗可以延长总生存率和无复发生存率。例如，陈等[9]报道，对于胸段食管鳞癌，术后病理淋巴结转移，采用紫杉醇+顺铂化疗方案联合放疗（50 Gy）行辅助化放疗，对比单纯的术后放疗，可有效提高患者的5年总生存率（47.4% vs. 38.6%，P=0.030），降低复发。但是轻度和严重的早期毒性反应，包括中性粒细胞减少、放射性食管炎和胃肠道反应，在CRT组明显多于放疗（radiation therapy，RT）组（P<0.05）。王等[10]从2008年—2009年，纳入90例手术后病理证实淋巴结结外侵犯的食管鳞癌患者。在这些患者中，47例单纯手术；43例术后化放疗，方案为5-氟尿嘧啶+顺铂方案联合50 Gy放疗，T3/4肿瘤更多（P=0.023），术后辅助CRT对比单纯手术显著改善总生存率（P=0.017）和无进展生存期（P=0.002）。在多变量分析中，辅助CRT被确定为一个独立的预后因素（HR =0.494，95% CI：0.290~0.844，P=0.010）。两组间远处转移率差异无统计学意义（P=0.755）。研究结果表明，术后辅助化放疗对于有选择的淋巴结外受侵的患者有生存获益，为了进一步验证这些结果，一个大样本前瞻性研究是必要的。Hsu等[11]对290例食管鳞癌术后患者进行分析，其中104例患者接受术后放化疗，186例接受单纯手术（S），倾向评分匹配后有56对患者进行了平衡配对，该研究结果表明N0期患者接受单纯手术和术后放化疗患者的总生存率及疾病无进展生存率差异无统计学意义。N+患者中位OS（31.0个月 vs. 16.0个月）和3年生存率（45.8% vs. 14.1%）术后放化疗组高于手术组，配比平衡的56对患者，N+的患者有生存获益（CRT vs. S组：中位OS 29.0个月 vs. 16.0个月，3年生存率48.6% vs. 16.8%；P=0.003）。但是，术后化放疗也面临许多值得注意的事项：①食管癌手术创伤很大，患者需要很长的时间来恢复，患者的一般情况、耐受程度、接受度以及治疗的不良反应都使辅助化放疗的应用受到限制；②手术后局部血运遭到破坏，减低化放疗的疗效；③解剖结构的改变不利于放疗靶区的确定；④术后化放疗的疗效评价困难；⑤胸腔胃限制了放疗的剂量及计划的实施，并且增加放疗的不良反应；⑥需要进一步确定术后化放疗的受益人群。

3　食管癌手术和化放疗的顺序

迄今为止很少有研究关注手术与化放疗的顺序对于预后的影响，没有食管癌术前化放疗与术后化放疗的随机对照试验，一些研究结果也不尽相同。Hong等[12]利用SEER-Medicare数据库比较术前与术后化放疗对非转移性（T3+或N+）食管癌（116例腺癌，50例鳞癌）预后的影响。多变量分析包括年龄、婚姻状况和组织病理学，结果显示术前化放疗总生存优于术后化放疗（HR 1.63；P=0.03）。另一方面，LV等[13]的前瞻性研究显示不同的结果，Ⅱ、Ⅲ期食管鳞癌患者术前和术后化放疗组的5年生存率分别为43.5%和42.3%，5年无进展生存率分别为37.5%和37.2%，表明术前和术后化放疗组生存率无显著差异。中国目前正在开展相关研究（ZTOG1201）。一个多中心Ⅱ期临床试验，应用新辅助和辅助化放疗治疗局部晚期食管癌（NCT01463501），化疗方案为紫杉醇+卡铂，放疗剂量为50.4 Gy/28 F。对于食管癌的手术和化放疗最佳时机及顺序仍存在争议，进一步研究局部晚期食管癌患者的多学科模式是必要的。

4　Hsu等的研究

鉴于以上食管鳞癌联合治疗的研究进展，作者通过对比食管鳞癌患者术前化放疗+手术与手术+术后化放疗两种治疗措施的疗效，以明确手术与化放疗的顺序对于预后的影响。患者数据来自中国台湾癌症登记数据库，该数据库是一个以全台湾人口为基础的数据库，获得1 647例临床Ⅱ、Ⅲ期食管鳞癌患者的资料，其中1 245例接受术前化放疗+手术（术前化放疗组）和402例接受手术+术后化放疗（术后化放疗组）。应用倾向评分匹配减少非随机设计导致的混杂因素的影响[14]。首先，为每一位患者的年龄、性别、临床分期、肿瘤部位、分化程度、肿瘤长度采用Logistic回归计算倾向评分。然后使用匹配算法创建1:1匹配的研究组。丢失的数据被合并为缺少的值变量，没有任何类型的插补。匹配后，确定了286对平衡的患者并进行结果比较。接受术前化放疗的患者在临床Ⅲ期里T分期更晚（更多的cT3/4），肿瘤长度较大，在匹配的患者中，两组患者之间生存均无显著差异。倾向评分匹配患者的Cox回归模型，只有cT3/4是总生存的独立预后因素，而治疗模式（术前或术后CRT）对OS（$P=0.258$）或无病生存率（$P=0.521$）不是显著影响因子。术前化放疗组的pCR为28.6%，但在CROSS研究中，鳞癌（49%）明显高于腺癌（23%）[7]，NEOCRTEC5010研究显示，食管鳞癌pCR为43.2%，低pCR是否会造成结果的偏差？另外是否与应用的化疗方案不同有关？最近的一项系统综述和Meta分析表明，对于局部晚期食管癌，尤其是鳞癌术前化放疗选择紫杉醇+铂类方案比铂类+5-氟尿嘧啶方案疗效更好[15]。

虽然研究试图找到一个倾向评分匹配方法来平衡患者分组，可能还有隐藏的不可测量的因素影响治疗方案的选择和生存。例如，外科医生的临床选择，手术的范围和治疗方案的选择主要取决于外科医生或机构的偏好。外科医生可能拒绝对术前化放疗的患者中有并发症或临床反应不佳者手术，只选择反应良好者行手术切除。同样的，辅助化放疗的指征不是随机的。在中国台湾一些医院推荐有病理预后不良因素的患者应用辅助化放疗，有的坚持NCCN指南只要没有残余肿瘤密切随访即可[16]。这些都难免会造成选择偏倚，我们不能精确地评估这些和其他可能的偏差，从而影响对研究的结果判断。该研究没有包括那些术前化放疗或手术后未能生存的患者和不能完成治疗的患者，这违反了意向治疗原则。此外，缺乏在分期检查、化放疗方案、放疗靶区的确定、危及器官的剂量限值、采用的放疗技术、手术技术、手术并发症，以及后续治疗的详细信息。在不同的医院接受术前化放疗+食管切除术的患者，某些治疗前因素（如肿瘤长度、位置和分化）未精确记录。Buckstein等[17]采用美国NCDB探讨新辅助CRT放疗剂与生存的关系。选取局部晚期食管腺癌和鳞癌接受新辅助化放疗+手术的患者，放疗剂量40~54 Gy。按放射剂量水平分层时OS无显著差异（$P=0.48$）。食管癌新辅助放疗剂量与该数据库中OS的差异无关。多因素分析发现，私立/政府保险、高等教育、较高中等收入和学术中心的治疗与改善OS相关。年龄、男性、Charlson Deyo合并症评分、分期、肿瘤分级、在南方治疗均与较差的OS相关。而Hsu的研究中缺乏患者合并症的信息，这在回顾性研究中经常被用于倾向匹配，尤其是在决定是否使用额外治疗时起关键作用。

研究结果没有发现Ⅱ/Ⅲ期食管鳞癌术前化放疗与术后化放疗两组之间总生存率和无病生存率有差异。作者对于局部晚期食管鳞癌术前与术后放化疗孰优孰劣做了一个初步的探索，需要随机对照试验做进一步的验证。此研究引发了我们许多思考：①怎样才能既保证术前化放疗的疗效，又降低其毒性？这还需要作出许多努力来探寻疗效最好、毒性最小的方案或者临床试验，找出最佳的术前放疗模式和化疗模式，以指导临床实践。②虽然原发肿瘤和切除的淋巴结组织的病理缓解情况是评估新辅助化放疗反应敏感性的金标准。但是仍需寻找敏感性的分子生物学指标物，如具有代表性、但是还没有应用于临床的p53基因等[18-19]，再加分子影像学，从而实现患者的个体化治疗。③食管鳞癌化放疗达到完全临床缓解后，手术的作用仍存在争议。④术后放化疗患者适应证的选择，哪些患者可以从辅助治疗中获益，应该采取的最佳的放化疗的模式。

综上所述，术前和术后放化疗的争议其实是治疗疗效的最大化和治疗毒性最小化的权衡，从现有的技术水平出发，不断权衡患者的一般情况和耐受力，结合循证医学证据，给予患者个体化最适合的治疗。

参考文献

[1] Zhang WC，Xiao ZF. Postoperative prophylactic radiotherapy for esophageal cancer——Postoperative radiotherapy and postoperative failure mode(Second). Chinese Journal of Radiation Oncology，2011，20：148-151.

[2] Chen G，Wang Z，Liu XY，et al. Recurrence Patterns of Esophageal Cancer after Ivor-Lewis Esophagectomy——a Report of 196 Cases [J]. Chinese Journal of Cancer，2006，25：96-99.

[3] Sutton P，Clark P. Neo-adjuvant treatment for oesophageal cancer. GI Cancer，2000，3：231-238.

[4] Berger AC，Farma J，Scoot WJ，et al. Complete response to neoadjuvant chemoradiotherapy in esophageal carcinoma is associated with significantly improved survival. J Clin Oncol，2005，23：4330-4337.

[5] Forastiere AA，Orringer MB，Perez-Tamayo C，et al. Preoperative chemoradiation followed by transhiatal esophagectomy for carcinoma of the esophagus：final report. J Clin Oncol，1993，11：1118-1123.

[6] Vallböhmer D，Hölscher AH，Demeester S，et al. A multicenter study of survival after neoadjuvant radiotherapy/chemotherapy and esophagcctomy for ypT0N0M0R0 esophageal cancer . Ann Surg，2010，252：744-749.

[7] Van Hagen P，Hulshof MC，van Lanschot JJ，et al. Preoperative

chemoradiotherapy for esophageal or junctional Cancer. N Engl J Med, 2012, 366: 2074–2084.

[8]　Adelstein, D. J., Rice, T. W. & Rybicki, L. A. et al. Mature results from a phase II trial of postoperative concurrent chemoradiotherapy for poor prognosis cancer of the esophagus and gastroesophageal junction. J Thorac Oncol, 2009, 4: 1264–1269.

[9]　Chen J, Pan J, Liu J, et al. Postoperative radiation therapy with or without concurrent chemotherapy for node-positive thoracic esophageal squamous cell carcinoma. Int J Radiat Oncol Biol Phys, 2013, 86: 671–677.

[10]　Wang, ZW, Luan, ZP, Zhang W, et al. Postoperative chemoradiotherapy improves survival in esophageal squamous cell cancer with extracapsular lymph node extension. Neoplasma, 2014, 61: 732–738.

[11]　Hsu PK, Huang CS, Wang BY.et al.Survival benefits of postoperative chemoradiation for lymph node-positive esophageal squamous cell carcinoma.Ann Thorac Surg, 2014, 97: 1734–1741.

[12]　Hong JC, Murphy JD, Wang SJ, Koong AC, Chang DT.Chemoradiotherapy before and after surgery for locally advanced esophageal cancer: a SEER-Medicare analysis. Ann Surg Oncol, 2013, 20: 3999–4007.

[13]　Lv J, Cao XF, Zhu B, Tao L, Wang DD. Long-term efficacy of perioperative che-moradiotherapy on esophageal squamous cell carcinoma. World J Gastroenterol, 2010, 16: 1649–1654.

[14]　Winger DG, Nason KS. Propensity-score analysis in thoracic surgery: When, why, and an introduction to how. J Thorac Cardiovasc Surg, 2016, 151: 1484–1487.

[15]　Huang TC, Hsu CH, Lin CC, Tu YK. Systematic review and network meta-analysis: neoadjuvant chemoradiotherapy for locoregional esophageal cancer. Jpn J Clin Oncol, 2015, 45: 1023–1028.

[16]　National Comprehensive Cancer Network. Esophageal cancer clinical practice guidelines in oncology. Available online: www.nccn.org. Access date Apr 29, 2017.

[17]　Buckstein M, Rhome R, Ru M, et al. Neoadjuvant chemoradiation radiation dose levels for surgically resectable esophageal cancer: predictors of use and outcomes. Dis Esophagus, 2017. [Epub ahead of print]

[18]　Wang XL, Zhang CM, Shi LY, et al. Significance of p53 gene mutation and p53 protein expression abnormality on the prognosis of esophageal cancer: a meta-analysis study. Zhonghua Liu Xing Bing Xue Za Zhi, 2004, 25: 769–774.

[19]　Okumura H, Uchikado Y, Setoyama T, et al. Biomarkers for predicting the response of esophageal squamous cell carcinoma to neoadjuvant chemoradiation therapy. Surg Today, 2014, 44: 421–428.

作者：赵敏、张红斌，河北省胸科医院肿瘤二科

第5节　一项比较围术期化疗与新辅助放化疗在食管和胃食管交界腺癌中的疗效、安全性的倾向评分匹配研究

原文标题：Perioperative chemotherapy versus neoadjuvant chemoradiotherapy for esophageal or GEJ adenocarcinoma: A propensity score-matched analysis comparing toxicity, pathologic outcome, and survival

原文作者：Lucas Goense MD[1,2], Pieter C. van der Sluis MD[1], Peter S. N. van Rossum MD, PhD[1,2], Sylvia van der Horst MSc[1], Gert J. Meijer PhD[2], Nadia Haj Mohammad MD, PhD[3], Marco van Vulpen MD, PhD[2], Stella Mook MD, PhD[2], Jelle P. Ruurda MD, PhD[1], Richard van Hillegersberg MD, PhD[1]

[1]Department of Surgery, University Medical Center, Utrecht, The Netherlands; [2]Department of Radiation Oncology, University Medical Center, Utrecht, The Netherlands; [3]Department of Medical Oncology, University Medical Center, Utrecht, The Netherlands

刊载信息：J Surg Oncol 2017,115(7):812-820.

1　研究背景

对于可切除的食管和胃食管交界腺癌，选择围术期化疗或新辅助放化疗，仍有争议。

2　目的

本研究旨在探讨对于可切除的食管和胃食管交界腺癌患者，比较围术期化疗与新辅助放化疗的毒性、病理反应与生存情况。

3　方法

本研究是一项回顾性的倾向评分匹配研究，纳入荷兰乌特勒支大学医院连续收治的食管和胃食管交界腺癌患者，筛选后分组为围术期化疗并手术组（pCT组）与术前放化疗并手术组（nCRT组），pCT组的患者的化疗方案为表阿霉素+顺铂+卡培他滨，nCRT组的化疗方案为紫杉醇+卡铂，放疗总剂量为41.4 Gy。

4　结果

从2006年10月—2015年9月，193例符合标准的患者当中，通过倾向评分配对出两组各86例患者。结果显示，3度以上血栓事件仅发生在pCT组（19% *vs.* 0%，$P<0.001$），而nCRT组的3度以上白细胞减少发生率高于pCT组（14% *vs.* 4%，$P=0.015$）。两组的术后并发症发生率与围术期病死率无明显差异。nCRT组的病理完全缓解率高于pCT组（18% *vs.* 11%，$P<0.001$），但两组

的R0切除率接近（95% *vs.* 89%，$P=0.149$）。两组的3年无进展生存（pCT *vs.* nCRT：46% *vs.* 55%，$P=0.344$）与总生存（49% *vs.* 50%，$P=0.934$）差异无统计学意义。nCRT组的3年局部复发率低于pCT组（19% *vs.* 37%，$P=0.024$）。

5　讨论精简

本研究中，在食管和胃食管交界腺癌的患者中，术前放化疗并没有比围术期化疗取得更高的根治性切除率、无进展生存期以及总生存期。然而，术前放化疗提高了病理完全缓解率，并使肿瘤降期，这些可能转化为局部肿瘤复发风险的降低。

本研究中术前放化疗可以提高病理完全缓解率，但这一点，并不能转化为总生存的延长，这与既往的一些研究结果相符[1-2]。这可能是由于，大部分局部晚期食管和胃食管交界腺癌患者在治疗时，已存在远处微转移。这些微转移病灶可能需要适当的辅助治疗手段来加以治疗。最近的一项回顾性研究结果也提示，对于新辅助治疗后术后仍存在阳性淋巴结的患者，术后辅助化疗可能延长其生存[3]。目前，已有正在进行的研究[4-5]，探讨新型的辅助治疗药物对减少远处复发的作用。

6　结论

本研究结果提示，在局部晚期食管和胃食管交界

腺癌患者中，对比围术期化疗，术前放化疗可以取得更高的病理完全缓解率与更低的局部复发风险，但并没有延长总生存。

参考文献

[1] Burmeister BH，Thomas JM，Burmeister EA，et al. Is concurrent radiation therapy required in patients receiving preoperative chemotherapy for adenocarcinoma of the oesophagus? A randomised phase II trial. Eur J Cancer，2011，47：354–360.

[2] Klevebro F，Alexandersson von Dobeln G，Wang N，et al. A randomized clinical trial of neoadjuvant chemotherapy versus neoadjuvant chemoradiotherapy for cancer of the oesophagus or gastro-oesophageal junction. Ann Oncol，2016，27：660–667.

[3] Burt BM，Groth SS，Sada YH，et al. Utility of adjuvant chemotherapy after neoadjuvant chemoradiation and esophagectomy for esophageal cancer. Ann Surg，2017，266：297.

[4] Academic and community cancer research united. randomized phase II double blind study of adjuvant regorafenib vs placebo in patients with node positive esophageal cancer that completed pre-operative therapy. in：ClinicalTrials.gov [internet]. bethesda (MD)：National library of medicine (US). 2000—[cited 2016 december 21]. Available online：Https：//clinicaltrials.gov/ct2/show/NCT02234180. NLM identifier：NCT02234180

[5] Bristol-myers squibb. A randomized，multicenter，double blind，phase III study of adjuvant nivolumab or placebo in subjects with resected esophageal，or gastroesophageal junction cancer. in：ClinicalTrials.gov [internet]. bethesda (MD)：National library of medicine (US). 2000—[cited 2016 december 21]. available online：Https：//clinicaltrials.gov/ct2/show/NCT02743494. NLM identifier：NCT02743494

总结：杨弘，中山大学附属肿瘤医院胸外科

[点 评]

食管和胃食管交界腺癌的围术期化疗对比新辅助放化疗

这个研究针对的是食管或胃食管交界腺癌（Adenocarcinoma of the oesophagus and the oesophagastric junction，AEG），其综合治疗也是我们国内同行比较少关注的。在欧美国家，食管和胃食管交界癌的病理类型以腺癌为主。对于局部晚期（T3-4a，N0，M0或T1b-4a，N1-3，M0）的患者，欧美的治疗指引均推荐新辅助治疗联合手术。围术期化疗与新辅助放化疗均有研究数据支持优于单纯手术。英国的MAGIC研究是第一项针对可切除胃、食管腺癌围术期化疗的Ⅲ期临床试验，503例患者（其中26%为下段食管和AEG，74%为胃癌）被随机分为围术期化疗组与单纯手术组，围术期化疗组患者术前与术后均接受三个疗程的ECF方案（表柔比星、顺铂和氟尿嘧啶）化疗，结果显示，围术期化疗组的总生存优于单纯手术组（HR 0.75；95% CI：0.60~0.93；P=0.009）[1]。荷兰的CROSS研究是对比术前放化疗并手术与单纯手术治疗食管和胃食管交界癌的Ⅲ期随机对照研究，该项目共随机入组368例患者，术前放化疗组采用泰素+卡铂每周方案化疗，同期放疗，总剂量41.4 Gy[2]。该研究结果显示，术前放化疗组的总生存优于单纯手术组（HR 0.68；95% CI：0.53~0.88；P=0.003）。这两项研究的治疗方案也是目前食管和胃食管交界腺癌治疗的主流方案，但两者孰优孰劣，尚无定论。爱尔兰2013年启动了Ⅲ期临床试验ICORG 10-14（Neo-AEGIS），比较围术期化疗与新辅助放化疗对AEG的疗效，预计5年入组594例患者，目前尚未对外报道结果。在这样的背景下，该研究者采用倾向评分配对分析，来比较两种方案的毒性、病理完全缓解率与疗效[3]。该研究利用性别、年龄、BMI指数、分期、手术方式、PS评分、合并症等因素进行倾向值匹配，筛选出86对患者并进行对比。结果显示，对比围术期化疗，术前放化疗可以提高病理完全缓解率，降低局部肿瘤复发风险，但并未延长总生存。

既往有3项前瞻性随机对照的临床试验，对比术前化疗与术前放化疗。Stahl等[4]的Ⅲ期临床试验入组了119例AEG患者，随机分为术前化疗组（nCT组）与术前放化疗组（nCRT组），nCT组化疗方案为5-氟尿嘧啶+顺铂+甲酰四氢叶酸，nCRT组化疗方案为5-氟尿嘧啶+顺铂+甲酰四氢叶酸，放疗总剂量为30Gy。结果显示，nCRT组的病理完全缓解率高于nCT组（16% vs. 2%，P=0.03）。关于总生存，对比nCT组，nCRT组有延长的趋势，但差异没有统计学意义，nCRT组与nCT组的3年生存率分别为（48% vs. 28%，P=0.07）。该研究的入组例数远低于预计人数，统计学效能不足，但所采用的化疗方案pCR率较低，也可能导致nCT组的预后差。Burmeister等[5]的Ⅱ期临床试验，入组了75例AEG患者，随机分为nCT组与nCRT组，nCT组化疗方案为5-氟尿嘧啶+顺铂，nCRT组化疗方案为5-氟尿嘧啶+顺铂，放疗总剂量为35 Gy。结果显示，对比nCT组，nCRT组提高了病理完全缓解率（13% vs. 0%）与R0切除率（100% vs. 89%），由于样本量小，总生存两组差异没有统计学意义。Klevebro等[6]的Ⅱ期临床试验，入组了181例患者，其中AEG为131例（72%），鳞癌为50例（28%），随机分为nCT组与nCRT组，nCT组化疗方案为5-氟尿嘧啶+顺铂，nCRT组化疗方案为5-氟尿嘧啶+顺铂，放疗总剂量为40 Gy。结果显示，对比nCT组，nCRT组提高了病理完全缓解率（28% vs. 9%，P=0.002）与R0切除率（87% vs. 74%，P=0.04），由于纳入了鳞癌患者，该研究取得较高的pCR率，该研究亚组分析显示，鳞癌患者的nCRT组的R0切除率高于nCT组（96% vs. 76%，P=0.04），而且总生存也有延长的趋势。而AEG患者的两组间，R0切除率与总生存都没有差异。由此提示，AEG的放化疗敏感性比较弱，这也与既往的研究相符。但这3项研究中的术前化疗与围术期化疗还是有区别的，缺少了术后辅助化疗，其治疗强度受到弱化。

Samson等[7]利用美国NCDB进行了一项回顾性分析研究，筛选出来自2006年—2012年的7 338例接受新辅助治疗的食管癌或AEG患者，其中AEG为5 399例（72%），鳞癌为1 319例（18%），nCT组为916例（13%）与nCRT组为6 422例（87%）。两组比较的结果显示，近年来，美国的大部分医生更推崇运用术前放化疗治疗食管癌或AEG患者，nCRT治疗的患者增速远高于nCT。nCRT组的病理完全缓解率高于nCT组(17.2% vs. 6.4%，$P<0.001$)，取得pCR的患者中位生存期也明显优于非pCR患者[（59.5±4.0）个月 vs.（30.1±0.76）个月，$P<0.001$]。然而，新辅助治疗的种类并不是影响总生存的独立预后因子(HR 1.12，95% CI：0.97~1.30，$P=0.12$)。得出的结论与Goense等的研究一致。综上所述，目前确实没有明确证据表明，对于局部晚期AEG患者，术前放化疗与围术期化疗的预后有差异。这可能与以下因素有关：①AEG的放化疗敏感性较弱，虽然nCRT可以提高pCR率，但一般仍为20%左右，明显低于鳞癌的35%~45%，与nCT之间的pCR差异不足以影响到总人群的预后，这是很重要的因素。②术前放化疗的毒性导致围术期病死率增高，Klevebro等[6]的研究中，nCRT组的术后90 d病死率几乎是nCT组的3倍(8% vs. 2%，$P=0.28$)，这可能抵消了nCRT的生存获益，但Samson等[7]与Goense等的研究中，两组的围术期病死率差异不大；③AEG患者可能比较容易出现远处微转移，因此，术后辅助化疗的作用可能更为重要，而术前放化疗的患者由于毒性的原因，术后难以耐受进一步术后化疗，围术期化疗在这方面更具优势。当然，术前放化疗与围术期化疗的比较尚未分晓，Neo-AEGIS的结果十分令人期待。

这篇文献能让我们了解欧美AEG综合治疗的发展脉络。对于中国，AEG的综合治疗理念有待重视，毕竟无论术前放化疗或围术期化疗的治疗模式，都要优于单纯手术，AEG综合治疗团队的建设亟待加强。就目前的现状，术前放化疗或围术期化疗都是可取的，各中心可以根据自己的实际情况，兼容并蓄，洋为中用。

参考文献

[1] Cunningham D，Allum WH，Stenning SP，et al. Perioperative chemotherapy versus surgery alone for resectable gastroesophageal cancer. N Engl J Med，2006，355：11-20.

[2] van Hagen P，Hulshof MC，van Lanschot JJ，et al. Preoperative chemoradiotherapy for esophageal or junctional cancer. N Engl J Med，2012，366：2074–2084.

[3] JV Reynolds，SR Preston，B O'Neill，et al. ICORG 10-14：NEOadjuvant trial in Adenocarcinoma of the oEsophagus and oesophagoGastric junction International Study (Neo-AEGIS). BMC Cancer，2017，17：401.

[4] Stahl M，Walz MK，Stuschke M，et al. Phase III comparison of preoperative chemotherapy compared with chemoradiotherapy in patients with locally advanced adenocarcinoma of the esophagogastric junction. J Clin Oncol，2009，27：851–856.

[5] Burmeister BH，Thomas JM，Burmeister EA，et al. Is concurrent radiation therapy required in patients receiving preoperative chemotherapy for adenocarcinoma of the oesophagus? A randomised phase II trial. Eur J Cancer ，2011，47：354–360.

[6] Klevebro F，Alexandersson von Dobeln G，Wang N，et al. A randomized clinical trial of neoadjuvant chemotherapy versus neoadjuvant chemoradiotherapy for cancer of the oesophagus or gastro-oesophageal junction. Ann Oncol，2016，27：660–667.

[7] Samson P，Robinson C，Bradley J，et al. Neoadjuvant Chemotherapy versus Chemoradiation Prior to Esophagectomy：Impact on Rate of Complete Pathologic Response and Survival in Esophageal Cancer Patients. J Thorac Oncol，2016，11：2227-2237.

作者：杨弘，中山大学附属肿瘤医院胸外科

第6节　诱导治疗改善cT3N0食管癌患者的生存——中国台湾癌症数据库分析

原文标题：Induction therapy before surgery improves survival in patients with clinical T3N0 esophageal cancer

原文作者：Y.-K. Chao[1], H.-Y. Ku[2], C.-Y. Chen[3], T.-W. Liu[2]

[1]Division of Thoracic Surgery, Chang Gung Memorial Hospital-Linko, Chang Gung University, Taoyuan; [2]Institute of Cancer Research, Health Research Institute, Miaoli; [3]Institute of Medicine, Chung Shan Medical University, Division of Thoracic Surgery, Chung Shan Medical University Hospital, Taichung, Taiwan, China

刊载信息：Dis Esophagus 2017,30(12):1-7.

1　研究背景

在可切除特别是临床诊断为淋巴结阴性的食管癌患者中，是否应用诱导治疗（Induction Therapy，IT）仍有争议。

2　目的

本研究旨在探讨对于临床分期T3N0M0的患者，诱导治疗对比直接手术（Upfront Surgery，US）是否有生存方面的差异。

3　方法

收集中国台湾地区癌症登记数据库2008年—2013年接受US或IT（新辅助放化疗）的cT3N0M0食管癌患者临床资料。多变量Cox回归行生存分析OS，DFS。

4　结果

全数据库共11 752例食管癌，cT3N0期762例（6.5%），其中720（94.5%）例是鳞癌。纳入患者中，IT组135例，US组237例。在US组，以术后病理分期为准，47.9%的患者分期准确，8.97%的患者临床分期被高估（pT1-2N0），43.1%的患者临床分期偏低（pT4N0或pTanyN1-3）。临床分期偏低的患者中，92.1%术后淋巴结阳性。在IT组，28例（20.74%）患者在诱导治疗后未接受手术。与直接手术组相比，诱导治疗组的R0切除率和术后病理淋巴结转移率更低，但意外的是术中诊断M1增加（$P<0.05$）。IT组的5年OS优于US组（42% *vs.* 33%，$P=0.032$）。IT组的5年DFS优于US组（37% *vs.* 29%，$P=0.009$）。实际分期偏高而临床分期偏低组，诱导治疗较直接手术组可以改善OS。单因素分析显示，直接手术、非R0切除和病理淋巴结阳性是不利于生存的风险因素。多因素分析显示直接手术（HR：1.42，$P=0.03$）和非R0切除（HR：1.58，$P=0.03$）是不利于生存的独立风险因素。

5　讨论精简

本研究结果支持诱导治疗在改善cT3N0M0食管癌患者OS和DFS中的应用。虽然应该期待开展相关前瞻性研究，但由于cT3N0患者相对较少，故开展相关研究极具挑战性。与以往文献报道的cT2N0患者类似，本研究中cT3N0的诊断分期准确率仅有47.9%。在分期错误的患者中，43.17%是由于临床分期偏低。需要着重指出的是，分期被低估的患者，92.1%是由于术后病理淋巴结转为阳性。这部分患者其实更被期待做诱导治疗。虽然诱导治疗组与分期准确US组（或者临床分期被高估组）相比，未见明显生存获益。但在全部cT3N0患者中应用了诱导治疗也并未见到明显负面作用。

6　本研究的局限性

首先，中国台湾地区数据库不含有患者合并症和机体功能状态。第二，我们无法得知患者行诱导治疗的动机和部分患者诱导治疗后为何不行手术。第三，入组患者的分期手段和方式多样，我们不能排除分期诊断的不准确性。第四，放疗剂量不尽相同，化疗方案不可知。因此，诱导治疗组患者具有较大异质性。第五，本研究入组患者绝大多数为鳞癌，故腺癌患者可能并不适用本研究结论。因此，还需要医生扩大样本量并在不同种族人群中进一步研究。

7　结论

本研究发现，在直接接受手术的cT3N0食管癌患者中，43.17%的患者临床分期偏低。

诱导治疗能够显著改善cT3N0食管鳞癌患者的OS和DFS。

总结：秦建军，中国医学科学院肿瘤医院胸外科；
　　　王军，河北医科大学第四医院放疗科

[点 评]

cT3N0食管癌诱导治疗的价值

一直以来外科手术在获得局部控制中扮有重要角色，并且为局限性和局部进展期食管癌患者提供治愈机会。

基于JCOG9907的研究结果，在日本新辅助化疗成为Ⅱ期和Ⅲ期胸段食管鳞癌的标准治疗。在亚组分析中，cT1+cT2期新辅助化疗疗效优于辅助化疗，但对于cT3期患者新辅助化疗疗效与辅助化疗疗效相近[1]。荷兰CROSS研究证实了可手术切除食管癌新辅助放化疗的生存获益，入组患者为T1N1或T2-3N0-1（UICC2002版）期。多因素分析显示，与单纯手术相比，CRT+S（新辅助放化疗+外科手术）模式可使男性、鳞癌、cN0期及一般情况较好者更为获益，但该研究没有分层分析cT3N0或者cT2N0的数据[2-3]。此外Sjoquist等[4]发表的荟萃分析中，对于食管鳞癌患者术前新辅助放化疗与单纯手术相比显示出生存获益的有力证据。

近年来，有多项研究比较食管癌术前化疗和术前放化疗的疗效，但随机分组研究并不多见，且鳞癌和腺癌数据多混杂在一起进行分析。目前比较确定的是术前放化疗与术前化疗相比有更好的完全病理率和R0切除率，但围手术期病死率和术后并发症发生率增加，是否能显示出明显的生存获益仍需要更多循证医学证据。Mantziari S等[5]报道欧洲多中心研究，探讨新辅助治疗对cT3N0M0患者的价值，382例患者中鳞癌所占比例为50%，结果显示无论是新辅助放化疗还是新辅助化疗，OS和DFS均优于单纯手术；亚组分析显示对于腺癌患者，两种治疗方式的OS（33.9个月 *vs.* 29.0个月，*P*=0.075）和DFS（30.8个月 *vs.* 29.0个月，*P*=0.449）差异无统计学意义；而对于鳞癌患者，两种治疗方式的OS（39.2个月 *vs.* 23.0个月，*P*=0.041）和DFS（23.0个月 *vs.* 36.9个月，*P*=0.036）差异有统计学意义；但放疗的加入并未较新辅助化疗有更大优势（*P*=0.687）。此外新辅助化疗方案的研究也有所发展，Yokota等[6]比较新辅助化疗DCF方案和FP方案治疗局部进展期临界可切除食管癌疗效，显示DCF诱导化疗可能是初始不能手术切除的局部进展期食管癌转化治疗的一个选择，但不良反应较大。

我国为食管癌高发国家，但相关临床研究还很少。我们期待国内开展前瞻性多中心研究来探讨对于cT2N0M0或cT3N0M0食管鳞癌的最佳治疗方案。需要注意的是，应用多模态影像技术提高食管癌治疗前临床分期工作的准确性，是开展和做好相关临床研究的重要前提。

参考文献

[1] Ando N, Kato H, Igaki H, et al. A Randomized Trial Comparing Postoperative Adjuvant Chemotherapy with Cisplatin and 5-Fluorouracil Versus Preoperative Chemotherapy for Localized Advanced Squamous Cell Carcinoma of the Thoracic Esophagus (JCOG9907). Ann Surg Oncol, 2012, 19: 68-74.

[2] van Hagen P, Hulshof MC, van Lanschot JJ, et al. Preoperative chemoradiotherapy for esophageal or junctional cancer. N Engl J Med, 2012, 366: 2074-2084.

[3] Shapiro J, van Lanschot JJB, Hulshof MCCM, et al. Neoadjuvant chemoradiotherapy plus surgery versus surgery alone for esophageal or junctional carcinoma (CROSS): long-term results of a randomised controlled trial. Lancet Oncol, 2015, 16: 1090-1098.

[4] Sjoquist KM, Burmeister BH, Smithers BM, et al. Survival after neoadjuvant chemotherapy or chemoradiotherapy for resectable oesophageal carcinoma: an updated meta-analysis. Lancet Oncol, 2011, 12: 681-692.

[5] Mantziari S, Gronnier C, Renaud F, et al. Survival Benefit of Neoadjuvant Treatment in Clinical T3N0M0 Esophageal Cancer: Results From a Retrospective Multicenter European Study. Ann

Surg, 2017, 266: 805-813.

[6] Yokota T, Kato K, Hamamoto Y, et al. Phase II study of chemoselection with docetaxel plus cisplatin and 5-fluorouracil induction chemotherapy and subsequent conversion surgery for locally advanced unresectable oesophageal cancer. Br J Cancer,
2016, 115: 1328-1334.

作者：秦建军，中国医学科学院肿瘤医院胸外科；王军，河北医科大学第四医院放疗科

第7节　食管癌新辅助放化疗后用PET-CT和内镜评估能预测残留病灶吗？

原文标题：Can PET-CT and Endoscopic Assessment PostNeoadjuvant Chemoradiotherapy Predict Residual Disease in Esophageal Cancer?

原文作者：Helen M. Heneghan, MD, PhD, Claire Donohoe, MD, PhD, Jessie Elliot, MD, Zuhair Ahmed, MD, Vinod Malik, MD, Narayamasamy Ravi, MD, and John V. Reynolds, MD

From the Department of Surgery, Trinity Healthcare Sciences Building, St. James's Hospital and Trinity College Dublin, Dublin, Ireland.

刊载信息：Ann Surg 2016,264:831–838.

1　研究背景

局部晚期食管癌患者接受新辅助放化疗（neoadjuvant chemoradiotherapy，nCRT）后达到病理完全缓解，是否可以免除手术，是目前的研究热点。

2　目的

本研究旨在探讨食管癌nCRT后运用PET-CT和内镜评估对pCR诊断的准确性。

3　方法

回顾性分析接受nCRT后进行PET-CT和内镜评估的局部晚期食管癌患者的临床资料。完全代谢缓解（complete metabolic response，cMR）定义为第二次PET-CT（18F）FDG摄入的SUVmax<4且无淋巴结摄取显影；完全内镜下缓解（complete endoscopic response，cER）定义为内镜下无可视残留病灶，且瘢痕活检或原肿瘤生长部位随机黏膜活检均无残留肿瘤细胞；nCRT后同时达到cER和cMR定义为临床CR。pCR定义为切除的食管组织没有残存肿瘤细胞，且无淋巴结转移。

4　结果

入组了138例患者，其中腺癌103例（75%）。结果显示，30例患者（22%）达到pCR，鳞癌与腺癌患者的pCR率分别为37%和17%。63例患者（46%）达到cMR，其中17例（27%）为pCR，17例（27%）为y pN+。45例患者（33%）达到cER。经Spearman相关分析，cER与cMR的相关系数为0.066（$P=0.479$），cER与pCR的相

关系数为0.004（$P=0.969$），cMR与pCR的相关系数为-0.120（$P=0.160$）。运用cMR预测pCR的敏感性、特异性、阳性预测值和阴性预测值分别为57%、57%、27%和82%，联合cMR和cER预测pCR的敏感性、特异性、阳性预测值和阴性预测值分别为24%、83%、28%和79%。

5　讨论精简

目前，新辅助放化疗并手术是治疗局部晚期食管癌（local advanced esophageal carcinoma，LAEC）的重要手段。然而，LAEC的手术复杂，并发症发生率高达50%，围术期病死率可高达5%[1-5]，而且术后生活质量明显下降，所以，对于后疗效显著的患者，能否免除或推迟手术，采取随访观察（watch-and-wait）的策略，是近年来研究的热点。有2项针对鳞癌的随机临床对照研究[6-7]，比较根治性放化疗与术前放化疗并手术，结果显示两者的预后没有差异。Taketa等[8]的研究，报道了61例nCRT后取得临床完全缓解的患者，拒绝手术，其5年生存率可达58%。Piessen等[9]的回顾性病例对照研究则显示，nCRT后取得临床完全缓解的患者中，手术组的中位生存明显优于非手术组(83个月 *vs.* 31个月)。当前的研究焦点在于，能否通过现有的非手术技术手段准确甄别出病理完全缓解的患者。目前，荷兰已启动一项前瞻性的pre-SANO诊断试验[10]，利用电子内镜、内镜超声（endoscopic uhrasono-graphy，EUS）、正电子发射计算机断层显像（positron emission tomography-computed tomography，PET-CT）、EUS引导下细针穿刺，在nCRT后的两个时间点进行评估，再行手术切除和病理分析，这项研究旨在评估临床完全缓解对病理

完全缓解的诊断效能。在此背景下，本研究利用回顾性分析，来探讨nCRT后PET-CT和内镜对病理完全缓解的诊断效能。

6 结论

本研究发现，通过PET-CT和内镜预测pCR，受限于其低敏感性和低阳性预测值。基于这些指标而对临床完全缓解的食管癌患者采取watch-and-wait的策略，尚无法应用于临床实践，仅能局限于临床试验。

参考文献

[1] Ronellenfitsch U, Schwarzbach M, Hofheinz R, et al. Perioperative chemo(radio)therapy versus primary surgery for resectable adenocarcinoma of the stomach, gastroesophageal junction, and lower esophagus. Cochrane Database Syst Rev, 2013, 5: CD008107.

[2] van Hagen P, Hulshof MC, van Lanschot JJ, et al. Preoperative chemoradiotherapy for esophageal or junctional cancer. N Engl J Med, 2012, 366: 2074–2084.

[3] Oppedijk V, van der Gaast A, van Lanschot JJ, et al. Patterns of recurrence after surgery alone versus preoperative chemoradiotherapy and surgery in the CROSS trials. J Clin Oncol, 2014, 32: 385–391.

[4] Sjoquist KM, Burmeister BH, Smithers BM, et al. Survival after neoadjuvant chemotherapy or chemoradiotherapy for resectable oesophageal carcinoma: an updated meta-analysis. Lancet Oncol, 2011, 12: 681–692.

[5] Donohoe CL, O'Farrell NJ, Grant T, et al. Classification of pathologic response to neoadjuvant therapy in esophageal and junctional cancer: assessment of existing measures and proposal of a novel 3-point standard. Ann Surg, 2013, 258: 784–92; discussion 792.

[6] Bedenne L, Michel P, Bouche O, et al. Chemoradiation followed by surgery compared with chemoradiation alone in squamous cancer of the esophagus: FFCD 9102. J Clin Oncol, 2007, 25: 1160–1168.

[7] Stahl M, Stuschke M, Lehmann N, et al. Chemoradiation with and without surgery in patients with locally advanced squamous cell carcinoma of the esophagus. J Clin Oncol, 2005, 23: 2310–2317.

[8] Taketa T, Correa AM, Suzuki A, et al. Outcome of trimodality-eligible esophagogastric cancer patients who declined surgery after preoperative chemoradiation. Oncology, 2012, 83: 300–304.

[9] Piessen G, Messager M, Mirabel X, et al. Is there a role for surgery for patients with a complete clinical response after chemoradiation for esophageal cancer? An intention-to-treat case-control study. Ann Surg, 2013, 258: 793–799; discussion 799–800.

[10] Noordman BJ, Shapiro J, Spaander MC, et al. Accuracy of Detecting Residual Disease After Cross Neoadjuvant Chemoradiotherapy for Esophageal Cancer (preSANO Trial): rationale and protocol. JMIR Res Protoc, 2015, 4: e79.

总结：杨弘，中山大学附属肿瘤医院胸外科

食管癌新辅助放化疗后用PET-CT和内镜评估能预测残留病灶吗?

原文标题:Editorial on "Can CT-PET and endoscopic assessment post-neoadjuvant chemoradiotherapy predict residual disease in esophageal cancer"

原文作者:Chia-Ju Liu[1], Wei Lu[2]

[1]Department of Nuclear Medicine, Taiwan University Hospital Yunlin Branch, Yunlin, Taiwan, China; [2]Department of Medical Physics,Memorial Sloan Kettering Cancer Center, New York, NY, USA

Correspondence to: Wei Lu, PhD. Department of Medical Physics, Memorial Sloan Kettering Cancer Center, New York, NY 10065, USA. Email: luw@mskcc.org.

Provenance: This is an invited Editorial commissioned by Section Editor Dr. Hongcheng Zhu (Department of Radiation Oncology, Fudan University Shanghai Cancer Center, Shanghai, China).

Comment on: Heneghan HM, Donohoe C, Elliot J, et al. Can CT-PET and Endoscopic Assessment Post-Neoadjuvant Chemoradiotherapy Predict Residual Disease in Esophageal Cancer? Ann Surg 2016;264:831-8.

刊载信息:J Thorac Dis 2017,9(10):3645-3648. doi: 10.21037/jtd.2017.09.117

View this article at: http://dx.doi.org/10.21037/jtd.2017.09.117

nCRT联合手术是切除食管癌最常用的治疗模式[1]。但食管癌手术风险高、创伤大[2]。一些研究显示新辅助治疗获得pCR的患者或许并不能再从后续的手术中获益[3-4]。然而,免除手术的设想是基于病理上无肿瘤残留。问题来了,PET-CT和内镜检查评估出来的临床完全缓解能够代表术后病理检查的完全缓解吗?

在这篇研究中[5],Heneghan等试图回答这个问题。对2006年—2013年入组的Ⅰ~Ⅲ期局部晚期食管癌(LAEC)患者,103例腺癌和35例鳞癌接受了nCRT加手术,在最初分期和nCRT结束后4~6周再分期时均应用PET/CT和内镜检查。作者分析了这两种检查方法联合评估预测pCR的能力。

PET-CT检查时SUVmax<4和淋巴结无摄取被定义为cMR,将cMR用于pCR诊断时,显示了较低的敏感性(55.9%)和可怜的阳性预测值(PPV,30.2%)。63例cMR的患者,仅有30%获得pCR,32%的患者有少量肿瘤残留,25%的患者术后淋巴结阳性。单因素

分析显示肿瘤原发灶SUVmax的变化(%ΔSUVmax,63.3%±24.7%)是对pCR的预测因素,但多因素分析时则差异没有统计学意义。用于pCR诊断时,cER也是较低的敏感性(40.7%)和阳性预测值PPV(24.4%)。虽然本研究中没有进行EUS和系统活检,但得到的低敏感性与其他研究结果类似[6-8]。内镜和PET-CT联合得到的临床完全缓解结果与单独的每项检查手段得到的结果并不一致(斯皮尔曼相关系数为0.07,P=0.48)。这种不一致很好理解,因为两者一个是解剖水平的检查,一个是分子影像。与内镜直视下食管黏膜形态的变化不同,PET的改变早于形态学改变[9]。然而,这两种检查手段都不是最优的,当黏膜变化或糖代谢改变超过自己的分辨率时,pCR的预测就会很困难。两种检查手段把cMR和cER联合起来得到了cCR,其对于预测pCR仍然是较低的敏感性(32.4%)和阳性预测值(35.5%)。无论cMR、cER还是临床完全缓解,对pCR的敏感性和阳性预测值在鳞癌中优于腺癌。多变量分

析，只有组织学亚型和淋巴结状态是pCR的预测因素。Cox回归分析生存显示cMR和临床完全缓解是影响预后的因素。有趣的是，对于pCR患者，其中那些还同时有cMR的患者预后更好。nCRT后PET-CT对预后的判断的重要性已经得到研究[10-11]。

避免给LAEC做手术不仅是为了减小手术风险，而且是为了改善生活质量。精确的检出pCR是给LAEC个体化治疗的前提。虽然根据SUVmax<4来定义cMR仍有争议，但我们的结果与类似研究一致。PET-CT预测pCR准确性还不够，还不能用来筛选适合手术的患者[12-15]。Heneghan's等研究发现PET-CT对诊断pCR特异性和敏感性也很低[5,12]。将来的研究中，cMR的定义需要进一步修订。

需要注意，nCRT前后PET/CT摄取值的变化，比单纯依靠一次nCRT后的值更有意义。从大量影像特征提取的放射组学特征，是一个新兴的可以定量的肿瘤学影像标志物[16]。已有研究利用影像组学来预测食管癌疗效和预后[17-18]。在识别nCRT后的部分缓解或完全缓解时，PET纹理特征超过了SUVmax[19]，每个特征的敏感性在76%~92%。我们发现PET的强度和纹理特征预测食管癌对nCRT的病理反应的准确性超过了%ΔSUVmax[18]。nCRT治疗后有反应的患者PET在纹理特征上有更好的同质性。为了更好地预测治疗反应，可以联合影像组学构建预测模型[20-22]。我们应用影像组学和临床特征构建了一个支持矢量机器模型（support vector machine model），它在预测nCRT后的pCR或部分病理缓解时敏感性超过90%[20]。但仅用它来预测pCR将更具挑战性。然而Tixier等的研究已经显示一些纹理特征在识别pCR上优于SUV为基础的参数[17]。最近，Desbordes等建立一个随机森林分类，对cCR的敏感性（82%±9%），特异性（91%±12%）[21]。为了预测pCR，van Rossum等发现联合纹理和几何特征能够改进基于临床和传统PET参数的预测模型[23]。虽然关于影像组学的许多问题尚待解决[24]，它仍是精准医学时代最有潜力、成本相对更低且最有前景的工具之一。

PET-CT对于评价食管癌的治疗反应和预后一直是很有用的工具。然而PET上的完全缓解并不能成为排除nCRT后手术的决定性依据。Heneghan等近年来的工作强调了PET对于诊断pCR的局限性。在食管癌中应用"surgery-as-needed"策略之前，应该充分研究另外一个工具——影像组学。

参考文献

[1] van Hagen P，Hulshof MC，van Lanschot JJ，et al. Preoperative chemoradiotherapy for esophageal or junctional cancer. N Engl J Med，2012，366：2074–2084.

[2] Paul S，Altorki N. Outcomes in the management of esophageal cancer. J Surg Oncol，2014，110：599–610.

[3] Bedenne L，Michel P，Bouche O，et al. Chemoradiation followed by surgery compared with chemoradiation alone in squamous cancer of the esophagus：FFCD 9102. J Clin Oncol，2007，25：1160–1168.

[4] Stahl M，Stuschke M，Lehmann N，et al. Chemoradiation with and without surgery in patients with locally advanced squamous cell carcinoma of the esophagus. J Clin Oncol，2005，23：2310–2317.

[5] Heneghan HM，Donohoe C，Elliot J，et al. Can CT-PET and Endoscopic Assessment Post-Neoadjuvant Chemoradiotherapy Predict Residual Disease in Esophageal Cancer? Ann Surg，2016，264：831–838.

[6] van Rossum PS，Goense L，Meziani J，et al. Endoscopic biopsy and EUS for the detection of pathologic complete response after neoadjuvant chemoradiotherapy in esophageal cancer：a systematic review and meta-analysis. Gastrointest Endosc，2016，83：866–879.

[7] Schneider PM，Metzger R，Schaefer H，et al. Response evaluation by endoscopy，rebiopsy，and endoscopic ultrasound does not accurately predict histopathologic regression after neoadjuvant chemoradiation for esophageal cancer. Ann Surg，2008，248：902–908.

[8] Griffin JM，Reed CE，Denlinger CE. Utility of restaging endoscopic ultrasound after neoadjuvant therapy for esophageal cancer. Ann Thorac Surg，2012，93：1855–1859；discussion 1860.

[9] Yanagawa M，Tatsumi M，Miyata H，et al. Evaluation of response to neoadjuvant chemotherapy for esophageal cancer：PET response criteria in solid tumors versus response evaluation criteria in solid tumors. J Nucl Med，2012，53：872–880.

[10] Miyata H，Yamasaki M，Takahashi T，et al. Determinants of response to neoadjuvant chemotherapy for esophageal cancer using 18F-fluorodeoxiglucose positron emission tomography (18F-FDG-PET). Ann Surg Oncol，2014，21：575–582.

[11] Cervino AR，Pomerri F，Alfieri R，et al. 18F-fluorodeoxyglucose PET/computed tomography and risk stratification after neoadjuvant treatment in esophageal cancer patients. Nucl Med Commun，2014，35：160–168.

[12] Cheedella NK，Suzuki A，Xiao L，et al. Association between clinical complete response and pathological complete response after preoperative chemoradiation in patients with gastroesophageal cancer：analysis in a large cohort. Ann Oncol，2013，24：1262–1266.

[13] Molena D, Sun HH, Badr AS, et al. Clinical tools do not predict pathological complete response in patients with esophageal squamous cell cancer treated with definitive chemoradiotherapy. Dis Esophagus, 2014, 27: 355–359.

[14] Kwee RM. Prediction of tumor response to neoadjuvant therapy in patients with esophageal cancer with use of 18F FDG PET: a systematic review. Radiology 2010; 254: 707–717.

[15] Ngamruengphong S, Sharma VK, Nguyen B, et al. Assessment of response to neoadjuvant therapy in esophageal cancer: an updated systematic review of diagnostic accuracy of endoscopic ultrasonography and fluorodeoxyglucose positron emission tomography. Dis Esophagus, 2010, 23: 216–231.

[16] Gillies RJ, Kinahan PE, Hricak H. Radiomics: Images Are More than Pictures, They Are Data. Radiology, 2016, 278: 563–577.

[17] Tixier F, Le Rest CC, Hatt M, et al. Intratumor heterogeneity characterized by textural features on baseline 18F-FDG PET images predicts response to concomitant radiochemotherapy in esophageal cancer. J Nucl Med, 2011, 52: 369–378.

[18] Tan S, Kligerman S, Chen W, et al. Spatial-temporal [(1)(8) F]FDG-PET features for predicting pathologic response of esophageal cancer to neoadjuvant chemoradiation therapy. Int J Radiat Oncol Biol Phys, 2013, 85: 1375–1382.

[19] Therasse P, Arbuck SG, Eisenhauer EA, et al. New guidelines to evaluate the response to treatment in solid tumors. European Organization for Research and Treatment of Cancer, National Cancer Institute of the United States, National Cancer Institute of Canada. J Natl Cancer Inst, 2000, 92: 205–216.

[20] Zhang H, Tan S, Chen W, et al. Modeling Pathologic Response of Esophageal Cancer to Chemoradiation Therapy Using Spatial-Temporal (18)F-FDG PET Features, Clinical Parameters, and Demographics. Int J Radiat Oncol Biol Phys, 2014, 88: 195–203.

[21] Desbordes P, Ruan S, Modzelewski R, et al. Predictive value of initial FDG-PET features for treatment response and survival in esophageal cancer patients treated with chemo-radiation therapy using a random forest classifier. PLoS One, 2017, 12: e0173208.

[22] Beukinga RJ, Hulshoff JB, van Dijk LV, et al. Predicting Response to Neoadjuvant Chemoradiotherapy in Esophageal Cancer with Textural Features Derived from Pretreatment 18F-FDG PET/CT Imaging. J Nucl Med, 2017, 58: 723–729.

[23] van Rossum PS, Fried DV, Zhang L, et al. The Incremental Value of Subjective and Quantitative Assessment of 18F-FDG PET for the Prediction of Pathologic Complete Response to Preoperative Chemoradiotherapy in Esophageal Cancer. J Nucl Med, 2016, 57: 691–700.

[24] Hatt M, Tixier F, Cheze Le Rest C, et al. Robustness of intratumour (1)(8)F-FDG PET uptake heterogeneity quantification for therapy response prediction in oesophageal carcinoma. Eur J Nucl Med Mol Imaging, 2013, 40: 1662–1671.

译者：秦建军，中国医学科学院肿瘤医院胸外科

第8节 食管癌术后辅助放疗和化疗对于生存的影响

原文标题：The Impact of Adjuvant Postoperative Radiation Therapy and Chemotherapy on Survival After Esophagectomy for Esophageal Carcinoma

原文作者：Wong AT[1], Shao M, Rineer J, Lee A, Schwartz D, Schreiber D

[1]Department of Radiation Oncology, Department of Veterans Affairs New York Harbor Healthcare System, Brooklyn, NY

Reprints: Andrew T. Wong, MD, Department of Radiation Oncology, SUNY, Downstate Medical Center, 450 Clarkson Ave, Box 1211, Brooklyn, NY 11203. E-mail: andrew.wong@downstate.edu.

刊载信息：Ann Surg 2017,265(6):1146-1151.

1 背景

在术前新辅助治疗已经占据了绝对的话语权的食管癌治疗新时代，出现这样一篇术后辅助治疗的大数据回顾意义巨大，尤其是对于中国的食管癌治疗更具参考价值，虽然鳞癌比例不足30%，但从整个数据时间变化来看，术后辅助放化疗在北美仍然在大行其道（1998—2011年），放疗从7.7%增至29.8%，化疗更是从24.6%增至60.8%（含新辅助化疗）。

2 目的

研究回顾了1998年—2011年美国国家癌症数据库的4 893例无远处转移、同时接受手术治疗的患者，比较术后接受RT和没有接受RT的患者远期生存结果。

3 入组

其中没有接受术后RT的3 740例（含单纯接受术前/术后化疗的1 026例患者），接受术后RT的1 153例（单纯放疗117例、序贯化疗的449例、同步CRT 587例）。由入组患者可以看出，单纯术后RT比例很低，其指证应该是非R0切除后的挽救性RT治疗，并非计划性辅助治疗。而在序贯CRT中，估计很大比例是术前新辅助化疗+术后RT，而这部分术后RT中估计也有针对非R0切除的。因此该研究入组的术后辅助RT和中国的计划性术后辅助放疗应该有很大区别。

4 结果

研究显示，术后接受辅助放疗的只占人群的1/4，并非主流综合治疗手段，考虑到入组患者要么是明确有淋巴结转移的、要么是T3以上的，也提示即便是术前评估是局部进展期的患者，术后辅助放疗也非常规计划性使用，与亚洲差距显著。患者中腺癌仍占据主要病理类型（76.7%）。该研究中接受术后RT的患者在中位生存和3年OS上都优于对照组（24.8个月、35.2% *vs.* 21.2个月、32.3%，*P*=0.007）。但亚组分析显示，对于pN0的患者术后辅助RT没有优势（*P*=0.47），而对于pN+的患者有生存优势（*P*<0.001）。对于切缘阳性患者术后辅助RT可以改善生存（*P*<0.001），但切缘阴性的没有作用（*P*=0.24）。对于放化疗曾使用的患者，围术期序贯CRT获得了最好的生存结果（中位生存期32.6个月）。多因素分析肯定了RT联合化疗可以改善患者预后，对接受术后辅助治疗患者和单纯手术患者匹配分组后，显示接受术后辅助化疗或联合放化疗的生存优于单纯手术，但单纯术后RT并不显示生存优势。

5 结论

该研究结论是对于pN+和切缘阳性的食管癌手术患者，术后辅助RT可以改善生存。但亚组分析显示单纯RT并不可以改善生存，联合化疗或者单纯术后辅助化疗似乎更具综合治疗优势。

总结：李志刚，上海市胸科医院胸外科

我们是否有足够的证据支持食管癌术后的辅助放化疗?

原文标题：Do we have enough evidence for adjuvant postoperative chemoradiation in esophageal cancer?

原文作者：Po-Kuei Hsu

Division of Thoracic Surgery, Department of Surgery, Taipei Veterans General Hospital and School of Medicine, Yang-Ming University, Taipei, Taiwan, China

Correspondence to: Po-Kuei Hsu, MD, PhD. Division of Thoracic Surgery, Department of Surgery, Taipei-Veterans General Hospital, No. 201, Sec. 2, Shih-Pai Road, Taipei, Taiwan. Email: hsupokuei@yahoo.com.tw.

Provenance: This is an invited Editorial commissioned by Section Editor Dr. Hongcheng Zhu (Section Editor, Department of Radiation Oncology, the First Affiliated Hospital of Nanjing Medical University, Nanjing, China).

Comment on: Wong AT, Shao M, Rineer J, et al. The Impact of Adjuvant Postoperative Radiation Therapy and Chemotherapy on Survival After Esophagectomy for Esophageal Carcinoma. Ann Surg 2017;265:1146-1151.

刊载信息：J Thorac Dis 2017,9(7):1777-1779. doi: 10.21037/jtd.2017.06.49

View this article at: http://dx.doi.org/10.21037/jtd.2017.06.49

　　毫无疑问，局部晚期食管癌需要联合治疗。联合治疗包括手术、化疗和放射疗法，并已被广泛应用，目的是试图消除食管癌中的微转移，减少复发，并改善预后。然而，最佳的综合治疗组合已经成为长期争议的话题。随着具有里程碑意义的食管癌术前化放疗研究（CROSS）试验的成功，新辅助放化疗+手术已成为标准和最流行的方案[1]。然而，明确食管根治术后辅助治疗并不那么简单，例如，目前国家综合癌症网络指南的建议是食管鳞状细胞癌只有在手术切缘阳性时才进行辅助性术后治疗[2]。

　　因此，我们赞同Wong等[3]的回顾性研究，包括了美国国家癌症数据库中4 893例确诊为pT3-4Nx-0M0或pT1-4N1-3M0食管癌患者，并接受了食管癌根治术。王等试图解决食管癌根治术后辅助放疗和化疗对生存的影响问题。他们得出结论：食管切除术后加用术后化放疗（先后或同时）可以改善淋巴结阳性或切缘阳性的患者的OS。

　　在亚组分析中，术后放疗可以改善区域（淋巴结转移阳性）患者OS（3年生存率分别为34.3%和27.8%，P<0.001），但不适合那些局部疾病（T3-4Nx-0M0）患者（3年OS 39.4% *vs.* 42.6%，P=0.47）。然而，对于切缘阳性的局部疾病，术后放疗有生存获益(3年OS 36.4% *vs.* 18.0%，P<0.001）。这些发现并不令人惊讶，因为目前的国家综合癌症网络的食管腺癌指南[占其队列中大部分（76.7%）]建议对未接受术前治疗且非R0切除和pN+肿瘤的患者进行术后治疗[3]。有趣的是，虽然多变量分析显示单纯术后放疗没有显著的益处，但是在不匹配组和倾向匹配组中，术后放疗加化疗仍然有显着的OS改善。事实上，Bédard等报道了辅助术后放化疗的生存获益，他们的研究显示辅助放化疗具有显著的生存优势（中位OS：47.5 *vs.* 14.1个月，P=0.001）[4]。在Rice等[5]倾向性匹配分析中，再次证明了辅助放化疗的益处(中位OS：28.0个月 *vs.* 15.0个月，P<0.05）。Cleveland Clinic小组进行的Ⅱ期临床试验也显示，辅助放化疗对食管根治术后患者具有可接受的毒性[6]。我们最近以中国台湾癌症注册库为基础的研究再次证实，

食管根治术辅助化放疗比单独手术增加OS的效果显著（3年OS 44.9% vs. 28.1%，P=0.006）[7]。本研究中的亚组分析提示pT3/4期、pN+期肿瘤、更大的肿瘤、低分化肿瘤和R1/2切除的患者更有可能通过辅助放化疗获得生存获益。

剩下的问题是辅助放化疗有多好？不幸的是，将辅助放化疗与当前食管癌治疗的标准新辅助放化疗进行对比的试验非常有限。Lv等做了临床Ⅱ期和Ⅲ期食管鳞状细胞癌患者术前放化疗，术后放化疗和单纯手术的随机试验[8]。尽管三组间5年OS（43.5% vs. 42.3% vs. 33.8%，P=0.018）和无进展生存率（PFS；37.5% vs. 37.2% vs. 25.9%，P=0.015）均有显著差异，但术前辅助和术后辅助之间OS，PFS差异无统计学意义（P>0.05）。这些结果与我们最近的报告是一致的[9]。在台湾癌症研究所，食管鳞状细胞癌患者接受新辅助放化疗后手术，以及对食管癌前期辅助化疗的患者进行倾向评分匹配，以控制肿瘤因素和患者特征（包括合并症）的差异。两组OS差异无统计学意义（3年生存率分别为44.0%和37.9%，P=0.315）。在完全切除的患者中，术后1年无复发率新辅助组和辅助组分别为74.8%和67.6%（P=0.270）。多变量分析再次表明，治疗方式（新辅助或辅助）不是OS（P=0.258）或无病生存（P=0.521）的重要因素。相反，Hong等[10]使用筛查、流行病学和SEER-Medicare的终期结果分析非转移性T3或N+食管癌患者，接受新辅助治疗和辅助治疗后的生存情况，新辅助放化疗组的中位OS为37个月，高于单纯手术组（17个月，P=0.002）和辅助化疗（17个月，P=0.06）组。在多变量分析中，新辅助放化疗与其他任何治疗组合相比具有更好的OS。

为了解释这些研究中相互矛盾的结果，我们必须记住，从疾病生物学到回顾性观察研究中的治疗和治疗方案指征等未知的或不可测量的因素存在较大混淆。可以通过统计方法（如倾向评分匹配）减少偏差，但不能完全消除，因此可能会导致差异。虽然随机对照试验有严格的纳入标准、减少偏倚和混杂因素，以达到精确的治疗效果，但基于人群的回顾性数据分析却更好地代表了常规治疗过程，并反映真实情况。

那么，我们是否有足够的证据支持食管癌术后辅助放化疗？明确食管根治术后辅助治疗是否是标准的治疗方案之一？目前的答案是"不"。作为CROSS试验提供的一级证据，新辅助放化疗手术仍然是推荐的方法。尽管许多回顾性研究表明，目前辅助化放疗应用于未接受过术前治疗的患者。在直接比较手术前化放疗和术后放化疗之间的随机对照试验之前，新辅助放化疗联合食管癌根治术仍然是治疗的选择。但是我们相信回顾性研究的证据可以作为前瞻性随机试验的基础。我们继续等待可能会改变目前临床实践得出的令人信服的证据。

参考文献

[1] van Hagen P，Hulshof MC，van Lanschot JJ，et al. Preoperative chemoradiotherapy for esophageal or junctional cancer. N Engl J Med，2012，366：2074–2084.

[2] National Comprehensive Cancer Network. Esophageal cancer clinical practice guidelines in oncology. Access date Apr 29，2017. Available online：www.nccn.org

[3] Wong AT，Shao M，Rineer J，et al. The Impact of Adjuvant Postoperative Radiation Therapy and Chemotherapy on Survival After Esophagectomy for Esophageal Carcinoma. Ann Surg，2017，265：1146–1151.

[4] Bédard EL，Inculet RI，Malthaner RA，et al. The role of surgery and postoperative chemoradiation therapy in patients with lymph node positive esophageal carcinoma. Cancer，2001，91：2423–2430.

[5] Rice TW，Adelstein DJ，Chidel MA，et al. Benefit of postoperative adjuvant chemoradiotherapy in locoregionally advanced esophageal carcinoma. J Thorac Cardiovasc Surg，2003，126：1590–1596.

[6] Adelstein DJ，Rice TW，Rybicki LA，et al. Mature results from a phase II trial of postoperative concurrent chemoradiotherapy for poor prognosis cancer of the esophagus and gastroesophageal junction. J Thorac Oncol，2009，4：1264–1269.

[7] Hwang JY，Chen HS，Hsu PK，et al. A Propensity-matched Analysis Comparing Survival After Esophagectomy Followed by Adjuvant Chemoradiation to Surgery Alone for Esophageal Squamous Cell Carcinoma. Ann Surg，2016，264：100–106.

[8] Lv J，Cao XF，Zhu B，et al. Long-term efficacy of perioperative chemoradiotherapy on esophageal squamous cell carcinoma. World J Gastroenterol，2010，16：1649–1654.

[9] Hsu PK，Chen HS，Liu CC，et al. Pre- versus postoperative chemoradiotherapy for locally advanced esophageal squamous cell carcinoma. J Thorac Cardiovasc Surg，2017，154：732–740. e2.

[10] Hong JC，Murphy JD，Wang SJ，et al. Chemoradiotherapy before and after surgery for locally advanced esophageal cancer：a SEER-Medicare analysis. Ann Surg Oncol，2013，20：3999–4007.

译者：李志刚，上海市胸科医院胸外科

第4章　食管癌围术期管理新进展

第1节　腹腔镜下胃缺血预处理促进食管癌手术患者管状胃新血管形成

原文标题：Laparoscopic ischemic conditioning of the stomach increases neovascularization of the gastric conduit in patients undergoing esophagectomy for cancer

原文作者：Thai H. Pham[1], Shelby D. Melton, Patrick J. McLaren, Ali A. Mokdad, Sergio Huerta, David H. Wang, Kyle A. Perry, Hope L. Hardaker, James P. Dolan

[1]Surgical Services, North Texas Dallas Veterans; Affairs Medical Center and University of Texas; Southwestern Medical Center, Dallas, Texas

刊载信息：J Surg Oncol 2017,9999:1–8.

1　背景及目的

制作管状胃时结扎胃左血管和胃短血管会影响近端胃的血供，胃缺血预处理旨在改善食管切除术中管状胃上提后的血供，并减少吻合口并发症发生率。本研究的目的是评价增加缺血预处理维持时间对食管切除术中管状胃远端新血管形成程度的影响。

2　方法

本研究为回顾性研究，有30例前瞻性收集相关资料的食管切除患者入组。患者被分为三组：对照组（未行预处理，9例），部分缺血预处理组（仅结扎胃短血管，8例）和完全缺血预处理组（结扎胃左和胃短血管，13例）。用免疫组化分析方法评价微血管数量，用以判断管状胃远端切缘的新血管形成程度。大多数患者的缺血预处理是在新辅助放化疗前2~3周施行，3例患者是在新辅助治疗后施行，操作均在腹腔镜下完成。食管切除术式包括：微创三切口食管切除术、微创经膈肌裂孔食管切除术和微创Ivor-Lewis食管切除术。

3　结果

三组间患者的年龄、性别、体重指数、病理分期以及病理亚型分布无明显差异。部分缺血预处理组的缺血预处理维持时间为（163±156）d，完全缺血预处理组为（95±50）d（$P=0.2$）。免疫组化分析显示：与对照组相比，部分缺血预处理组微血管数量增加29%（$P=0.3$），完全缺血预处理组增加67%（$P<0.0001$）。

4　讨论精简

本研究首次发现胃缺血预处理可增加管状胃远端新生血管形成。研究显示在食管切除术前4个月行完全性胃缺血预处理（即同时结扎胃左及胃短血管）可增加胃底新血管形成。此外，增加缺血预处理维持时间安全性良好，并不影响后续微创食管切除术的围术期结果。

有研究显示管状胃缺血是发生吻合口并发症的主

要影响因素。因此，外科医生运用多种技术增加管状胃血供，包括吻合供血血管增加胃血液循环、带蒂大网膜组织包绕吻合口、胃短静脉引流减轻充血，以及胃缺血预处理。缺血预处理的理论基础是，选择性结扎胃血管后，管状胃顶端的血流灌注得到代偿，从而改善胃底微循环，而胃底正是将来用以行食管胃吻合的区域。有多种方法可以评价管状胃微血管系统，例如超声造影、激光多普勒血流测定、反射光谱法，以及各种示踪剂清除法。

多项研究显示腹腔镜下缺血预处理是安全可行的。既往研究中，缺血预处理维持时间之所以短，是出于瘢痕影响后续食管切除术的考虑。但本研究显示，延长缺血预处理维持时间至平均121 d并未影响后续食管切除术。既往研究并未证实胃缺血预处理起到降低吻合口并发症发生率的作用。这很有可能是因为胃缺血预处理维持时间过短，不足以形成足够新生微血管及改善胃组织灌注。

本研究虽然提供了缺血预处理安全性的客观证据，并证实其可促进管状胃新生血管形成，但是本研究并未证实缺血预处理可起到降低吻合口并发症发生率的作用。原因是本研究样本量过小，仅有2例患者吻合口瘘及狭窄。此外，我们只是检测了新生血管形成指标，并未直接测量胃组织血流灌注指标。尽管有诸多缺点，本研究数据仍可作为后续前瞻性大样本多中心研究的前期基础。

5　结论

本研究提示增加缺血预处理维持时间安全性好，且不影响后续的食管切除术。完全性缺血预处理能增加管状胃远端的新血管形成。

总结：阎石、吴楠，北京大学肿瘤医院胸外科

腹腔镜下胃缺血预处理对食管癌手术安全性和肿瘤学效果的影响

外科手术是食管癌不可或缺的重要治疗手段。食管癌切除术后消化道瘘（包括吻合口瘘及管状胃瘘）是胸外科医生最为担心的术后并发症，因此，胸外科医生采取多种措施以期降低其发生率[1]。然而，多数措施被证明是无效的，例如手工吻合、VATS手术以及胸骨前入路消化道重建。尽管胃缺血预处理也被证实无益于降低消化道瘘的发生率[1]，但需全面分析诸多临床研究的数据，才能更接近事实的真相。

若想明确胃缺血预处理能否改善吻合口生长，需要澄清两个问题，一是胃缺血预处理维持时间问题，也就是胃缺血预处理手术之后多久进行食管切除术及消化道重建。Schroder等及Nguyen等的研究显示，两次手术间隔时间<1周，患者并不能从胃缺血预处理中受益，甚至有增加消化道瘘发生率的趋势[2-3]。这其实不难理解，近期的缺血预处理并不能使胃组织在短时间内建立有效的新生血管及相应的血流灌注，自然无法达到降低消化道瘘发生率的效果。相反，由于缺血预处理增加了手术创伤，加剧了周围组织粘连程度以及分离粘连造成的组织损伤[4]，也就不难理解有增加消化道瘘发生率的风险了。那么，延长缺血预处理维持时间是否会对消化道瘘产生不同的影响？Veeramootoo等的研究很好地回答了这个问题。其结果显示，当缺血预处理时间长达2周时，消化道瘘发生率较无预处理患者有明显的下降趋势（5.7% vs. 20%，P=0.07）。更令人感兴趣的是，他的研究还有一组缺血预处理维持时间为5 d的患者（7例），该组患者的消化道瘘发生率为100%。该研究证实了缺血预处理对吻合口生长的影响与维持时间密切相关。此外，在动物模型中，也证实了类似的现象。在刚完成胃缺血预处理时，胃组织微循环血流灌注量显著降低。胃组织恢复预处理前的血流灌注水平，在胃大弯区需时4周，而胃小弯区甚至需时8周[5]。而在本研究中，作者从新生微血管数量角度证实，延长缺血预处理维持时间可以促进新血管形成，且阻断胃周血管越彻底，促进新血管形成效果越显著。不过受限于样本量过小，本研究并未观察到试验组消化道瘘发生率的差异。这些研究的结果都为进一步的胃缺血预处理临床研究提供非常重要的前期数据。

第二个需要澄清的问题是胃缺血预处理干预对象的选择。一项预防措施，尤其是有创预防措施，其效果很大程度上取决于其所预防的事件的发生率。胃缺血预处理作为一项手术操作，其对患者的损伤是不可避免的。但在其所预防的消化道瘘方面，不同术式的消化道瘘发生率截然不同。众所周知，胸内吻合的消化道瘘发生率约2.96%，而颈部吻合的消化道瘘发生率则高达13.64%[1]。消化道瘘的发生几率越小，胃缺血预处理的预防作用就越容易被掩盖，或者说，就需要越大的患者样本量来证实其预防效果。Veeramootoo等的研究之所以观察到缺血预处理的预防效果，除了维持时间长达2周以外，其整组患者消化道瘘发生率较高也是原因之一[4]。

胃缺血预处理的方式，除外科手术以外，亦可行介入动脉栓塞。在动脉栓塞方式中，同样可以观察到，缺血预处理维持时间越长，管状胃制作后保留的血液灌注越多[6]。Ghelfi等的研究中[7]，缺血预处理维持中位时间为36 d，预处理组消化道瘘发生率显著低于对照组。可见，介入动脉栓塞与外科手术类似，可以改善食管癌切除术后管状胃的血流灌注，并减少消化道瘘发生率。至于两种处理方式之间的安全性及效果对比，尚未有相关报道。

在研究方法方面，本研究将胃黏膜下层微血管数量作为主要观察指标。虽然这是一种较为客观的评价方法，亦可以间接反映胃组织血流灌注情况，但是这并不能完全等同于消化道瘘发生率。笔者认为，吻合口位置越高（例如颈部吻合），胃网膜右动脉就需要克服更大的重力因素为吻合口周围组织供给血流，消化道瘘发生率也会相应增加。而本研究中，三组之间三切口手术的比例并不相同，作者也未将其作为影响因素进行组间平衡，故在科学严谨性方面还有提升空间。在将来的临床研究中，希望能将颈部吻合和胸内吻合加以区别对待，并且，如果能将吻合口瘘发生率作为主要观察指标，将会更有说服力。

最后，笔者还要提出一个既往研究尚未涉及的问题：食管癌切除术前新辅助化疗和缺血预处理孰先孰后？虽然化疗前行缺血预处理，可以保证更多的缺血预处理时间，但是结扎胃左血管及胃短血管以后再行化疗，能否影响化疗效果，尤其对于胸下段食管癌，腹腔淋巴结转移问题不容忽视，更需注意阻断血管对化疗效果的影响。希望后续的随机对照临床研究可以将该因素考虑在内。

综上，本研究提示延长缺血预处理维持时间并未影响后续食管癌切除术的安全性，并可以增加管状胃远端的新血管形成，为将来胃缺血预处理随机对照临床试验提供可信的依据。同时，希望将来开展的临床研究，能够将研究人群消化道瘘发生率及结扎胃周血管对化疗效果的影响等因素考虑在内，以期获得更令人信服的试验结果。

参考文献

[1] Markar，SR，Arya S，Karthikesalingam A，et al. Technical factors that affect anastomotic integrity following esophagectomy：systematic review and meta-analysis. Annals of surgical oncology，2013，20：4274–4281.

[2] Schröder W，Hölscher AH，Bludau M，et al. Ivor-Lewis esophagectomy with and without laparoscopic conditioning of the gastric conduit. World journal of surgery，2010，34：738–743.

[3] Nguyen NT，Nguyen XM，Reavis KM，et al. Minimally invasive esophagectomy with and without gastric ischemic conditioning. Surgical endoscopy，2012，26：1637–1641.

[4] Veeramootoo D，Shore AC，Shields B，et al. Ischemic conditioning shows a time-dependant influence on the fate of the gastric conduit after minimally invasive esophagectomy. Surgical endoscopy，2010，24：1126–1131.

[5] Mittermair C，Klaus A，Scheidl S et al. Functional capillary density in ischemic conditioning：implications for esophageal resection with the gastric conduit. Am J Surg，2008，196：88–92.

[6] Akiyama S，Ito S，Sekiguchi H，et al. Preoperative embolization of gastric arteries for esophageal cancer. Surgery，1996，120：542–546.

[7] Ghelfi J，Brichon PY，Frandon J，et al. Ischemic Gastric Conditioning by Preoperative Arterial Embolization Before Oncologic Esophagectomy：A Single-Center Experience. Cardiovascular and interventional radiology，2017，40：712–720.

作者：阎石、吴楠，北京大学肿瘤医院胸外科

第2节　术中应用靛青绿荧光法确定管胃血供联合术后内窥镜检查吻合口评价食管切除术后吻合口愈合情况的临床研究

原文标题：Assessment of the blood supply using the indocyanine green fluorescence method and postoperative endoscopic evaluation of anastomosis of the gastric tube during esophagectomy

原文作者：Hiroyuki Kitagawa, Tsutomu Namikawa, Jun Iwabu, Kazune Fujisawa, Sunao Uemura, Sachi Tsuda, Kazuhiro Hanazaki

Department of Surgery, Kochi Medical School, KohasuOkocho, Nankoku, Kochi 783-8505, Japan

刊载信息：Surg Endosc 2017, Sep 15. doi: 10.1007/s00464-017-5857-6

1　研究背景与目的

术后的吻合口瘘是食管切除术后管胃代食管的严重并发症。本研究的目的是评价术后内镜观察吻合口的作用，以及其与术中应用靛青绿荧光显影技术评价管胃血运的关系。

2　方法

作者回顾研究了72例连续的食管切除管胃代食管手术的病例，并于术中应用了靛青绿荧光方法（indocynine green，ICG）观察管胃的血运。46例患者进行了ICG线型标记的方法（LMM组，在制作管胃前使用ICG）。术中，在制作管胃前，由麻醉医生从中心静脉导管注射5 mg的靛青染料。血流通过胃网膜右血管到达胃的时候，所有手术参与人员（手术医生、护士、麻醉医生等）直接观察到胃颜色的改变。然后，根据颜色改变的边缘，决定直线切割吻合器的边缘。并将管胃拉至颈部，再经ICG的染色情况决定吻合口位置，进行端侧或端端吻合。另外26例患者应用传统的方法作为（对照组，制作管胃后再应用ICG），即在管胃制作后，注射染料，观察最佳吻合口位置。术后第7天以内镜评价吻合口情况，结果按照如下的方法分级：Ⅰ级，正常或仅部分被覆白苔；Ⅱ级，溃疡小于吻合口的一半；Ⅲ级，溃疡大于吻合口的一半。

3　结果

在全部72例患者中，有7例发生了吻合口瘘（9.7%）。LMM组的吻合口瘘的发生率倾向于小于对照组（6.5% vs. 15.4%；P=0.244）。40例进行内镜检查的患者，3例发生吻合口瘘（7.5%）。内镜分级与吻合口瘘的发生有显著的相关性（P<0.001）。更好的术中ICG评价结果也与术后更好的内镜评级呈相关性（P=0.041）。在多因素分析的结果中，仅有合并心血管疾病是吻合口瘘发生的独立影响因素。

4　结论

术中ICG评价管胃血运的方法与术后内镜吻合口分级的方法呈相关性。

总结：姜宏景，天津医科大学附属肿瘤医院

[点 评]

术后的吻合口瘘是食管切除术中管胃代食管的严重并发症，很长时间以来都是困扰胸外科医生的重要难题。Hiroyuki Kitagawa等[1]尝试应用ICG在食管切除术中来判断管型胃的血运情况，也是对吻合口瘘这一关键问题的破解进行的有益的探索。同时作者还选用了内镜的方法作为术后吻合口检查的方法，并试图比较内镜和ICG两种方法对吻合口愈合情况的评价效果。

作者回顾了72例连续的食管切除管胃代食管手术的病例，46例患者进行了ICG线型标记的方法作为LMM组，另外26例患者应用传统的方法作为对照组。术后第7天以内镜评价吻合口情况，结果按照如下的方法分级：Ⅰ级，正常或仅部分被覆白苔；Ⅱ级，溃疡小于吻合口的一半；Ⅲ级，溃疡大于吻合口的一半。在全部72例患者中，有7例发生了吻合口瘘（9.7%）。最终作者得到的结论是术中ICG评价管胃血运的方法与术后内镜吻合口分级的方法有很强的相关性。

应该说，作者对于吻合口瘘发生的影响因素进行了有益的研究，并且采用的方法对于吻合口及管胃的血运判断是有一定的帮助的。但是作者的研究也存在一些问题。

（1）作者对于ICG检查的评判指标是属于主观性指标[2-3]，也难于量化。虽然整个过程，对于参与手术的每一个人都是可见的，但是其对于结果的判断过于模糊，为将来的重复带来一定的问题。

（2）作者研究的样本量过小，而吻合口瘘的发生比例在3%~30%，在本文中也只有7例患者发生了吻合口瘘。此外，作者在文中提及，心血管合并症是影响术后是否发生吻合口瘘的唯一独立影响因素，该结论与其样本量过小有直接关系。相反，国内的相关食管癌的研究样本量却是非常之大[4]，虽然为回顾性资料，但是足够的样本量才能更具实际意义和说服力。

（3）作者所选取的病例，是从2011年3月—2017年3月，6年的连续病例。在研究期内，平均年手术量仅为12例。手术的密度不足，会严重影响手术医生对本术式的理解和熟练程度，以至于在仅仅72例的患者中便发生胃网膜右静脉的损伤，虽然是偶然现象，但这或许也与手术量过低有关。

（4）内镜检查，并非术后吻合口瘘检查方法的金标准[5]。一方面，有时候吻合口瘘并不容易为胃镜检查所发现；另一方面，胃镜检查是充气造成的管腔内的压力改变和胃镜本身的冲击和摩擦，很容易引起术后消化道内的医源性损伤。

（5）文中提及，有几例患者在进行ICG检查的时候，发现吻合点附近的血运情况不好，在术中临时改变了手术方式，由机械的端侧吻合改为手工的端端吻合。通常情况下，除了管胃长度过短，端端吻合的位置通常会比端侧吻合在管胃侧的位置更高，也就是离保留的胃网膜右动脉更远，从而造成血运更差。但其结果显示手工吻合优于机械吻合，那么是否今后建议更换为手工吻合？

（6）文中认为吻合口血运影响吻合口瘘的发生。但文中仅仅提到了管胃一端的血运情况，那么食管一端的血运又是如何呢？本研究中有少数胃咽吻合的病例，并未发生吻合口瘘。事实上，我们也有类似的经验，胃咽吻合后的吻合口瘘发生率并不高。理论上胃咽吻合的位置更高，吻合点离胃网膜右血管的距离更远，血运更差。那么食管胃吻合口缺血的情况是否与食管一侧的血运关系更大些呢？当然，该设想尚无定论。

（7）文中并未提及，在其经过ICG检查后确定的管胃的切线与大弯侧的距离，也就是管胃的宽度。一方面，在确定这一距离的时候，一定会存在主观偏差的情况，每一次手术（考虑到作者的年平均例数的限制）中判断的均一性较差。而且，血运情况的个体差异以及术前是否接受放化疗[6]也是纳入考虑的问题。其中个体之间的差异，甚至器官之间的差异使得血运的好坏存在相对情况。另一方面，随着近年来管胃代食管的手术方式的兴起，很多中心采用细管胃[7]，这在一定程度上减小了术后吻合口瘘所继发的感染症状，甚至很多患者的吻合口瘘是无症状的，而往往需要由术后的检查（多为钡餐和CT）所发现。

（8）文中提及有些病例因术中的ICG检查结果而改变了吻合的方法；同时因术后内镜的评价而改变了

患者的进食方法。虽然符合伦理，但这样使得原有的相关性或其他因素的相关性受到干扰。该研究需要更多动物实验的数据来支持，但吻合口瘘率过低，又给动物实验带来很多的不便。

当然，作者在这一研究中的工作，对于吻合口瘘预防的改进方法还是做了非常好的探索。尚需多中心以及大数据量的病例研究明确其有效性。

参考文献

[1] Kitagawa H, Namikawa T, Iwabu J, et al. Assessment of the blood supply using the indocyanine green fluorescence method and postoperative endoscopic evaluation of anastomosis of the gastric tube during esophagectomy. Surg Endosc, 2018, 32:1749–1754.

[2] Namikawa T, Sato T, Hanazaki K. Recent advances in near-infrared fluorescence-guided imaging surgery using indocyanine green. Surg Today, 2015, 45: 1467–1474.

[3] Namikawa T, Uemura S, Kondo N, et al. Successful preservation of the mesenteric and bowel circulation with treatment for a ruptured superior mesenteric artery aneurysm using the HyperEye Medical System. Am Surg, 2014, 80: E359–E361.

[4] 邵令方, 高宗人, 卫功铨, 等. 食管癌和贲门癌的外科治疗. 中华外科杂志, 2001, 39: 44–46.

[5] Schaible A, Sauer P, Hartwig W, et al. Radiologic versus endoscopic evaluation of the conduit after esophageal resection: a prospective, blinded, intraindividually controlled diagnostic study. Surg Endosc, 2014, 28: 2078–2085

[6] Goense L, van Rossum PS, Weijs TJ, et al. Aortic calcification increases the risk of anastomotic leakage after Ivor-Lewis esophagectomy. Ann Thorac Surg, 2016, 102: 247–252.

[7] Zhang M, Wu QC, Li Q, et al. Comparison of the health-related quality of life in patients with narrow gastric tube and whole stomach reconstruction after oncologic esophagectomy: a prospective randomized study. Scand J Surg, 2013, 102: 77–82.

作者：姜宏景，天津医科大学附属肿瘤医院

第3节　术前血管影像检查评估食管癌术后胃壁坏死的意义

原文标题：Preoperative imaging and prediction of oesophageal conduit necrosis after oesophagectomy for cancer

原文作者：P. Lainas[1], D. Fuks[1,5], S. Gaujoux[3,5], Z. Machroub[4], A. Fregeville[2], T. Perniceni[1], F. Mal[1], Dousset[3,5] and B. Gayet[1,5]

Dep artments of [1]Digestive Disease and [2]Radiology, Institut Mutualiste Montsouris, [3]Department of Digestive Surgery and [4]Intensive Care Unit, Hôpital Cochin, and [5]Université Paris Descartes, Paris, France

Correspondence to: Dr B. Gayet, Department of Digestive Disease, Institut Mutualiste Montsouris, Université Paris Descartes, 42 Boulevard Jourdan, 75014 Paris, France (e-mail: brice.gayet@imm.fr).

刊载信息：Br J Surg 2017,104(10):1346-1354.

1　研究背景

食管癌手术后胃壁坏死比较少见，但是致死率高，是食管癌手术严重的并发症，而腹腔干血管原发性狭窄在人群中并不少见，本篇文章分析了术前影像学评估腹腔干血管狭窄和食管癌手术后管壁坏死的关系。

2　研究方法

该研究连续回顾性分析了自2004年1月—2014年7月法国巴黎两个医学中心的食管癌患者，所有患者诊断为中下段食管癌，接受了Ivor-Lewis手术。患者在术前用多排强化螺旋CT评估了腹腔干情况，分为正常、外压性狭窄（韧带压迫）和内在性狭窄（动脉粥样硬化）。局部晚期的患者都接受了新辅助化疗+/−放疗，所有患者腹部开放或者腹腔镜超声刀游离胃，胃小弯侧用直线闭合器切割闭合，制作"管胃"，右侧开胸胃代食管胸腔上部手工吻合。幽门成形术依据主刀医生习惯选择。

所有患者术后硬膜外镇痛，鼻胃管保留5 d，术后7 d行对比增强CT（口服造影剂），可疑瘘的患者行内镜检查。内镜下发现食管黏膜变为黑色缺血，界限清晰的黏膜水肿伴溃疡诊断为管壁坏死。

3　结果

共481例患者经受了Ivor-Lewis手术，10例（2.1%）经胃镜证实发生了术后管壁坏死，其中9例伴有吻合口瘘。对发生管壁坏死和未发生坏死的患者进行对比，结果显示与患者年龄、性别、术前营养状态、手术差异、术前新辅助无关；两组间手术时间、失血量、超声刀使用等因素对比差异无统计学意义。术前CT证实431例患者（91.5%）腹腔干血管完全正常没有发生管壁坏死，1例腹腔干血管正常但发生了管壁坏死。术前影像学检查发现，10例坏死患者中有5例有腹腔干血管外压性狭窄，未坏死组中有2例外压性狭窄（$P<0.001$）；坏死组中有8例存在内在性狭窄，未坏死组有11例存在内在性狭窄（$P<0.001$）；坏死组中5例发现胃左血管变细或者只有单支胃左血管，未坏死组8例发现上述情况（$P<0.001$）。

坏死组里7例行手术清创引流近端旷置远端胃还纳腹腔，2例经抗炎支架植入痊愈，1例未及手术死亡，共有3例患者死于多器官功能衰竭。未坏死组有75例发生吻合口瘘，其中28例保守治疗痊愈。

4　结论

食管癌术后死亡原因常见的有吻合口瘘、管壁坏死、肺部并发症。管壁坏死发生率为1%~3%，一旦发生坏死，应该立即手术，手术方式视坏死程度决定，严重者需行清创引流、切断吻合口、胃远端还纳腹腔。本研究可以得出结论，管壁坏死和腹腔干血管狭窄有关。

总结：李勇，中国医学科学院肿瘤医院胸外科

[点 评]

食管癌术后胃壁坏死——外科医生的噩梦

食管癌最有效的治疗手段仍是外科手术，最近由于腔镜技术进展，食管癌手术进入一个新的发展阶段，新的手术方式颠覆了传统手术，带来了理念的更新，同时也给外科医生带来很多新的困扰。

法国学者P. La ina s等回顾性分析了481例食管癌手术患者，研究新颖之处在于从腹腔干动脉狭窄或者胃左动脉变异导致的供血情况不足角度分析食管癌术后发生食管和胃黏膜坏死原因，研究结果提示腹腔干血管由于韧带外压性狭窄和动脉粥样硬化形成的狭窄会造成食管和胃壁坏死，提示可以作为一个独立因素进行术前评估。国内研究腹腔干血管狭窄与食管癌手术并发症关系的报道极少。

食管癌手术是一个复杂的过程，尤其代食管的器官要"跨界"从腹腔到胸腔甚至到颈部，这个重建过程带来的最可能的致命并发症就是吻合口瘘或者代器官坏死造成的更大的瘘口，通常认为，瘘的发生与器官血运有直接关系。我国学者多认为，食管癌术后管壁坏死多发生在颈部吻合，胸内吻合发生率极低，仍考虑颈部吻合路径较长，吻合部位血运不足，空间狭窄有关。

该研究存在一些争议。第一，腹腔干血管狭窄程度是否能够准确定义？每个人的身体状态和发育不同，血管内径绝对值不能完全代表供应器官的血运。胃容积的大小和胃壁厚度没有做分析，而这些因素应该与供应血管内径有关系。第二，胃供血的优势血管没有做对比。除了腹腔干对胃供血外，是否存在其他侧枝血管循环或者代偿性血管增粗，尤其是外压性血管狭窄，是否胃壁血运已经得到完全代偿？第三，胃壁重造后血运有何改变？吻合部位和胃残端是否为劣势血供区域？第四，大片管壁坏死可以和吻合口瘘区分，而小范围管壁坏死，尤其是临近吻合口处的管壁坏死是否与吻合方式有关？

由于是回顾性分析，数据分析难以满足所有推论。目前临床上所用的荧光照相技术，可以比较准确地评估胃和食管血运，国内外已经有单位在初步开展研究，期望有更详尽的结论。

而本研究中处理胃壁坏死的方法值得借鉴，一旦有较大管壁坏死，积极手术清创，切除坏死组织，还纳胃壁，食管旷置，待病情稳定后行二期手术。

正如作者提到的，食管癌术后胃壁坏死是一个多因素的过程。在笔者看来，规范操作，优化手术流程，优化围手术期管理，尤其是更多病例的研究积累，才是减少此类并发症的关键。

作者：李勇，中国医学科学院肿瘤医院胸外科

第4节　碘油淋巴结内造影治愈食管切除术后颈部乳糜漏：个案报道1例

原文标题：Cervical chylous leakage following esophagectomy that was successfully treated by intranodal lipiodol lymphangiography: a case report

原文作者：Tatsuro Tamura[1]*, Naoshi Kubo[2], Akira Yamamoto[3], Katsunobu Sakurai[2], Takahiro Toyokawa[1], Hiroaki Tanaka[1], Kazuya Muguruma[1], Masakazu Yashiro[1], Kiyoshi Maeda[1], Kosei Hirakawa[1], Masaichi Ohira[1]

*Correspondence: tamura.tatsuro@med.osaka-cu.ac.jp[1]

Department of Surgical Oncology, Osaka City University, Graduate School of Medicine, 1-4-3 Asahi-machi, Abeno-ku, Osaka, Japan

刊载信息：BMC Surg 2017,17(1):20.

1　背景

乳糜漏一种是为大家熟悉的食管切除术后并发症，但颈部乳糜漏相对少见，治疗也存在很大争议。在此，报告1例由淋巴结内碘油造影成功治愈的颈部乳糜漏。

2　病例介绍

患者，男，70岁。诊断为胸上段食管癌。新辅助化疗2个周期（氟尿嘧啶联合顺铂方案），疗效评价为疾病进展（progressive disease，PD）。行胸腔镜+手辅助腹腔镜、三野淋巴结清扫、食管癌根治术。术后病理为食管鳞癌，病理分期为$pT_{1b}N_1M_0$，pStage Ⅱ（日本食管癌分期，第10版）。术后出现颈部乳糜漏。自术后第2天开始，颈部引流管引流液体量每日增加200~300 mL/d。于术后第5天开始给予奥曲肽300 μg/d，术后第6天开始给予依替福林120 mg/d。而颈部引流量未见减少。术后第8天在B超引导下将造影剂直接注射到腹股沟淋巴结行淋巴结内碘油淋巴造影。造影之后第1天，颈部引流量即明显减少。术后第13 d拔除引流管。术后第23天患者出院。

3　结论

此病例提示淋巴造影对于食管切除术后的颈部乳糜漏有治疗价值。

总结：崔永，首都医科大学附属北京友谊医院胸外科

[点 评]

一种可用于乳糜漏治疗的方法——淋巴结内淋巴造影术

在胸外科，术后乳糜漏发生率并不是很高，文献报道在1.3%~3.4%[1-2]。其中相对常见的是乳糜胸，颈部的乳糜漏少见，后者更常见于头颈外科的手术，如甲状腺癌根治术等。

如果乳糜漏的量不大，持续时间不长，很少造成危险。但大量、持续的乳糜漏，使机体丢失大量的体液、电解质、脂肪、血浆蛋白、免疫细胞，会造成严重的营养不良、电解质紊乱和抵抗力降低，则可能危及患者生命[3-4]。

为预防术后乳糜漏的发生，有人提倡在食管切除术中常规预防性结扎胸导管，但争论一直存在[5]。一般而言，胸外科手术中，食管癌手术造成的乳糜漏往往较肺癌手术造成的更为严重，更多的需要再次手术来处理。总的来讲，预防性结扎不应该作为食管癌手术的常规步骤进行推荐，但对于乳糜胸发生率高的单位或术者，或对于肿瘤有明显外侵的部分患者，预防性结扎可能有益。

乳糜漏发生之后，治疗方案的选择便可能成为一种困扰。治疗的思路通常首先减少乳糜液的产生，比如低脂饮食或完全禁食、静脉营养；或应用药物，如奥曲肽（一种生长抑素）[6-7]；另外，依替福林（拟肾上腺素药，用于治疗低血压）对乳糜漏的治疗也有帮助[8]。另外一个选择是促进粘连形成，对漏口形成压迫，主要的方法是应用各种粘连剂。但粘连剂的使用可能会给再次手术带来困难。如果乳糜漏的量不大，损伤部位不是胸导管的主干或主要侧枝，没有严重阻塞乳糜回流的因素，上述治疗通常可以达到治愈的目的。保守治疗无效的乳糜漏则需考虑手术治疗，直接结扎破口或行低位胸导管结扎。直接结扎破口的方法效果上更为可靠，口服或胃管注入牛奶、橄榄油或显色剂的方法有助于寻找破口，但有时在术中确定破口

的位置会非常困难。低位结扎胸导管则有较多失败的风险，一方面是胸导管的解剖存在分支或走行上有变异，另一方面可能是结扎的部位不准确。有人提出术中将胸导管切除一段，通过病理来证明结扎的准确性。实际价值有限。手术结扎的时机也很难选择，过早、过于积极的手术，造成不必要的损伤和负担；犹豫不决，又可能延误时机，增加消耗和损失，并使手术时的风险增加。

总的来讲，术后乳糜漏的治疗并未形成能够为大家所普遍接受的规范，经常需要根据具体情况做个体化的选择，并在很大程度上取决于术者的经验和判断。临床工作中非常需要一种有效、无创的方法来治疗术后乳糜漏。本文报道1例食管术后颈部乳糜漏的病例，常规保守治疗无效，经淋巴造影后第1天便观察到乳糜漏的量显著减少，并在随后几天内完全消失。虽是个案，但也为术后乳糜漏的治疗提供了一个新的重要的思路和选择。

该个案所采用的淋巴造影术，作为一种诊断技术，已经在临床上应用很多年。以有机碘作为造影剂，最初通常采用淋巴管内注射法。常用方法注射部位为足背部淋巴管。但该法存在很多问题：①步骤繁琐，术前需皮下注射Patent蓝，淋巴管染色清楚后方能显示淋巴管所在部位；②手术操作技术要求高，需使用显微外科器械，特制穿刺针，甚至使用双目显微镜；③失败率高，因淋巴管本身较细加之淋巴管收缩等原因均加大了穿刺的难度。后来，出现了经腹股沟淋巴结穿刺造影，接近本病例所介绍的方法。手术切开皮肤，解剖显露腹股沟淋巴结，普通针头穿刺淋巴结注射造影剂。本病例介绍的方法与之不同的是在B超引导下直接进行腹股沟淋巴结穿刺，更微创和简便，而且便于推广[9-10]。

淋巴造影传统上是用于乳糜漏的诊断，比如用来判断是否存在淋巴漏或定位乳糜漏的具体部位，而不是治疗[5,9]。但正如个案报道所述，临床上确实也观察到一些乳糜漏的患者，甚至是经非手术治疗失败的患者经碘油淋巴造影而治愈[4,9]。推测其作用机制可能是碘油本身或碘油引起的炎症反应对漏口或淋巴管的阻塞作用[9]。

该个案所报道的虽然是淋巴结内淋巴造影术在食管术后颈部淋巴漏的治疗作用，但对于其他成因、其他部位的淋巴漏，如胸外科临床相对常见的食管癌或肺癌术后的乳糜胸的治疗，也有重要的借鉴价值。鉴于这一方法兼有诊断价值，及简便、安全、微创的特性，有希望成为治疗乳糜漏的重要手段。

参考文献

[1] Kaburagi T, Takeuchi H, Oyama T, et al. Intraoperative fluorescence lymphography using indocyanine green in a patient with chylothorax after esophagectomy: report of a case. Surg Today, 2013, 43: 206–210.

[2] Paul S, Altorki NK, Port JL, et al. Surgical management of chylothorax. Thorac Cardiovasc Surg, 2009, 57: 226–228.

[3] Parvinian A, Mohan GC, Gaba RC, et al. Ultrasound-guided intranodal lymphangiography followed by thoracic duct embolization for treatment of postoperative bilateral chylothorax. Head Neck, 2014, 36: E21–E24.

[4] Matsumoto T, Yamagami T, Kato T, et al. The effectiveness of lumphangiography as a treatment method for various chyle leakages. Br J Radiol, 2009, 82: 286–290.

[5] Fu JH, Hu Y, Huang WZ, et al. Evaluating prophylactic ligation of thoracic duct during radical resection of esophageal carcinoma. Ai Zheng, 2006, 25: 728–730.

[6] Epaud R, Dubern B, Larroquet M, et al. Thetapeutic strategies for idiopathic chylothorax. J Pediatr Surg, 2008, 43: 461–465.

[7] Snow AL, Uller W, Kim HB, et al. Percutaneous embolization of a chylous leak from thoracic duct injury in a child. Cardiovasc Intervent Radiol, 2014, 37: 1111–1113.

[8] Ohkura Y, Ueno M, Iizuka T, et al. New Combined Medical Treatment With Etilefrine and Octreotide for Chylothorax After Esophagectomy: A Case Report and Review of the Literature. Medicine (Baltimore), 2015, 94: e2214.

[9] Nadolski GJ, Itkin M. Feasibility of ultrasound-guided intranodal lymphangiogram for thoracic duct embolization. J Vasc Interv Radiol, 2012, 23: 613–616.

[10] Yamamoto M, Miyata H, Yamasaki M, et al. Chylothorax after esophagectomy cured by intranodal lymphangiography: a case report. Anticancer Res, 2015, 35: 891–895.

作者：崔永，首都医科大学附属北京友谊医院胸外科

第5节　胸腔镜食管癌切除术前磁共振胸导管显像新技术的临床意义

原文标题：Clinical Significance of New Magnetic Resonance Thoracic Ductography Before Thoracoscopic Esophagectomy for Esophageal Cancer

原文作者：Junya Oguma[1], Soji Ozawa, Akihito Kazuno, Miho Nitta, Yamato Ninomiya, Kentaro Yatabe, Tetsu Niwa, Takakiyo Nomura

[1]Department of Gastroenterological Surgery, Tokai University; School of Medicine, 143 Shimokasuya, Isehara, Kanagawa 259-1193, Japan

刊载信息：World J Surg 2017,1-8.

1　研究背景

为了安全地清扫胸导管旁淋巴结，并防止术后乳糜胸的发生，食管癌切除术中辨认胸导管是非常重要的。正常胸导管是沿着降主动脉右侧向上注入左侧颈静脉角。然而，胸导管在发育过程中，原本要退化的位置有时会保留下来，而通常保留的位置有时却退化，最终导致胸导管的多种变异。胸导管损伤引起的乳糜胸会导致液体和蛋白质的大量丢失，对呼吸和循环系统造成严重影响。由于胸导管损伤的部位很难发现，乳糜胸的治疗很困难。作者运用磁共振动态减影新技术（magnetic resonance thoracic ductography，MRTD），在术前模拟胸导管成像，使胸腔镜食管癌切除术中胸导管附近的淋巴结清扫更安全。本研究的目的是评估MRTD是否能帮助外科医生在术前更好的辨认胸导管路径，有助于预防术中胸导管损伤，减少术后乳糜胸的发生。

2　研究方法

患者资料：2014年8月—2017年4月接受术前MRTD的连续130例胸腔镜食管癌切除患者（MRTD组）；2009年9月—2014年7月开展MRTD之前的连续160例胸腔镜食管切除患者（非MRTD组）。

3　手术过程

患者取俯卧位，左侧单肺通气，右胸6 mmHg CO_2人工气胸。先行上纵隔淋巴结清扫，在胸上段食道背侧辨认胸导管。如果行胸导管切除，则在颈胸交界处切断胸导管；中、下纵隔淋巴结清扫时于主动脉弓水平辨认胸导管；最后在下纵隔水平切断胸导管。通常临床分期Ⅱ期以上的食管癌患者行胸导管切除。

4　研究结果

ＭＲＴＤ组65例（50.0％）和非ＭＲＴＤ组65例（40.6％）行胸导管切除。非MRTD组9例患者（5.6％）术后发生乳糜胸（其中8例患者接受胸导管切除）；MRTD组2例患者（1.5％）出现乳糜胸（均为胸导管切除）（$P=0.133$）。非MRTD组中有4例患者发生ⅢB型乳糜胸（国际食管癌切除术相关并发症的标准化共识），而MRTD组中没有一例患者发生Ⅲ型乳糜胸。

术前MRTD发现胸导管畸形24例（18.5％），其中13例（10.0％）为分支异常，这是最常见变异类型。其次是窗型交通5例（3.8％），线型交通2例（1.5％）。异常分支位于主动脉弓上方8例，主动脉弓下方3例，跨越两个区域的2例。在所有病例中，窗型和线型交通变异均位于中下纵隔区域。3例患者术前MRTD正常（2.3％），但术中发现胸导管变异。

5　结论

术前MRTD发现胸导管变异率为18.5％，异常分支是最常见的类型。大部分的异常分支位于主动脉弓以上，因此上纵隔淋巴结清扫应特别小心。由于腔镜的放大效应，胸腔镜食管切除术中比开胸直视手术更清楚地看到胸导管的详细走行。对术前MRTD异常发现的患者，借助胸腔镜的放大视野仔细辨认异常胸导管，可以避免胸导管损伤。

尽管术前MRTD结果正常，术中仍然发现3例胸导管畸形（2.3％）。外科医生应该意识到术前MRTD有假阴性结果。

总结：林江波，福建医科大学附属协和医院胸外科

胸腔镜食管癌切除术前磁共振胸导管显像新技术的临床意义

为了安全地清扫胸导管旁淋巴结，并防止术后乳糜胸的发生，食管癌切除术中辨认胸导管是非常重要的。胸导管通常起源于第一腰椎前方的乳糜池，向上穿膈主动脉裂孔进入胸腔。沿脊柱右前方的胸主动脉与奇静脉之间上行，至第5胸椎水平向左侧斜行，沿脊柱左前方上行至颈部，注入左静脉角。上述典型结构的胸导管只占人群的40%~60%。从胚胎发育过程看，胸导管最初是两条对称的管道，然后两个管道之间部分发育，部分退化，多处彼此融合，最终形成单一管道。然而，在发育过程中通常胸导管退化的位置有时会保留下来，而通常保留的位置有时反而退化，最终导致胸导管的多种变异，如高位或低位的重复胸导管，胸导管网状交通，胸导管汇入奇静脉或右侧颈静脉角等[1]。

食管癌术中由于肿瘤切除和广泛纵隔淋巴结清扫，因此，预防胸导管损伤一直是胸外科医生迫切关注的问题。本研究的临床意义在于作者采用MRTD，对拟行胸腔镜食管癌切除的患者术前行胸导管成像，以详细了解胸导管的解剖路径以及可能存在的变异，有助于指导术中精确解剖，避免胸导管主干及其主要分支的损伤，进而降低术后乳糜胸的发生率。显然是一项很有意义的临床研究。

食管癌术后乳糜胸发生率虽然不高，但却是严重的并发症之一。胸导管引流横膈以下及膈上左半侧的淋巴液，每天总量可达1.5~2.5 L。乳糜液内含有大量的淋巴细胞、蛋白、甘油三酯、电解质，因此大量的乳糜液丢失将直接导致营养消耗、低蛋白血症、免疫功能缺陷等。预防性胸导管结扎是否能降低食管癌术后乳糜胸的发生率还存在争议[2]。FU等[3]报道常规行胸导管结扎降低肿瘤患者的远期生存率。因此，Lin等提出选择性胸导管结扎。术前6~10 h提前口服橄榄油120 mL，术中因胸导管充盈呈现乳白色而易于辨认。如果不慎损伤，

可以发现乳白色的乳糜液流出。对怀疑损伤的患者选择性行胸导管结扎，从而避免不必要胸导管结扎导致的生理紊乱，是一个合理的策略[4]。需要警惕的是，对一些特殊的患者，如肝硬化、腹水、肾病综合征、右心功能不全等，结扎胸导管会导致严重的后果。Yuan等报道将胸导管近端和奇静脉吻合，重建淋巴静脉循环，近期效果满意[5]。

除了磁共振胸导管显像技术，传统胸导管造影还包括：经下肢淋巴管X线造影、超声引导腹股沟淋巴结穿刺淋巴管X线造影等。但X线造影耗时长，存在下肢感染、栓塞等风险[6]。新的磁共振动态减影技术具有创伤小、检查耗时短、显像质量高等优点，是术前了解胸导管解剖和变异较理想的方法。但磁共振动态减影新技术检查价格高，出于经济效益考虑，不能作为食管癌术前的常规检查。作者建议磁共振胸导管成像只应用于预计术中行胸导管切除的患者。临床Ⅱ期或以上进展期食管癌患者，且无肝功能不全或营养不良的患者可选择性应用。

食管癌是否行包括胸导管在内的En-Bloc切除还存在争议。日本学者建议对T2以上的食管癌常规行胸导管切除，可以改善胸导管及其邻近淋巴结的清扫[6]。胸导管切除术后乳糜胸的发生率高于术中行胸导管保留，原因是：胸导管切除后遗留多条胸导管分支；而且胸导管切除术后淋巴引流的压力可能增加，导致多个微小的侧支淋巴管破裂发生淋巴漏。我们认为，磁共振动态减影新技术将对食管癌术后乳糜胸治疗提供有力的帮助，可以明确胸导管的解剖变异，发现隐蔽的乳糜瘘口，提高胸导管结扎的成功率。而且，随着现代介入技术的发展，经胸导管穿刺置入支架和注入胶水的胸导管栓塞术，已经成为术后乳糜胸微创治疗的新技术[7]。

本研究也存在局限性。首先，这是一个回顾性研

究，由于非磁共振胸导管成像组是在引进磁共振动态减影新技术之前，两组患者之间的偏倚是不可避免的，严格比较两组之间的手术结果难度较大。其次，食管癌术后乳糜胸的发生率不高，而该研究的样本量较小，为了证明磁共振胸导管成像有助于预防乳糜胸，还需要进行前瞻性临床试验。最后，胸导管切除的适应证是基于肿瘤分期和患者个体条件，例如食管肿瘤部位、有无外侵（T分期）、淋巴结转移情况（N分期）、患者体重指数等多因素。因此，乳糜胸的发病率可能受到选择偏倚的影响。

参考文献

[1] Johnson OW, Chick JF, Ghauhan NR, et al. The thoracic duct: clinical importance, anatomic variation, imaging, and embolization. Eur Radiol, 2016, 26(8): 2482–2493.

[2] Crucitti P, Mangiameli G, Petitti T, et al. Does prophylactic ligation of the thoracic duct reduce chylothorax rates in patients undergoing oesophagectomy? A systematic review and meta-analysis. Eur J Cardiothorac Surg, 2016, 50(6): 1019–1024.

[3] Fu JH, Hu Y, Huang WZ, et al. Evaluating prophylactic ligation of thoracic duct during radical resection of esophageal carcinoma. Ai Zheng, 2006, 25(6):728–730.

[4] Lin Y, Li Z, Li G, et al. Selective En Masse Ligation of the Thoracic Duct to Prevent Chyle Leak After Esophagectomy. Ann Thorac Surg, 2017, 103: 1802–1807.

[5] Yuan Y, Chen LQ, Zhao Y. Anastomosis Between Thoracic Duct and Azygos Vein During Esophagectomy: A Novel Technique with 3-year Follow-up. World J Surg, 2016, 40: 2984–2987.

[6] Udagawa H, Ueno M, Shinohara H, et al. Should lymph nodes along the thoracic duct be dissected routinely in radical esophagectomy? Esophagus, 2014, 11: 204–210.

[7] Marthaller KJ, Johnson SP, Pride RM, et al. Percutaneous embolization of thoracic duct injury postesophagectomy should be considered initial treatment for chylothorax before proceeding with open re-exploration. Am J Surg, 2015, 209: 235–239.

作者：林江波，福建医科大学附属协和医院胸外科

第5章 食管癌研究其他进展

第1节 食管癌术后胃代食管重建吻合口位置对于反流性食管炎的影响

原文标题：Impact of the Level of Anastomosis on Reflux Esophagitis Following Esophagectomy with Gastric Tube Reconstruction

原文作者：Makoto Sakai[1], Makoto Sohda[1], Tatsuya Miyazaki[1], Tomonori Yoshida[1], Yuji Kumakura[1], Hiroaki Honjo[1], Keigo Hara[1], Takehiko Yokobori[2], Hiroyuki Kuwano[1]

[1]Department of General Surgical Science, Graduate School of Medicine, Gunma University, 3-39-22 Showa-machi, Maebashi, Gunma 371-8511, Japan; [2]Department of Molecular Pharmacology and Oncology, Graduate School of Medicine, Gunma University, 3-39-22 Showa-machi, Maebashi, Gunma 371-8511, Japan

刊载信息：World J Surg 2017,41(3):804-809.

1 研究背景

在接受食管切除术后进行胃管重建的患者中，食管鳞癌患者通常选择颈部吻合，其反流性食管炎（reflux esophagitis，RE）的发生率显着低于胸腔内吻合的患者。然而，吻合水平对RE的真实影响仍不清楚。

2 研究方法

对53例胸段食管癌患者行食管癌根治术（McKeown三切口并三野淋巴结清扫）；胃食管吻合在颈部完成（环状吻合器行端侧吻合）；保留胃右血管的三个分支，做"管状胃"；常规行幽门成型。吻合口高度通过测量吻合口（stapled ring，A-SR）与胸骨切迹（sternal notch，B-SN）之间的相对距离来计算，以上A和B亮点都是通过CT影像来定位。

3 研究结果

30例（56.6%）患者吻合口相对吻合度<0，提示吻合口高度低于胸骨切迹水平，落于胸腔之内。RE患者（A~D级）的吻合口高度明显低于非RE患者（N级）（–0.062 vs. –0.012 mm/cm，$P=0.043$）。吻合口水平越低，RE越严重（$P=0.044$）。

4 结论

食管切除术后胃食管重建患者的吻合高度与RE发病率有关。吻合口术后下移至胸腔在一半以上的颈部吻合患者中出现。吻合口位置越低，RE越严重，这一规律在颈部吻合的患者中依然适用。

总结：李志刚，上海市胸科医院胸外科

[点 评]

"真的颈部吻合"可以降低反流性食管炎发生

这显然是一项非常有意义的研究[1]，它一共回答了两个问题：第一，吻合口位置高低与术后近端食管的反流性食管炎发生率密切相关，位置越低反流损伤越重，既往的研究都仅仅提示了颈部吻合的反流发生率低于胸内吻合，而这项研究对颈部吻合内的分层差异也做了解释，并得出和既往研究一样的结论；第二，在所有的颈部吻合中，其实有一半左右的吻合口已经落入了胸腔，这一点其实要比第一点更为重要。

造成术后残留食管出现反流性炎症的原因很多，主要围绕反流物成分和反流发生机制两个方面[2-3]。①在反流成分方面酸反流和碱反流都有作用，但既往研究都提示质子泵抑制药（proton pump inhibitor，PPI）治疗在食管癌术后预防反流和反流性黏膜损害方面意义不大，因此PPI已不作为食管癌术后常规被使用，尤其是长期使用。其实对于术后早期使用PPI是否可以降低吻合口并发症和改善早期反流证据也很少[4]。而碱反流即胆汁反流的影响却一直受大家重视，尤其是目前没有抑制和中和这类反流的有效方法。因此目前研究均对食管癌术后反流的成分做笼统分析，而对返流量更为关注。②这恰恰是我们要说的第二个问题，食管癌术后反流机制，目前可以包括迷走神经离断后的胃动力失常、贲门防返流结构消失、幽门功能异常、胃内容物多少、吻合口位置高低几个方面。胃动力失常、贲门防返流结构消失、幽门功能异常几个负面机制似乎随着时间的推移会逐渐好转[5-6]，幽门成形在食管鳞癌中的使用也不是非常多见。随着管状胃成形的宽度越来越小，胃内容物对反流的影响其实也已降低到最小。

本研究对最后一个问题——即吻合口位置对反流性损害的影响做了深入研究，尤其是对颈部吻合后的影响。如果吻合口在胸内，由于腹腔正压和胸腔负压的阶梯影响，可能会增加反流的机会[1]。理论上，吻合口位置在颈部应该可以最大限度地降低这一压力差的影响，但该研究非常精确的测量结果显示：其实很多颈部吻合后的吻合口又重新回落到了胸膜腔内，而其结果就是增加了反流损害。真实颈部吻合可以防止反流性食管炎发生。

因此，该研究提示我们在做颈部吻合时应尽量使吻合口落于颈部，不要为了平直而牵引吻合口向下进入胸膜腔内的纵隔，在减少反流的同时还可以防止吻合口瘘后感染物进入胸膜腔，出现胸腔和纵隔感染。

参考文献

[1] Sakai M，Sohda M，Miyazaki T，et al. Impact of the Level of Anastomosis on Reflux Esophagitis Following Esophagectomy with Gastric Tube Reconstruction. World J Surg，2017，41：804–809.

[2] Shibuya S，Fukudo S，Shineha R，et al. High incidence of reflux esophagitis observed by routine endoscopic examination after gastric pull-up esophagectomy. World J Surg，2003，27：580–583.

[3] Yamamoto S，Makuuchi H，Shimada H，et al. Clinical analysis of reflux esophagitis following esophagectomy with gastric tube reconstruction. J Gastroenterol，2007，42：342–345.

[4] Nishimura K，Tanaka T，Tsubuku T，et al. Reflux esophagitis after esophagectomy：impact of duodenogastroesophageal reflux. Dis Esophagus，2012，25：381–385.

[5] Nakabayashi T，Mochiki E，Kamiyama Y，et al. Impact of gastropyloric motor activity on the genesis of reflux esophagitis after an esophagectomy with gastric tube reconstruction. Ann Thorac Surg，2013，96：1833–1838.

[6] Gutschow C，Collard JM，Romagnoli R，et al. Denervated stomach as an esophageal substitute recovers intraluminal acidity with time. Ann Surg，2001，233：509–514.

作者：李志刚，上海市胸科医院胸外科

第2节　食管癌手术左右侧喉返神经旁淋巴结清扫策略应有所不同

原文标题：Distribution patterns of metastases in recurrent laryngeal nerve lymph nodes in patients with squamous cell esophageal cancer

原文作者：Takashi Kanemura, Tomoki Makino, Yasuhiro Miyazaki, et al.

Department of Gastroenterological Surgery, Graduate School of Medicine, Osaka University, 2-2 Yamadaoka, Suita city, 565-0871, Osaka, Japan

刊载信息：Diseases of the Esophagus 2017, 30(1): 1–7.

1　研究背景和目的

淋巴结转移率高是食管癌预后差的主要原因之一，喉返神经旁淋巴结（recurrent laryngeal nerve Lymph nodes，RLNNs）是最常见的区域转移淋巴结群组，文献报道占食管癌转移淋巴结的59%~81%。解剖喉返神经具有显露困难、左侧神经解剖路径长和容易损伤等特点；了解食管癌患者转移性喉返神经旁淋巴结（metastatic recurrent laryngeal nerve Lymph nodes，mRLNNs）的解剖分布特点，对于指导外科医生进行更有效、更彻底的淋巴结清扫，减少喉返神经的损伤，改善食管癌患者的生活质量和预后具有明显的临床意义。

2　方法

来自大阪大学的Tomoki Makino应用术前CT/PET-CT和病理验证，对胸段食管鳞癌患者手术清扫的mRLNNs进行了分析，立体构象了胸段食管癌患者喉返神经旁转移淋巴结解剖分布特点，为外科医生术中清扫淋巴结提供了重要临床借鉴。作者收集2008—2010年189例接受食管切除术和二野或三野淋巴结清扫术胸段食管癌患者的资料，双侧喉返神经旁淋巴结清扫范围为神经的起始部到甲状腺下动脉水平。51例患者（27.0%）病理确诊存在mRLNNs。排除术前CT检查无法在影像上识别的mRLNN、边界不清的疑似侵犯邻近结构及单侧RLNNs有两个以上转移淋巴结的病例。

3　结果

最终确定术前CT检查发现40例患者的64个病理验证的mRLNNs（右侧31个；左侧33个）纳入本研究。应用首次住院CT检查评估这些肿大淋巴结的轴向最大长轴和短轴、长轴短轴比、距离颈静脉切迹水平的垂直距离（以颈静脉切迹水平为0点）以及淋巴结中间轴与气管平面横断面前正中矢状线的成角。15例患者有右侧mRLNNs，15例患者有左侧mRLNNs，10例患者有双侧mRLNNs，33例患者接受了三野淋巴结清扫，淋巴结最小长轴为4.5 mm，平均每例患者有1.52个mRLNNs。左、右侧mRLNNs距离颈静脉切迹的平均垂直距离分别为（−14.5±23.8）mm和（+2.0±13.1）mm（$P=0.0006$）。右侧mRLNNs多分布于颈静脉切迹水平神经起始部上下较集中的区域，61.3%的右侧mRLNNs位于颈静脉切迹水平以上；左侧mRLNNs多垂直分布于沿左侧喉返神经向前的广泛区域，有39.3%的左侧mRLNNs位于颈静脉切迹水平以上。左、右侧mRLNNs与气管平面横断面前正中矢状线的成角分别为（137.2°±11.28°）和（94.3°±631.68°）（$P<0.0001$）。左侧mRLNNs在气管周围分布更广泛，而分布于颈静脉切迹水平之上的左侧mRLNNs更多分布于靠前侧。右侧mRLNNs的最大短轴比左侧mRLNNs最大短轴较大[（8.6±4.4）mm vs.（6.8±2.6）mm，$P=0.026$]，转移性RLNNs更倾向圆形而非椭圆形。平均随访972 d，5年生存率70.3%。14例患者发生复发转移，11例患者淋巴结复发转移：2例锁骨上淋巴结复发，2例RLNNs复发，9例同时有RLNNs和纵隔淋巴结复发；10例患者发生血行转移。

4　结论

因左、右侧mRLNNs的解剖特点和分布不同，所以外科医生清扫左、右侧RLNNs淋巴结的策略和关注点应有所不同，根治性清扫时应重视颈静脉切迹水平的左侧喉返神经旁淋巴结，术前检查颈静脉切迹水平之上疑有左侧mRLNNs的患者增加颈部切口更适合淋巴结清扫。

总结：刘宝兴，郑州大学附属肿瘤医院胸外科；李印，中国医学科学院肿瘤医院胸外科

[点 评]

胸段食管鳞癌手术左右侧喉返神经旁淋巴结清扫策略应有所不同

这项研究对临床有借鉴意义的结果有两点[1]：①左右侧mRLNNs最大短轴分别为（6.8±2.6）mm和（8.6±4.4）mm，小于通常认为的转移淋巴结的判断标准（10 mm），mRLNNs倾向于圆形而不是通常认为的椭圆形；对于mRLNNs最大短轴径右侧较左侧大可能解释是左右侧RLNNs的引流特点不同[2-3]，右侧RLNNs除收纳全段食管的淋巴引回流外还收集其他组织器官的淋巴回流，而左侧RLNNs更多偏重于汇集部分食管的淋巴回流。②mRLNNs解剖分布存在差异，右侧mRLNNs多分布于沿颈静脉切迹水平上下较集中的神经起始部区域，而左侧mRLNNs多分布于沿左侧喉返神经走行上下的广泛区域；与右侧mRLNNs多分布于气管的右侧后侧相比，左侧mRLNNs倾向分布气管左侧前缘，特别是在颈静脉切迹水平上的mRLNNs这种分布倾向更明显。

术前CT检查是常见的评估淋巴结转移的手段，对于胸段食管癌患者，术前准确评估mRLNNs的解剖特征有助于更准确和有效的淋巴结清扫。通常认为10 mm是正常淋巴结横断面最大直径的上限，测量最小径比最大径准确率更高。本研究的结果提示mRLNNs短径多小于10 mm，而且多为圆形，这对术前准确判断淋巴结转移进行定点清扫有一定的指导意义。

mRLNNs的这些解剖分布特点相应要求胸段食管鳞癌左右侧喉返神经旁淋巴结清扫策应略有不同。虽然右侧RLNNs的收集区域较广，但较集中的右侧mRLNNs经右胸路径清扫相对容易，而左侧RLNNs的彻底清扫对术者的要求较高，特别是经右胸清扫气管前方的左侧RLNNs也是很困难的。对于疑有颈静脉切迹水平以上左喉返神经旁淋巴结转移的患者，单纯的右胸切口完整切除这些淋巴结非常困难，且极易损伤左侧喉返神经，而经颈部切口–无论领口状切口的三野淋巴结清扫，还是经左侧颈部的二野淋巴结清扫都对这个部位的淋巴结清扫带来了便利。这也提示经典的Ivor Lewis手术胸内吻合甚至胸顶吻合都无法对此区域进行完整清扫，而McKeown/改良McKeown手术可以较容易地清扫该区域的淋巴结从而凸显了该术式的优势。

虽然喉返神经旁淋巴结清扫对食管癌手术的重要性逐渐达成了共识，但仍有部分西方学者认为广泛的淋巴结清扫无法带来食管癌预后的改善[4]，且广泛的淋巴结清扫仍伴随着较高的并发症发生率，特别是喉返神经损伤引起的并发症，明显影响着患者的生活质量，为平衡根治性与并发症，个体化选择性淋巴结清扫和精准淋巴结清扫理念应运而生[5]，而本研究部分回应了这一关注。如能术前准确判断mRLNNs，术中精确定位mRLNNs予以选择性切除不仅能减轻患者手术创伤还能减轻术者的手术负担，不失为一个较好的解决方案。

本研究入选患者大部分进行了新辅助治疗，而新辅助治疗对小的淋巴结可能更有效，术前CT检查怀疑转移的RLNNs在行新辅助治疗前无法病理证实导致病理假阴性的可能也影响本研究的结果，此外较小的样本量，未对转移和非转移淋巴结解剖特点进行比较分析都是其不足有待进一步临床研究。

参考文献

[1] Kanemura T，Makino T，Miyazaki Y，et al. Distribution patterns of metastases in recurrent laryngeal nerve lymph nodes in patients with squamous cell esophageal cancer. Dis Esophagus，2017，30：1–7.

[2] Liu CJ，Cheng JC，Lee JM，et al. Patterns of nodal metastases on 18F-FDG PET/CT in patients with esophageal squamous cell carcinoma are useful to guide treatment planning of radiotherapy. Clin Nucl Med，2015，40：384–389.

［3］ Saito H，Sato T，Miyazaki M. Extramural lymphatic drainage from the thoracic esophagus based on minute cadaveric dissections：fundamentals for the sentinel node navigation surgery for the thoracic esophageal cancers. Surg Radiol Anat，2007，29：531–542.

［4］ Omloo JM，Lagarde SM，Hulscher JB，et al. Extended transthoracic resection compared with limited transhiatal resection for adenocarcinoma of the mid/distal esophagus：five-year survival of a randomized clinical trial. Ann Surg，2007，246：992–1000；discussion 1000–1001.

［5］ Fang WT，Chen WH，Chen Y，Jiang Y. Selective three-field lymphadenectomy for thoracic esophageal squamous carcinoma. Dis Esophagus，2007，20：206–211.

作者：刘宝兴，郑州大学附属肿瘤医院胸外科；李印，中国医学科学院肿瘤医院胸外科

第3节　就诊于高接诊量医疗中心可以提高食管癌患者的生存期

原文标题：Traveling to a High-volume Center is Associated With Improved Survival for Patients With Esophageal Cancer

原文作者：Speicher PJ, Englum BR, Ganapathi AM, et al.

Department of Surgery, Duke University Medical Center, Durham, NC; yDepartment of Biostatistics and Bioinformatics, Duke University Medical Center, Durham, NC; and zDepartment of Cardiothoracic Surgery, Stanford University Medical Center, Palo Alto, CA

Reprints: Mark F. Berry, MD, 300 Pasteur Drive, Falk Cardiovascular Research Institute, Stanford, CA 94305. E-mail: berry037@stanford.edu.

刊载信息：Annals of surgery 2017, 265(4):743.

1　研究背景与目的

食管癌发病率在逐年增加，据报道2015年在美国约有16 980例食管癌新发病例，其中大约32%的患者确诊时已是局部晚期。手术治疗是无远处转移、局部可切除食管癌的重要治疗方式。但是在临床实践中，仅有30%~40%的局部晚期食管癌患者接受了手术治疗。究其原因主要是由于食管癌手术治疗的并发症发生率及病死率均较高，且患者住院时间长，恢复时间长。医疗中心手术医生的治疗经验是影响患者预后的重要因素。在食管癌高接诊量的医疗中心，无论是经胸还是经膈肌裂孔的手术，其病死率均显著低于多中心临床研究及美国国家数据库报道的数据。医疗中心的接诊量与患者的疗效相关，该结论已被很多以人群为基础的研究证实。虽然高接诊量医疗中心具有明显的治疗优势，但就诊距离是影响患者选择医疗中心的重要因素。对一些患者的调研数据显示，近一半的癌症患者宁可接受两倍的围手术期病死率，也不愿接受4 h的驾驶时间到远距离医疗中心就诊。考虑到上述影响因素，该课题组假设就诊距离远可能会降低高接诊量医疗中心的诊疗优势，进而分析了就诊距离及医疗中心接诊量对食管癌患者疗效的影响。

2　研究方法

该课题组采用多变量回归法分析了2006年—2011年美国国家癌症中心数据库中中段和下段、局部晚期（T1-3N1M0）食管癌患者的资料，根据患者距医疗中心的距离及医疗中心的接诊量，将患者分为两组：位于前四分之一距离区间的就诊距离近的患者，这些患者就诊于低接诊量的医疗中心；位于后四分之一距离区间的就诊距离远的患者，这些患者就诊于高接诊量的医疗中心。通过对上述两组患者采用倾向性匹配法进行匹配，排除其他混杂因素的影响，比较两组患者生存有无差异。

3　研究结果

在4 879例患者中，有867例近距离就诊患者，就诊距离为2.7（IQR：1.6~4）英里，就诊于年治疗2.6（IQR：1.9~3.3）例食管癌的低接诊量医疗中心，317例远距离就诊患者，就诊距离为107.1（IQR：65~247）英里，就诊于年治疗31.9（IQR：30.9~38.5）例食管癌的高接诊量医疗中心。其中就诊于远距离高接诊量医疗中心的患者接受手术治疗的比例显著高于就诊于近距离低接诊量医疗中心的患者（67.8% *vs.* 42.9%，$P<0.001$），且5年生存率明显升高（39.8% *vs.* 20.6%，$P<0.001$）。在接受手术治疗的患者中，就诊于远距离高接诊量医疗中心患者的淋巴结清扫数目较多（17 *vs.* 10，$P<0.001$），且计划外术后30 d再住院率低（5.6% *vs.* 7.4%，$P<0.001$）。

4　讨论精简

该课题组分析了就诊距离及医疗接诊量对食管癌患者近期及远期疗效的影响。同时这个问题也是很多新确诊食管癌患者共同面临的，是选择距离近低接诊量的医疗中心就诊，还是承受旅行负担去距离远的高接诊量医疗中心就诊？该课题组的结果表明距离远的高接诊量医疗中心行手术治疗的概率更高，且患者5年生存率较近距低接诊量医疗中心提高50%。未来进一步研究影响患者选择医疗中心的因素是必要的；支持区域化治疗的策略和使食管癌患者能够到高接诊量医疗中心就诊可以改善患者的生存。

5　结论

　　到更远的高接诊量医疗中心就诊与到家庭附近低接诊量医疗中心相比，患者可能会得到不同的治疗方式和更好的效果。

　　支持患者旅行以便就诊于高接诊量医疗中心可以改善食管癌患者的生存。

　　总结：商琰红，河北大学附属医院肿瘤内科；张西，河北大学附属医院放疗科

就诊于高接诊量医疗中心可以提高食管癌患者的生存期

手术在食管癌的治疗中扮有重要的角色，是局限性和局部进展期食管癌患者获得治愈的主要治疗手段，也是残余肿瘤或复发需要挽救性治疗的重要手段。但患者最佳的治疗策略制定与医生的诊疗水平和治疗经验直接相关，而医生的诊疗水平和治疗经验又与医疗中心的接诊量直接相关。有研究显示在接诊肿瘤患者的医疗中心，其手术量与肿瘤患者的手术相关病死率呈反比[1-3]。Birkmeyer等[3]的研究显示，在高接诊量医疗中心，食管癌及肺癌切除术的校正病死率较低接诊量医疗中心降低至少5%，胃癌及胆囊癌切除术的校正病死率较低接诊量医疗中心降低至2%~5%。该研究提示就诊于高接诊量医疗中心可以显著降低手术死亡相关风险。随后Birkmeyer等[4]进一步分析了医疗中心接诊量与肿瘤患者术后生存时间的关系，结果表明医疗中心接诊量与患者术后生存时间明显相关，就诊于高接诊量医疗中心可以提高患者的5年生存率，如食管癌患者术后5年生存率可以提高17%，肺癌及胃癌患者术后5年生存率可以提高6%，胰腺癌患者术后5年生存率可以提高5%。

食管癌的治疗困难并且复杂，需慎重抉择。研究者从食管癌内镜治疗、手术治疗、新辅助化疗和辅助化疗、新辅助放化疗、根治性放化疗、挽救性食管癌切除术以及分子靶向治疗、免疫治疗等方面都进行了系列的研究，有确定性的结论，但有更多的争议需要进一步研究去确认。Birkmeyer等在文章中分析了在高接诊量医疗中心就诊可以改善患者生存的原因。首先在高接诊量医疗中心，各个诊疗科室的亚学科分类细致，手术医生对于某些肿瘤诊疗更加专业，手术技术更加熟练，并且高接诊量医疗中心拥有优良的重症监护团队，术后护理流程规范，患者围手术期并发症发生率低；此外多学科协作诊疗模式目前已成为国际医学领域的重要医学模式之一，在高接诊量的医疗中心，多学科综合治疗经验更加丰富，各学科协作熟练，可以为肿瘤患者提供综合、全面、全程和个体化的诊疗服务，有助于提高患者的生存期。

虽然高接诊量医疗中心具有明显的治疗优势，但患者选择医疗中心就诊的过程受多种因素的影响，其中就诊距离是重要的影响因素之一。为了明确就诊距离对患者选择医疗中心的影响，Finlayson等[5]在择期手术患者的连续样本中选取了100例患者，假设这些患者均为潜在可以切除的胰腺癌患者，通过对这些患者进行访谈式的调查，结果表明大多数患者更倾向于在当地医院接受治疗，如果地区医院与当地医院的手术病死率均为3%，所有患者均选择当地医院就诊，如果当地医院的病死率为6%，两倍于地区医院，45%的患者仍选择在当地医院就诊。此外另有研究显示接受放射治疗的乳腺癌患者宁可中断治疗，也不愿离开居住的城市去其他医疗中心接受更加快捷的治疗[6]。关于患者倾向就诊于当地医院的原因尚不完全明确，其可能受地理位置、交通情况、家庭经济状况、个人偏好、医保报销等多种因素的影响。

虽然该文献结果表明就诊于距离远的高接诊量医疗中心可以提高患者的生存期。但该研究仍存在一些局限性，首先该研究未对影响患者选择医疗中心的具体因素进行分析，因此可能还存在其他不明的或无法衡量的混杂因素，这些因素可能影响两组患者的匹配性，进而混淆两组患者的生存时间；其次该研究未提供关于患者家庭经济情况及出行能力的信息，这些因素也会影响患者选择医疗中心；另外该研究未对具体手术方式进行描述，如在高接诊量医疗中心，微创手术的普及率更高，因此围手术期并发症发生率低；此外该研究未对患者术前的一般情况是其他合并症进行描述，这些因素也会影响患者的围手术期并发症发生率及生存时间。最后在高接诊量医疗中心就诊的患者临床试验参加率高，这也可能使本研究的结论出现偏倚。

参考文献

[1] Begg CB，Cramer LD，Hoskins WJ，et al. Impact of hospital volume on operative mortality for major cancer surgery. JAMA，1998，280：1747–1751.

[2] Dudley RA，Johansen KL，Brand R，et al. Selective referral to high volume hospitals：estimating potentially avoidable deaths. JAMA，2000，283：1159–1166.

[3] Birkmeyer JD，Siewers AE，Finlayson EV，et al. Hospital volume and surgical mortality in the United States.N Engl J Med，2002，346：1128–1137.

[4] Birkmeyer JD，Sun Y，Wong SL，et al. Hospital volume and late survival after cancer surgery.Ann Surg，2007，245：777–783.

[5] Finlayson SR，Birkmeyer JD，Tosteson AN，et al. Patient preferences for location of care：implications for regionalization. Med Care，1999，37(2)：204–209.

[6] Palda VA，Llewellyn-Thomas HA，Mackenzie RG，et al. Breast cancer patients' attitudes about rationing postlumpectomy radiation therapy：applicability of trade-off methods to policy-making. J Clin Oncol，1997，15(10)：3192–3200.

作者：商琰红，河北大学附属医院肿瘤内科

第二部分

肺癌

第6章 肺癌治疗回顾与展望

第1节 胸腔镜肺段切除术：历史、现状、展望

原文标题：VATS Segmentectomy: past, present, and future

原文作者：Nakazawa S, Shimizu K, Mogi A, Kuwano H.

Division of General Thoracic Surgery, Integrative Center of General Surgery, Gunma University Hospital, 3-39-22 Showa-machi, Maebashi, Gunma 371-8511, Japan

刊载信息：General Thoracic and Cardiovascular Surgery 2018, 66:81-90.

胸腔镜在胸外科手术领域的应用越来越广泛，并已推广到肺段切除术等技术要求较高的术式。Nakazawa等对以往文献进行整理，回顾了腔镜肺段切除术的现状，介绍了肺段切除术的适应证和术中操作技巧，并展望了其未来的发展方向。现将该文章简单归纳如下，以飨读者。

1 定义和分类

肺段切除术主要可分为经典肺段切除术和非经典肺段切除术两种。经典肺段切除术主要包括左上肺固有段切除、舌段切除、背段切除和基底段切除，该类手术相对难度较小，临床应用较为广泛。而非经典肺段切除术包括了其他的各个肺叶内解剖学相对独立的肺段切除术，存在一定的技术难度，临床应用及文献报道相对较少。

此外，Sato等提出根据段间平面的形态来进行肺段切除术的分类：直线型（如舌段或背段）、V或U型（如右上肺尖段或左上肺后段）、3维立体型（如基底段切除）。

2 优势和劣势

从外科角度而言，胸腔镜肺段切除术与开胸肺段切除的优势仍有争议，另有研究显示肺段切除术的并发症发生率较肺叶切除术高（术后持续漏气）。

从肿瘤学角度而言，胸腔镜肺段切除术与肺叶切除术相比较的非劣效性仍有待验证。许多研究把楔形切除和肺段切除混在一起与肺叶切除进行对比，可能会影响对肺段切除的肿瘤学效果的判断。

高清腔镜、红外技术和荧光技术的组合尝试也为如何更精准地识别段间平面提供了一种有效方法。

3 手术适应证

与开放肺段切除术一样，胸腔镜肺段切除术可以应用于非小细胞肺癌（意向性与妥协性）、转移性肺癌和非肿瘤性病变等多种疾病。

对早期肺癌手术指征的争议，我们期待正在进行的一些前瞻性临床研究（JCOG0802、JCOG1211、CALGB140503）的结果。

从解剖学角度而言，胸腔镜肺段切除术尤其适用

于看不见、摸不到的肺部小结节。

4　胸腔镜肺段切除术的术前准备

3D重建技术已被广泛应用，在不久的将来，直视肺谱技术也有望应用于肺段切除术。

5　手术技巧

操作孔的数量一般是1~4个，减孔的优缺点很难评判但需充分考虑。

就手术操作流程而言，不同的肺段切除术在手术流程上会略有差异。行上叶肺段切除包括背段时，一般先游离肺段静脉，其次是肺段动脉，最后分离肺段支气管。而行下叶肺段切除时，往往先游离肺段动脉，然后是肺段支气管，最后分离静脉和段间平面。当然，手术流程并非单一不变，需要术者自行判断。

段间平面的辨认是肺段切除术的关键。膨肺—萎陷、红外技术和荧光技术的组合能够让段间平面的识别更为精准。

防止段间平面漏气和出血是减少肺段切除术并发症的关键步骤。使用锐性分离段间平面能比使用直线切割吻合器更好地实现剩余肺组织的复张，但应当补充电凝或覆盖生物组织粘合剂以防止漏气出血。

6　总结

未来还有很多问题需要研究和解决：在肺癌治疗中的适应证和远期疗效仍有待进一步探索验证；胸腔镜肺段切除术应该成为胸外科医生的必修课；相关技术需要不断改进；胸腔镜肺段切除术和机器人辅助胸腔镜肺段切除术孰优孰劣？

总结：蒋伟，复旦大学附属中山医院胸外科

第2节　Ⅰ期小细胞肺癌治疗的不一致性：来自SEER数据库的分析

原文标题：Disparities in the Management of Patients With Stage Ⅰ Small Cell Lung Carcinoma (SCLC): A Surveillance, Epidemiology and End Results (SEER) Analysis

原文作者：Zaheer Ahmed[1], Lara Kujtan, Kevin F. Kennedy, John R. Davis, Janakiraman Subramanian

[1]Department of Medicine, University of Missouri, Kansas City, MO

Address for correspondence: Janakiraman Subramanian, MD, MPH, Division of Oncology, Saint Luke's Cancer Institute, Kansas City, MO 64111. E-mail contact: jsubramanian@saint-lukes.org.

刊载信息：Clin Lung Cancer 2017,18(5):e315-e325.

肺癌是目前美国就诊时确诊第二位的肿瘤。2017年，在美国，大约有222 500例新诊断肺癌的患者。同时，肺癌也是美国病死率最高的肿瘤。小细胞肺癌约占肺癌患者的13%，但是其侵袭性极强。在就诊时发现的小细胞肺癌中，约2/3的患者已经发现远处转移。根据美国退伍军人肺癌研究组的分类，小细胞肺癌通常被分为局限期和广泛期。就诊时，仅有约30%的小细胞肺癌患者处于局限期。对于处于局限期的小细胞肺癌患者，通常大多伴有淋巴结转移，仅有4%~12%的局限期小细胞肺癌患者表现为孤立性肺结节。伴有淋巴结转移的小细胞肺癌患者是化疗和胸部放疗的适宜人群。但是，目前，尚缺乏前瞻性的临床试验来研究外科手术在这些小细胞肺癌患者多学科治疗中的作用。有限的回顾性研究表明，Ⅰ期小细胞肺癌患者接受手术治疗后的五年存活率高达55%~60%。目前的临床指南也支持将手术纳入Ⅰ期小细胞肺癌患者的临床治疗中。在本研究中，来自密苏里大学的研究者试图通过分析美国"监测、流行病学和结果数据库"（surveillance, epidemiology, end results，SEER）中的Ⅰ期小细胞肺癌患者治疗情况来确定目前美国Ⅰ期小细胞肺癌的治疗模式，并且评估当前治疗指南对于临床治疗模式的影响。同时，进一步分析确定能够增加Ⅰ期小细胞肺癌患者接受手术切除的影响因素。

该研究分析了2007年—2013年SEER数据库中Ⅰ期小细胞肺癌患者的信息。连续变量采用单向方差分析进行比较，分类变量采用卡方检验进行比较。采用多变量logistic回归分析来获得比值比（Odds Ratios：OR）。

通过分析，研究者总共纳入了1902例Ⅰ期小细胞肺癌患者，其中427（22.4%）例患者接受了手术切除，116（6.1%）例患者接受了手术切除和放疗，815（42.8%）例患者单纯接受了放射治疗，544（28.6%）例患者没有接受手术或者放疗。中位存活期（Median overall survival）对于手术加放疗治疗的患者来说超过60个月，单纯接受手术治疗的患者为50个月，接受单纯放疗的患者为27个月，未接受手术/放疗的患者为16个月。在接受手术治疗的患者中，清扫淋巴结数目≥4个的患者具有较好的总生存期，超过60个月；而清扫淋巴结数目<4个的患者只有25个月（P<0.001）。多因素分析显示，年龄较大、男性、非裔美国人、贫困者"医疗补助"保险，以及肿瘤位于左侧的患者较少接受手术治疗。但是，县级社会经济因素（County-level socioeconomic factors），例如贫困水平、教育、失业，以及中位收入等并不影响患者是否接受手术。

该研究认为，对于Ⅰ期小细胞肺癌患者来说，尽管手术治疗能够取得较好的治疗效果，但是，仅有<1/3的患者接受了手术治疗，并且从2007年—2013年，接受手术治疗的患者比例依然无明显改变。其中年龄较大，且持有贫困者"医疗补助"保险非裔美国人不太可能接受手术治疗。

同时，研究者也承认该研究存在一定的缺点。主要表现为该研究为回顾性研究。并且一些可能影响患者预后的因素，例如，放疗及化疗的具体方案、治疗机构、医疗护理的可达性等信息缺乏。此外，其他一些主观因素，如患者的体力状态评分等无法获得并分析。

总之，通过本研究显示：在美国，Ⅰ期小细胞肺癌患者接受手术为主的综合治疗疗效优于未接受手术治疗的患者；仅有小于30%的Ⅰ期小细胞肺癌患者接受了手术治疗，并且手术切除率在过去多年未变；年龄较大，且持有贫困者"医疗补助"保险非裔美国人不太可能接受手术治疗；在Ⅰ期非小细胞肺癌的治疗中，存在着非常大的差异，因此，迫切需要对于医生进行进一步的教育以促使其在这类患者的治疗中考虑外科手术的干预。

总结：赵晋波，空军军医大学唐都医院胸腔外科

[点 评]

手术应当成为小细胞肺癌综合治疗的一部分

小细胞肺癌是最常见的肺癌病理类型之一。长期以来，小细胞肺癌被认为是全身性疾病。局部治疗，特别是手术治疗的价值被严重忽略和低估。1973年，Fox W等[1]在Lancet发表的论文更是进一步使得放疗成为小细胞肺癌局部治疗的标准方法。放疗联合全身化疗成为小细胞肺癌治疗的标准。但是，在实际的临床实践中，无论是术后才偶然发现的小细胞肺癌，还是术前确诊后有计划的实施手术。手术这一非小细胞肺癌最有效的治疗方法在小细胞肺癌的治疗历史中从未真正中断过[2-7]。

近年来，手术在小细胞肺癌治疗中作用的研究不断开展，并且多为样本量较大的回顾性研究[2-4]。分别来自英国国家癌症注册数据库（National Cancer Data Repository，NCDR）[2]、美国"监测、流行病学和结果数据库"（SEER）数据[3]、NCDB[4]的大宗基于人群的回顾性研究显示：对于早期，特别是I期小细胞肺癌，无淋巴结转移患者，能够从手术治疗中明显获益。同时，对于部分有选择的II期、IIIA期患者，尽管其获益明显小于I期患者，但依然能够得到生存获益[4]。这些大宗的回顾性研究再次引起了临床医生及研究者对于手术在小细胞肺癌治疗中的作用的关注。同时，基于这些研究，在美国NCCN指南和ACCP指南中，也将I期小细胞肺癌作为手术适应证加以推荐。

但是，目前小细胞肺癌的治疗依然存在很多未能解决的问题[5-6]。例如，到底最佳的治疗模式是什么？手术应当在何时介入最佳？术后的放疗和化疗获益人群是哪些？这些至关重要的临床问题急需进一步的临床研究，特别是设计巧妙的前瞻性随机对照研究来解答。正是由于这些问题的不确定性，造成了临床医生对于小细胞肺癌手术治疗意义的认识不足以及切除率较低。在本研究中观察到的小细胞肺癌治疗不一致现象，在NCBD数据库的分析中，同样得到了证实[7]。值得欣慰的是，从NCBD数据库的分析中，我们看到，从2004年—2013年，小细胞肺癌的切除率还是从9.1%上升到21.7%，并且在教学医院中切除率更高[7]。这充分说明了临床医生对于这一问题认识的提高。

在我国，目前依然缺少一个全国性的数据库来进行我国的数据分析。从有限的学术交流中，我们能够看到，在较大且教学性的综合医院和专科医院，随着多学科团队协作（multi disciplinary team，MDT）的开展，胸外科和肿瘤科、呼吸内科、放疗科等的通力合作下，越来越多的单位开始开展小细胞肺癌手术治疗的临床实践。期待在不久的将来，能够得到我国自己的相关数据，并且组织开展前瞻性的随机对照研究，为小细胞肺癌患者带来更多的生存获益。

参考文献

[1] Fox W, Scadding JG. Medical research council comparative trial of surgery and radiotherapy for primary treatment of small-celled or oat-celled carcinoma of bronchus. Ten years follow up. Lancet, 1973, 2: 63–65.

[2] Lüchtenborg M, Riaz SP, Lim E, et al. Survival of patients with small cell lung cancer undergoing lung resection in England, 1998-2009. Thorax, 2014, 69: 269–273.

[3] Yu JB, Decker RH, Detterbeck FC, et al. Surveillance epidemiology and end results evaluation of the role of surgery for stage I small cell lung cancer. J Thorac Oncol, 2010, 5: 215–219.

[4] Combs SE, Hancock JG, Boffa DJ, et al. Bolstering the case for lobectomy in stages I, II, and IIIA small-cell lung cancer using the National Cancer Data Base. J Thorac Oncol, 2015, 10: 316–323.

[5] Veronesi G, Bottoni E, Finocchiaro G, et al. When is surgery indicated for small-cell lung cancer? Lung Cancer, 2015, 90: 582–589.

［6］ Wakeam E，Giuliani M，Leighl NB，et al. Indications for Adjuvant Mediastinal Radiotherapy in Surgically Resected Small Cell Lung Cancer. Ann Thorac Surg，2017，103：1647–1653.

［7］ Wakeam E，Varghese TK Jr，Leighl NB，et al. Trends，practice patterns and underuse of surgery in the treatment of early stage small cell lung cancer. Lung Cancer，2017，109：117–123.

作者：赵晋波，空军军医大学唐都医院胸腔外科

第7章 肺癌手术治疗新进展

第1节 位于背段或基底段的临床 I 期非小细胞肺癌的预后比较

原文标题：Clinical Prognosis of Superior Versus Basal Segment Stage I Non-Small Cell Lung Cancer

原文作者：Yoshinori Handa, Yasuhiro Tsutani, Norifumi Tsubokawa, et al.

Department of Surgical Oncology, Hiroshima University, Hiroshima, Japan

刊载信息：Ann Thorac Surg 2017,104:1896-1901.

1 背景

影响非小细胞肺癌预后的因素有很多，如肿瘤大小、淋巴结转移状态、术前癌胚抗原（Carcinoembryonic antigen，CEA）水平、脏层胸膜受累等等。但不同肺段的非小细胞肺癌之间是否存在生存差异，研究甚少，结果仍不得而知。2008年，日本国立癌中心的研究显示下叶背段与基底段的非小细胞肺癌之间存在不同的淋巴转移途径。日本广岛大学医院肿瘤外科的Handa等学者在此研究基础上，假设起源于下叶背段和基底段的非小细胞肺癌可能存在不同的预后，从而开展了此项单中心的回顾性研究。

2 方法

作者选取该中心2007年4月—2015年9月肿瘤位于下叶并接受根治性手术治疗（解剖性肺叶或肺段切除+系统性淋巴结清扫/采样）的实性成分为主（GGO比例<50%）的临床 I 期非小细胞肺癌患者共134例作为研究对象。其中位于背段者60例，位于基底段者74例。所有患者术前均行高分辨率CT和PET进行诊断和分期。

3 结果

肿瘤位于背段者的预后差于位于基底段患者（5年生存率62.6% *vs.* 89.9%，P=0.0072）。位于背段者的5年无复发生存率（recurrence-free survival，RFS）为54.4%，而位于基底段者为75.7%，P=0.032。多因素回归分析显示肿瘤位于背段为生存的独立预后因素，HR为3.33，（95% CI：1.22~13.5，P=0.010）；亦为肿瘤无复发生存的独立预后因素，HR为2.90，（95% CI：1.20~7.00，P=0.008）。肿瘤位于背段者与位于基底段者相比，具有更高的纵隔淋巴结转移趋势，纵隔淋巴结转移率分别为15.0%和5.4%（P=0.080）。

4 结论

对于临床 I 期的下叶非小细胞肺癌来讲，肿瘤部位的不同亦能影响患者预后。由于肿瘤位于背段者具有更高的纵隔淋巴结转移率，从而导致肿瘤位于背段者的预后差于肿瘤位于基底段者。

总结：蒋伟，复旦大学附属中山医院胸外科

临床 I 期非小细胞肺癌：不同肺段，不同预后？

预后因素的研究一直以来都是肺癌领域的重要研究方向，我们可以通过一些预后因素针对性的制定诊疗策略并判断预后。现在已知的预后因素包括肿瘤大小、淋巴结转移、脏层胸膜受累及癌胚抗原等因素，循环肿瘤细胞（circulating tumor cell，CTC）对预后的指导价值也开始被认可并逐步用于临床。那么，肿瘤所在部位的不同是否会有不一样的预后[1-3]？2010年，Puri等[3]学者就对此进行过研究，结果发现肿瘤所在肺叶的不同并不是非小细胞肺癌的独立预后因素，上叶肿瘤与下叶肿瘤之间并没有明显的生存差异。日本广岛大学医院肿瘤外科的Handa等在2017年Annals of Thoracic Surgery上发表的这项研究发现，至少对于位于下叶的影像学表现以实性成分为主的临床I期非小细胞肺癌患者来讲，所在肺段的不同可能会导致不一样的手术疗效。他们的结果显示肿瘤位于背段者的5年生存率及5年无复发生存率仅为62.6%和54.4%，而肿瘤位于基底段者为89.9%和75.7%，两者之间存在明显的统计学差异[1]。尽管该研究结果对于临床的指导价值尚不明确，还需更多的临床验证，但也为我们今后在预后因素乃至肺段切除适应证等方面指出了一个非常有意思的研究方向。

该项研究作为一个单中心的回顾性研究，无论是试验设计还是统计学方法的应用都显得中规中矩，整个的研究过程乃至数据的整理也都充分体现了日本研究人员的严谨细致。但也正是该文详实的数据，使得我们看到其研究结论仍有待商榷。临床上存在很多因素会与预后相关，我们应该充分评判这些因素之间的关联性，从而找出其中最为直接的相关因素，不能单凭统计学结果而骤下结论。Handa等[1]的这项研究结果显示肿瘤位于背段者的5年生存率及5年无复发生存率

均低于肿瘤位于基底段者，并经过多因素回归分析发现肿瘤位于背段为唯一的预后影响因素。但在这项研究中，至少还有另外两个因素有可能影响下叶不同肺段之间的生存。

首先是纵隔淋巴结转移状况，其是非小细胞肺癌非常重要的预后影响因素。在该项研究中，肿瘤位于背段者的纵隔淋巴结转移率高达15%，而肿瘤位于基底段者的纵隔淋巴结转移率仅为5.4%，但由于样本量过小，两者之间并未体现出明显的统计学差异。下叶背段肿瘤可能出现更高的纵隔淋巴结转移这一现象最早是由日本国立癌中心Asamura教授的研究团队发现的。他们回顾性分析了该中心139例PN2的下叶非小细胞肺癌患者的临床资料，结果发现背段肿瘤占比为64%，远远超过基底段肿瘤。尤其是背段肿瘤更易发生多组多站的纵隔淋巴结转移，其同时发生隆突下和上纵隔淋巴结转移的比例为81%，而基底段肿瘤为39%，两者之间存在明显的统计学差异（P=0.0006）。也正是这一明显的差异，从而导致背段肿瘤的5年生存率为19.9%，而基底段肿瘤的5年生存率为32.9%[4]。尽管在Handa等的研究中并未提及上纵隔淋巴结转移率，但其中肿瘤位于背段者术后有4例发现了上纵隔淋巴结区域的复发，而肿瘤位于基底段者无一例发现有上纵隔淋巴结的复发。这一结果也相应的验证了日本国立癌中心的研究结果。

其次，不同的手术方式对非小细胞肺癌的术后生存也存在较大影响。1995年，Ginsberg等[5]报道了由北美肺癌研究小组（Lung Cancer Study Group，LCSG）开展的全球唯一的一项比较肺叶切除与亚肺叶切除治疗早期肺癌疗效的前瞻性、多中心随机对照研究。该研究结果显示亚肺叶切除术与肺叶切除术相较而言，亚

肺叶切除术增加了3倍的复发率，肺叶切除术有延长生存的趋势。近年来，Dai等[6]回顾性分析了SEER数据库中2000年—2012年共15 760例T1aN0M0的患者资料，结果发现无论对于肿瘤直径≤1 cm还是肿瘤直径在1~2 cm的患者来讲，肺叶切除术的疗效均优于肺段切除术（HR 1.48，95% CI：1.03~2.13，P=0.0359；HR 1.39，95% CI：1.17~1.65，P<0.001）。近年来的各类指南上也明确指出亚肺叶切除术仅限于肿瘤直径≤2 cm且肺部结节比例≥50%的非小细胞肺癌患者。而在Handa等的这项以肺部结节比例<50%的患者为研究对象的研究中，肿瘤位于背段者接受肺段切除术的比例为26.7%，高于在肿瘤位于基底段者的17.6%，同样由于样本量的原因，两者之间无明显的统计学差异。但在术后随访中发现，肿瘤位于背段者的总体复发率为26.7%，肿瘤位于基底段者为10.8%，P=0.0231。其中肿瘤位于背段者的局部复发比例高于肿瘤位于基底段者，其局部复发占所有复发者的比例分别为68.8%和25%，P=0.0518[1]。是否缘于较高比例的肺段切除术的应用导致了这一结果，并最终影响研究结论，值得探讨。旨在比较肺部结节比例<50%的非小细胞肺癌患者中肺段切除术与肺叶切除术临床疗效的JCOG0802研究已经入组完毕，我们也期待该多中心随机对照研究的最终结果能给予我们答案。

此外，该研究作为一项单中心的回顾性研究，尚存在着一些不可避免的缺陷而影响结果的解读。譬如，样本量过小而影响数据分析；以术前CT中V6b和V6c为标准界定肿瘤部位，而部分介于背段和基底段之间的肿瘤则以肿瘤所占比例为界定标准，亦可能影响分组。但瑕不掩瑜，该研究中所展现的详实细致的数据值得我们借鉴，也希望在肺段与预后之间的关系这个方向上有更多好的临床研究以飨读者。

参考文献

[1] Handa Y, Tsutani Y, Tsubokawa N, et al. Clinical Prognosis of Superior Versus Basal Segment Stage I Non-Small Cell Lung Cancer. Ann Thorac Surg, 2017, 104: 1896–1901.

[2] Watanabe S, Suzuki K, Asamura H. Superior and basal segment lung cancers in the lower lobe have different lymph node metastatic pathways and prognosis. Ann Thorac Surg, 2008, 85: 1026–1031.

[3] Puri V, Garg N, Engelhardt EE, et al. Tumor location is not an independent prognostic factor in early stage non-small cell lung cancer. Ann Thorac Surg, 2010, 89: 1053–1059.

[4] Asamura H. Role of limited sublobar resection for early-stage lung cancer: steady progress. J Clin Oncol, 2014, 32: 2403–2404.

[5] Ginsberg RJ, Rubinstein LV. Randomized trial of lobectomy versus limited resection for T1 N0 non-small cell lung cancer. Lung Cancer Study Group. Ann Thorac Surg, 1995, 60: 615–622; discussion 622–623.

[6] Dai C, Shen J, Ren Y, et al. Choice of Surgical Procedure for Patients With Non-Small-Cell Lung Cancer ≤ 1 cm or > 1 to 2 cm Among Lobectomy, Segmentectomy, and Wedge Resection: A Population-Based Study. J Clin Oncol, 2016, 34: 3175–3182.

作者：蒋伟，复旦大学附属中山医院胸外科

第2节　肺静脉阻断延时吲哚菁绿荧光染色技术：荧光染色实时引导胸腔镜下解剖性肺段切除

原文标题：Prolonged intravenous indocyanine green visualization by temporary pulmonary vein clamping: real-time intraoperative fluorescence image guide for thoracoscopic anatomical segmentectomy

原文作者：Atsushi Ito, Motoshi Takao, Akira Shimamoto, Hideto Shimpo

Department of General Thoracic and Cardiovascular Surgery, Mie University School of Medicine, Tsu, Mie, Japan

刊载信息：Eur J Cardiothorac Surg 2017,52(6):1225-1226.

1　研究背景

目前，最常用的肺段切除段间平面确定的方法是膨肺萎陷法；然而，膨肺时却容易阻碍电视胸腔镜手术（video-assisted thoracic surgery，VATS）的视野。为此，实时内镜彩色和荧光融合成像系统，采用静脉注射外源性荧光造影剂，如吲哚靛菁绿（ICG），在VATS中发挥明显优势。然而，应用ICG静脉注射法时，荧光染色维持时间太短容易导致无法标记出正确的段间平面。在分离肺段时也难以确保将所有染色的肺实质保留下来。为了克服这种局限性，我们提出了一个暂时阻断包括肺段所在肺叶的回流静脉技术，在ICG荧光染色实时引导下完成解剖性肺段切除。

2　研究方法

于3 cm操作孔及两个2 cm辅助孔行胸腔镜下肺段切除术。胸腔镜使用实时内镜彩色和荧光融合成像系统。首先，于肺门处将目标肺段的肺段动脉、肺段静脉和肺段支气管进行分类。接下来，将所在肺叶的肺静脉用彩带（血管夹）固定，准备夹紧。在静脉注射ICG（5 mg/体）、并确认在目标肺段形成荧光造影缺

损后，将回流肺静阻断。阻断肺静脉的最佳时间，通常在ICG染色后30 s，当ICG染色对比变得清晰时。常规染色方法时，荧光染色将在短时间内消失。而我们的方法可以使要保留的肺段一直保持染色，直到我们停止肺静脉阻断。在ICG荧光影像导航下，沿着解剖性段间平面外围利用电钩烧灼，结合切割吻合器即可轻松完成解剖性肺段切除术。

3　结论

荧光染色法取代膨肺法成为了肺段切除的主要方法，通过荧光染色利用电刀烧灼标记段间平面，然后利用切割吻合器完成切除。然而，传统的荧光染色法因肺染色时间短而难以标记出正确的段间平面。我们的方法则可以长时间维持荧光染色并实时引导段间平面标记。阻断时间通常维持在5 min以内，以防止血管内血栓形成。

总之，我们提出的临时性肺静脉阻断荧光染色法令解剖性肺段切除更方便和精确。

总结：钟文昭、张涛，广东省肺癌研究所

肺静脉阻断延时吲哚菁绿荧光染色技术：
荧光染色实时引导胸腔镜下解剖性肺段切除

随着肺癌早筛计划的普及，如今越来越多的肺小结节被发现，鉴于JCOG0201、0804、Cancer and Leukemia Group B140503等多个比较早期肺癌整体预后及不同亚肺叶切除临床研究的良好预后结果，对早期外周型磨玻璃样为主小结节（<2 cm），单纯采取亚肺叶切除，不仅能达到肿瘤生物学层面"完整切除"，同时保留更多正常肺组织，对患者术后恢复及日后生活质量均能带来一定改善（图7-2-1）。

根据上述研究结果，肺段切除在肺小结节切除中的应用逐渐增多。以往在开胸手术中，因为术野暴露和双手直接操作，解剖性肺段切除简单易行。然而，为了进一步减少患者创伤，胸腔镜下手术成为了主流。而胸腔镜肺段手术中，最困难的一步为确立段间平面。

在过去，主要是通过膨肺萎陷法来进行段间平面的确定，因其膨肺后容易阻碍胸腔镜视野，荧光染色下肺

段切除逐渐发展起来（图7-2-2）。荧光镜下荧光染色肺段切除达到主要思路是，首先离断或阻断目标肺段的血管后，通过血管注射吲哚菁绿反染（图7-2-3），利用荧光镜观察荧光染色部分，荧光染色缺损部分即所需切除的靶肺段（正染法为直接支气管内注射吲哚菁绿）。通过电刀进行标记，并利用切割吻合器将目标肺段切除下来。其次，ICG荧光染色可以减少膨肺萎陷法导致的肺损伤，节约时间（膨胀萎陷法一般需15 min左右，ICG 30 s则开始出现明显段间平面），使肺实质内部的分界也更清楚等。然而，荧光染色法有一个缺点，ICG经由血液循环经肝脏代谢，速度非常快。荧光染色从着色到消失的这段时间很短，通常只有150~200 s。并且随着时间的消逝，染色区域逐渐缩小，这就使得段间平面的标记变得不那么清晰，相当一部分本应该保留的肺实质组织，最后被切除了。没能达到精准性解剖肺段切除的要

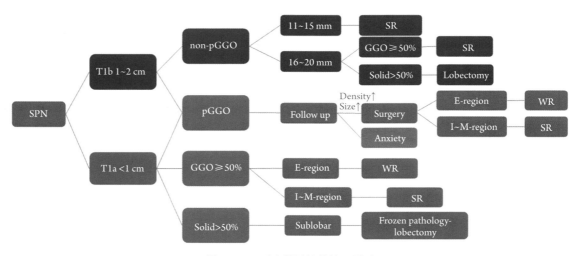

图7-2-1　孤立性肺结节处理原则

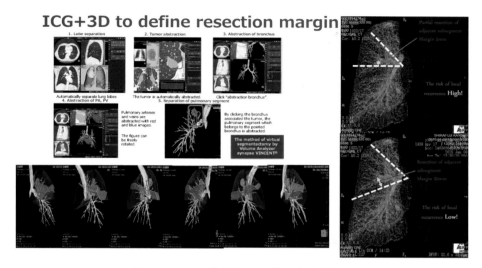

图7-2-2　ICG荧光染色+三维重建确定切缘

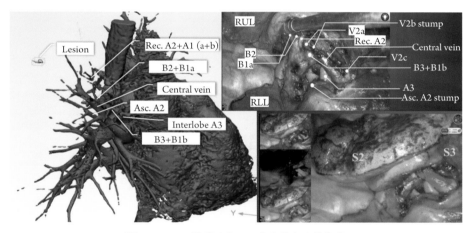

图7-2-3　三维重建和ICG荧光染色定位靶段

求，并且令患者损失了额外的肺功能。

因此，本篇文献通过一个简单但有效的方法：利用彩带暂时性阻断肺叶回流静脉，从而获得一个持久的着色效果。通过实时的荧光染色图像引导，可以准确地进行段间平面的标记和精准地解剖性肺段切除。该方法简易，但却行之有效，非常直接地解决了传统荧光染色准确性不足的缺陷。

值得一提的是，如今肺段血管变异并不少见，有些时候仅仅是通过胸部增强CT并不能获得一个完整立体的判断。这种情况下，术前图像血管支气管三维重建+荧光染色被认为是一个比较妥当的方案。术前三维重建可以较为清晰地显示出肺段血管的走向，同时，

如今许多外周型肺小结节位置距离段间平面距离近，术前三维重建+ICG亦可确定切除范围以保证足够切缘（图7-2-2，图7-2-3）。

以右上肺后段为例，通过术前三维重建即可了解主要变异为：支气管（B1a+B2）、（B1b+B3），血管叶间型A3。这有助于明确切除肺段所需要离断以及保留的血管。

同时，为了进一步明确A3是否为供应血管，亦做了进一步验证（图7-2-4）。

本篇文献的方法具有启发意义，我们认为如果与三维重建相结合，效果更加令人满意。不过，稍显不足的是，这仅仅是一篇新技术阐述文章，未有前瞻性对照或

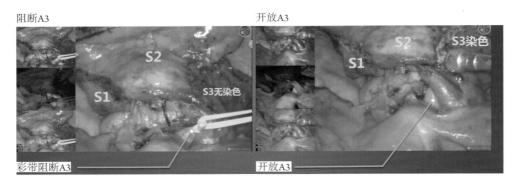

图7-2-4　荧光染色对比膨胀萎陷法分段——试夹闭前段动脉A3前后对照

者配对研究以及大样本的数据来证实这项技术在临床应用上的方便性以及准确性。同时，亦缺乏足够数量的样本来阐述该方法是否会增加肺段切除术的并发症，例如增加血管内血栓形成的概率。

作者：钟文昭、张涛，广东省肺癌研究所

第3节　早期肺癌患者肺段切除真的能够比肺叶切除保留肺功能吗?

原文标题：Does segmentectomy really preserve the pulmonary function better than lobectomy for patients with early-stage lung cancer?

原文作者：Hidemi Suzuki[1], Junichi Morimoto, Teruaki Mizobuchi, Taiki Fujiwara, Kaoru Nagato, Takahiro Nakajima, Takekazu Iwata, Shigetoshi Yoshida, Ichiro Yoshino

Department of General Thoracic Surgery, Chiba University Graduate School of Medicine, 1-8-1 Inohana, Chuo-ku, Chiba 260-8670, Japan

刊载信息：Surg Today 2017,47(4):463-469.

1　研究背景与目的

对于可手术切除的非小细胞肺癌（non-small cell lung cancer，NSCLC）来说，肺叶切除并系统性淋巴结清扫是标准的治疗方式。1995年，一项由LCSG发起的前瞻性、多中心、随机对照研究显示同肺叶切除术相比，包含肺段切除和楔形切除在内的亚肺叶切除术会导致更高的局部复发率和较低的总生存率。从那时起，亚肺叶切除被认为是年龄较大，肺功能较差或者有其他合并症患者的一种可选择的方式。但是，近年来由于肺癌患者发现时间越来越早期，因此，这些患者也常接受意向性的肺段切除术。一项大型倾向性配对研究显示：对于临床I期NSCLC来说，肺段切除术不是局部复发或者OS的独立预后因素。因此，对于高度选择的患者来说，肺段切除术可能不是肿瘤学预后的影响因素，保留肺功能可能是肺段切除术最重要的优势，但是，其远期效果争论颇多。在本研究中，来自日本千叶大学的研究者试图比较早期NSCLC接受肺段和肺叶切除术患者的临床效果和术后肺功能情况，包括影像学肺评估。

2　方法

在本研究中，研究者回顾性地研究了2009年—2012年在日本千叶大学医院接诊断为pT1aN0M0，并且接受了肺叶或者肺段切除的92例NSCLC患者临床资料。其中，22例患者由于缺乏足够的临床资料而被排除研究，最终，37例接受了肺段切除，33例接受了肺叶切除，且临床资料完整的患者纳入了分析。呼吸功能评估包括用力肺活量（forced vital capacity，FVC）和一秒用力呼气容积（forced expiratory volume in one second，FEV1）。研究者将术后FVC/术前FVC比值作为FVC的恢复率，将术后FEV1/术前FEV1作为FEV1恢复率。肺部影像学评估采用术前和术后超过6个月，影像学肺容量和重量进行评估。术后的值同术前值减去手术切除肺叶获肺段的计算所得的预计值进行比较。其中，影像学肺容量（mL）采用64排螺旋CT扫描后用AZE工作站（AZE，Ltd.，Tokyo，Japan）获得，同时自动获得肺平均CT值。影像学肺重量由下列公式计算：肺容量（mL）×平均影像学肺密度（g/mL）。

3　结果

两组之间包括术前肺功能在内的临床参数无明显统计学差异。FVC和FEV1的恢复率无统计学差异（$P=0.96$和$P=0.33$）。影像学肺容量和重量的恢复率无统计学差异（$P=0.46$和$P=0.22$）。肺段切除术后的肺容量和重量几乎同预计值相当，但是在肺叶切除术中，这些值显著高于预计值[1]。

4　结论

相对于肺叶切除术来说，肺段切除术所带来的术后肺功能的优势仅局限于肺癌手术后的早期；在长期随访过程中，未观察到肺段切除术所带来的功能性优势，这很可能是由于肺叶切除术后代偿性的肺生长（Compensatory lung growth，CLG）。

总结：赵晋波，空军军医大学唐都医院胸腔外科

---

[1]　在原文中，这两个数值对应的图2和图3存在标注错误。

[点 评]

肺段切除术的最大的优势是保留了尽可能多的肺组织

在肺癌的外科治疗中，"最大限度地切除病变，最大限度地保留肺功能"，是每一个胸外科医生最熟悉，也最大程度遵循并努力实践的原则。这句话之所以经典，是因为其高度概括了肺癌手术最重要的两个方面，即肿瘤学原则和功能保留原则。任何一种肺切除方式最终是否能够成功应用于肺癌患者的治疗，离不开这两个标准的衡量。

随着低剂量CT筛查的开展，在越来越多的早期肺癌被发现的前提下，越来越多的研究已经逐渐回答了肺段切除术在有选择的早期肺癌（特别是ⅠA期肺癌）中的肿瘤学效果问题[1]。因此，肺段切除到底是否能够有效提高肺功能是一个值得关注的问题。在本研究中，研究者采用较为客观的评估指标发现：肺段切除术所带来的术后肺功能的优势仅仅局限于肺癌手术后的早期；在长期随访过程中，未观察到肺段切除术所带来的功能性优势。但是，研究者的这些发现却并不是结论性的。事实上，在关于肺段切除是否能确切保留足够多的肺功能这个问题上，依然存在相左的研究结果[2-4]。肺段切除对于早期肺功能的保留结果得到了证实，但远期肺功能保留的结果是否显著优于肺叶切除术却存在分歧[3-4]。造成这些分歧的因素很多，包括了研究的样本量、观察指标的客观性等。比如，在本研究中，研究者由于样本量的限制，对于其他可能影响肺功能评估的因素，比如手术方式（开胸手术 *vs.* 胸腔镜手术）、肺段切除数量等均未作进一步的分析。这些问题随着数量的积累及未来评估手段的进一步发展，相信在不久的将来能够得到更好的解决。

但是，对于肺段切除术来说，其最大的优势可能是对于肺组织的保护。肺组织本身是产生肺功能的物质基础。肺功能来源于肺组织却又不单纯由肺组织本身所决定，同时还受心脏功能，患者全身状态等影响。因此，肺功能保护和肺组织保护是两个概念。对于肺来说，其组织再生的研究一直是一个古老但进展缓慢的话题。大量的基础研究证实，肺能够在一定程度上再生[5]。但是，事实上，在临床实践中，肺再生依然是一个难以解决的问题。肺切除后的短时间内，目前临床上依然很少能够观察到明显的肺组织再生[6]。在越来越多早期肺癌被发现并被手术治愈，患者存活期越来越长的情况下，肿瘤再次复发或者新发在临床上并不罕见。在这种情况下，患者是否有保留有足够再次进行根治性切除的肺组织和肺功能就显得至关重要。从这个意义上来说，即使肺段切除术相对于肺叶切除术所提供的肺功能保护作用差异不大，但其保留的肺组织这一物质基础却是肺叶切除术所无法取代的。所有胸外科医生在最大程度保证肿瘤学效果的前提下，选择进行肺段切除术，可能更重要的意义是最大程度地保留肺组织，同时，兼顾保留了肺功能。

参考文献

[1] Zhang L，Li M，Yin R，et al. Comparison of the oncologic outcomes of anatomic segmentectomy and lobectomy for early-stage non-small cell lung cancer. Ann Thorac Surg，2015，99：728-737.

[2] Charloux A，Quoix E. Lung segmentectomy：does it offer a real functional benefit over lobectomy? Eur Respir Rev，2017，26. pii：170079.

[3] Saito H，Nakagawa T，Ito M，et al. Pulmonary function after lobectomy versus segmentectomy in patients with stage I non-small cell lung cancer. World J Surg，2014，38：2025-2031.

[4] Nomori H，Shiraishi A，Cong Y，et al. Differences in postoperative changes in pulmonary functions following

segmentectomy compared with lobectomy. Eur J Cardiothorac Surg. Eur J Cardiothorac Surg, 2018, 53: 640–647.

[5] Lee JH, Rawlins EL. Developmental mechanisms and adult stem cells for therapeutic lung regeneration. Dev Biol, 2018, 433: 166–176.

[6] Glénet S, de Bisschop C, Delcambre F, et al. No compensatory lung growth after resection in a one-year follow-up cohort of patients with lung cancer. J Thorac Dis, 2017, 9: 3938–3945.

作者：赵晋波，空军军医大学唐都医院胸腔外科

第4节 肺段切除与肺叶切除相比术后肺功能变化的不同

原文标题：Differences in postoperative changes in pulmonary functions following segmentectomy compared with lobectomy

原文作者：Hiroaki Nomori[a]*, Atsushi Shiraishi[b], Yue Cong[a], Hiroshi Sugimura[a], Shuji Mishima[a]

[a]Department of General Thoracic Surgery, Kameda Medical Center, Chiba, Japan; [b]Department of Emergency and Trauma Center, Kameda Medical Center, Chiba, Japan

Corresponding author: Department of General Thoracic Surgery, Kameda Medical Center, 929 Higashi-cho, Kamogawa City, 296-8602 Chiba, Japan.

刊载信息：Eur J Cardiothorac Surg 2017, Oct 18. doi: 10.1093/ejcts/ezx357

1 研究背景与目的

肺叶切除和肺段切除都是原发性肺癌的手术治疗选择。相比于肺叶切除，肺段切除能否起到保存肺功能的作用尚存在争议。作者使用了肺灌注成像技术，即单光子发射计算机断层成像术（single photon emission computed tomography，SPECT）与计算机断层扫描（CT）相结合，来测量肺功能，从而比较肺癌患者接受肺段切除和肺叶切除手术后局部和总的肺功能变化。

2 方法

该研究是一项回顾性的研究。纳入在日本Kameda医学中心接受手术治疗的病例。患者在手术前和手术后6个月分别进行1次肺功能检测。肺功能检测的方法为SPECT/CT。评估的肺功能包括总体肺功能、对侧肺的功能、同侧未手术肺叶的功能以及手术肺叶的功能。肺叶切除和肺段切除的病例首先在手术切除的肺叶部位上做到完全匹配。随后，作者使用倾向性评分匹配的方法对这两组病例在年龄、性别、吸烟史以及肺功能方面进行匹配。

3 主要结果

从2013年—2016年，共有184例患者接受了肺段切除，以及208例患者接受了肺叶切除。两组中各有103例患者纳入配对分析。相比于肺叶切除，肺段切除能够显著保存更多的总肺功能（P<0.001）。肺段切除能够保存手术肺叶（48%±21%）的术前肺功能。肺段切除术后，同侧未手术肺叶的功能显著提升（P=0.003）。而肺叶切除术后，同侧未手术肺叶的肺功能没有提升（P=0.97）。不论是肺叶切除或肺段切除术后，对侧肺的功能均有显著提升（P<0.001）。

4 讨论精简

该研究发现肺段切除相比于肺叶切除具有显著的保存肺功能的优势。作者将该结果归因于两个方面：①肺段切除能够保存约50%的手术肺叶功能；②同侧未手术肺叶的功能在肺段切除后显著提升，而在肺叶切除后没有提升。对于为何未手术肺叶的功能只在肺段切除后显著提升，作者的解释是：①由于肺叶切除的肿瘤较大，有可能在术前就导致所在的肺叶功能受损，进而在术前就已经引起同侧其他肺叶的代偿性生长，因而术后这些同侧未手术肺叶就没有了提高肺功能的空间；②肺叶切除术后，有可能引起同侧未手术肺叶解剖位置的变化，从而阻碍了肺功能的提升。

5 结论

这些数据提示相比于肺叶切除，肺段切除能够有效保存总的功能。原因在于肺段切除不仅保存了手术肺叶的肺功能，也提升了同侧未手术肺叶的功能。肺叶切除后，同侧未手术肺叶的功能不能得到提升。不管是肺叶切除还是肺段切除，对侧肺功能都能得到提升。术后局部的肺功能提升可能源于代偿性肺生长。

总结：孙艺华，复旦大学附属肿瘤医院胸外科

肺段切除是否能比肺叶切除保存更多的肺功能？

随着胸部CT的广泛应用，小肿块、早期肺癌在临床上越来越多见。对于小肿块、早期非小细胞肺癌，目前肺叶切除术+纵隔淋巴结清扫术仍是标准的手术治疗方式。然而，解剖性的肺段切除作为一种可替代的手术方式目前得到了广泛的应用。肺段切除之所以受到关注，其中一个重要的假设就是相比于肺叶切除，肺段切除能够有效保存肺功能，从而使患者能够应对潜在的第二原发肺癌的手术或者使得肺功能较差的患者有机会接受手术治疗。

Nomori等[1]的研究旨在比较肺癌患者接受肺段切除和肺叶切除手术后局部和总的肺功能变化。作者回顾性分析了从2013年—2016年在日本Kameda医学中心接受手术治疗的病例。患者在手术前和手术后6个月分别进行1次肺功能检测。肺功能检测的方法为肺灌注成像技术，即SPECT与CT相结合。作者采用了病例配对的研究方法。肺叶切除和肺段切除的病例首先在手术切除的肺叶部位上做到完全匹配。随后，作者使用倾向性评分匹配的方法对这两组病例在年龄、性别、吸烟史以及肺功能方面进行匹配。最终肺叶切除组和肺段切除组各有103例患者纳入配对分析。

该研究发现相比于肺叶切除，肺段切除能够显著保存更多的总肺功能（$P<0.001$）。肺段切除能够保存手术肺叶（48%±21%）的术前功能。肺段切除术后，同侧未手术肺叶的功能显著提升（$P=0.003$）。而肺叶切除术后，同侧未手术肺叶的功能没有提升（$P=0.97$）。不论是肺叶切除或肺段切除术后，对侧肺的功能均有显著提升（$P<0.001$）。提示相比于肺叶切除，肺段切除能够有效保存总的肺功能。原因在于肺段切除不仅保存了手术肺叶的功能，也提升了同侧未手术肺叶的功能。而肺叶切除后，同侧未手术肺叶的功能不能得到提升[1]。

关于肺段切除相比于肺叶切除是否能保存肺功能一直是一个有争议的话题[2-5]。原因可能在于不同的研究在肺段切除的范围、术后肺功能检测的时间、两组患者基线是否匹配等方面存在差异。比较有代表性的研究是Ginsberg等[2]1995年发表的比较T1N0非小细胞肺癌肺叶切除和亚肺叶切除（肺段切除和楔形切除）的随机对照临床试验。该研究发现，尽管在术后第6个月进行肺功能检测时，接受亚肺叶切除的患者肺功能保存比接受肺叶切除的患者更好，这一差异在术后第12~18个月时缩小并失去统计学意义。

Nomori等[1]的研究仍然存在一定的局限性。首先，该研究缺乏术后长期（如12个月）的肺功能数据。其次，肿瘤大小在该研究中无法进行匹配。而肿瘤大小可能与肺功能等基线情况相关联。这也是回顾性研究的一个缺陷，即直径较大的肿瘤倾向于接受肺叶切除。比较肺叶切除和肺段切除的随机对照临床试验应当能够更好地探讨肺功能保存的问题。但是该研究采用了较为严格的病例匹配方法，并且应用了SPECT/CT的方法来检测肺功能。此外，该研究的另一个优点是分别比较了手术的肺叶、同侧未手术肺叶以及对侧肺的肺功能变化，能够让我们对局部的肺功能和总的肺功能变化有了更清晰的认识。

展望未来，我们仍然面临很多问题需要解决。首先，肺段切除到底能在多大程度上保存肺功能？是否具有显著的临床意义（比如降低手术并发症、增加二次手术机会等）？其次，胸腔镜肺段切除相比于开放肺段切除在保存肺功能上有无区别？最后，对于肺功能较差的患者，肺段切除能否真正起到保存肺功能的作用？前瞻性随机对照临床试验无疑能够提供针对这些问题的最佳证据。然而，就目前来说，这篇回顾性病例对照研究在肺段切除是否能比肺叶切除保存更多的肺功能这一问题上做出了很好的解答。

参考文献

[1] Nomori H, Shiraishi A, Cong Y, et al. Differences in postoperative changes in pulmonary functions following segmentectomy compared with lobectomy. Eur J Cardiothorac Surg, 2018, 53(3): 640–647.

[2] Ginsberg RJ, Rubinstein LV. Randomized trial of lobectomy versus limited resection for T1 N0 non-small cell lung cancer. Lung Cancer Study Group. Ann Thorac Surg, 1995, 60: 615–622; discussion 622–623.

[3] Harada H, Okada M, Sakamoto T, et al. Functional advantage after radical segmentectomy versus lobectomy for lung cancer. Ann Thorac Surg, 2005, 80: 2041–2045.

[4] Hwang Y, Kang CH, Kim HS, et al. Comparison of thoracoscopic segmentectomy and thoracoscopic lobectomy on the patients with non-small cell lung cancer: a propensity score matching study. Eur J Cardiothorac Surg, 2015, 48: 273–278.

[5] Okada M, Koike T, Higashiyama M, et al. Radical sublobar resection for small-sized non-small cell lung cancer: a multicenter study. J Thorac Cardiovasc Surg, 2006, 132: 769–775.

作者：孙艺华，复旦大学附属肿瘤医院胸外科

第5节　肺叶切除术后的膈神经重建和双侧膈肌折叠

原文标题：Phrenic Nerve Reconstruction and Bilateral Diaphragm Plication After Lobectomy

原文作者：Shinohara S[1], Yamada T[2], Ueda M[2], Ishinagi H[3], Matsuoka T[2], Nagai S[2], Matsuoka K[2], Miyamoto Y[2]

[1]Department of Thoracic Surgery, National Hospital Organization Himeji Medical Center, Himeji, Japan. Electronic address: musictiger617@gmail.com; [2]Department of Thoracic Surgery, National Hospital Organization Himeji Medical Center, Himeji, Japan; [3]Department of Plastic Surgery, National Hospital Organization Himeji Medical Center, Himeji, Japan

刊载信息：Ann Thorac Surg 2017,104(1):e9-e11.

1　研究背景与目的

双侧膈神经损伤导致的膈肌运动障碍，最终可能会导致呼吸功能衰竭等严重并发症。单纯膈肌折叠术对于双侧膈肌瘫痪具有一定的治疗意义，但其长期结果仍具有争议。本例报告描述了采用膈肌折叠术以及右侧膈神经重建成功治疗双侧膈肌瘫痪的经验。

2　方法

患者，男，49岁，28年前行正中劈胸左前纵隔恶性肿瘤切除术，术中肿瘤累及左侧膈神经，不予保留。近期CT显示右上肺4.8 cm结节，左下肺不张及左侧膈肌抬高。患者接受了右上肺叶切除，术中见肿瘤累及膈神经，切除部分神经并行端端吻合重建，同时双侧膈肌行缝合折叠术。

3　主要结果

术后患者自主潮气量250 mL，呼吸频率30次/分，经过气管切开及呼吸机辅助通气治疗后，患者呼吸功能逐渐好转。术后48 d出院。术后3个月复查，发现膈肌功能恢复良好，呼吸功能接近正常。

4　讨论精简

双侧膈神经损伤及膈肌瘫痪会引起严重的呼吸功能障碍，患者往往需要长期的呼吸机辅助通气。膈神经重建可能是治愈膈肌瘫痪的唯一有效手段。因此本例患者采用开胸结合显微重建膈神经，同时辅以双侧膈肌折叠术作为神经功能恢复前的临时替代手段。为缓解重建神经的张力，术中还进行了壁层胸膜的松弛缝合。结果显示，本方法对双侧膈肌瘫痪的治疗具有重要意义。

5　结论

膈神经重建结合双侧膈肌折叠是针对双侧膈肌瘫痪的重要治疗手段，避免了患者对长期机械通气的需要。

总结：孙艺华，复旦大学附属肿瘤医院胸外科

[点 评]

膈神经重建及双侧膈肌折叠是否可以成为肿瘤患者双侧膈肌功能损伤的常规治疗手段？

在普通胸外科手术中，双侧膈神经损伤导致的膈肌功能障碍是较为严重的并发症，可导致患者持续性呼吸乏力，进一步导致呼吸衰竭。膈肌折叠术作为膈神经损伤的补救办法，可以在一定程度上缓解膈肌瘫痪对呼吸功能的影响，减少患者呼吸乏力及机械辅助通气的发生率。但在双侧膈肌瘫痪患者中，单纯膈肌折叠术是否可以解决持续呼吸乏力，仍存在一定争议。一些报道认为，对膈神经损伤患者进行神经重建后，所保存的周围神经活动可以给予膈肌一定的功能恢复，减轻呼吸乏力等症状，但这部分病例一般仅限于单侧膈肌瘫痪[1]。本文作者在一例双侧膈肌瘫痪患者中进行了单侧膈神经重建，并对患者预后进行观察分析。

患者49岁男性，28年前因前纵隔恶性淋巴瘤手术，术中损伤膈神经，目前已存在左侧膈肌抬高及左下肺不张等表现。目前患者CT发现右上肺4.8 cm结节，累计右侧膈肌神经可能，细胞学病理证实为非小细胞肺癌。由于患者28年前接受过放疗，因此同步放化疗没有列为首选治疗。患者肺功能检查欠佳，潮气量66.8%预计值；FEV1 58.7%预计值；FEV1百分比81.6%。在给患者行右上肺叶切除过程中，发现肿瘤累及右侧膈神经，完整切除肿瘤后，端端缝合膈神经，并利用纵隔胸膜加固，以减轻重建神经的张力。再对右侧膈肌进行折叠缝合。右侧膈肌折叠缝合后，再更换体位，对左侧膈肌进行折叠缝合。

术后病理显示为黏液表皮样癌，T3N1M0 ⅢA期，术后初期潮气量低于250 mL，呼吸频率高于30次／分。术后第5天接受气管切开术，第8天可利用移动呼吸机下床活动，术后40 d去除气切导管，术后48 d出院。术后3个月，患者复查膈肌功能恢复良好，已经可以正常工作，但术后7个月发生双侧肺转移随后接受化疗。

对于双侧膈肌功能障碍目前已知的治疗手段有限，通常患者需要接受长期的机械辅助通气，单纯的膈肌折叠术可缓解部分症状，但治疗意义有限，有时患者仍然需要机械辅助通气治疗[2]。单纯的神经移植及神经松解等方法在临床也有应用，但缺乏大规模临床案例证明其有效性[1,3-4]。在本病例中，作者采用右侧膈神经修复，做为恢复膈肌功能的治疗手段，并且把双侧膈肌折叠术做为神经功能恢复前的临时替代方案，创新性的结合了两种治疗方案。术后患者虽然接受了机械通气辅助呼吸，但在一段时间后，自主呼吸功能已经可以达到不影响正常生活的程度，总体治疗效果令人满意。

遗憾的是，做为肿瘤患者，患者在7个月后仍然出现疾病复发，从而不得不接受化疗。从这一方面讲，膈神经重建及双侧膈肌折叠术治疗膈肌瘫痪的适应证仍然值得讨论。对于该患者，术前评估肿瘤可能累及膈神经，分期偏晚，如果考虑到患者已有健侧膈神经损伤且合并下肺不张，术前肺功能欠佳，是否手术指征仍值得探讨。虽然手术给患者带来7个月的无病生存期，但术后近2个月的机械辅助通气，仍然对生活质量产生较大影响。因此笔者认为，膈神经修复结合双侧膈肌折叠的确是治疗膈肌瘫痪的有效手段，但其适应证应首选考虑良性疾病患者，并不应该作为晚期肿瘤累及膈神经患者的常规治疗手段。

参考文献

[1] Kaufman MR, Elkwood AI, Colicchio AR, et al. Functional restoration of diaphragmatic paralysis: an evaluation of phrenic

nerve reconstruction. Ann Thorac Surg, 2014, 97 : 260–266.

[2] Stolk J, Versteegh MI. Long-term effect of bilateral plication of the diaphragm. Chest, 2000, 117 : 786–789.

[3] Kawashima S, Kohno T, Fujimori S, et al. Phrenic nerve reconstruction in complete video-assisted thoracic surgery. Interact Cardiovasc Thorac Surg, 2015, 20 : 54–59.

[4] Kaufman MR, Elkwood AI, Rose MI, et al. Reinnervation of the paralyzed diaphragm : application of nerve surgery techniques following unilateral phrenic nerve injury. Chest, 2011, 140 : 191–197.

作者：孙艺华，复旦大学附属肿瘤医院胸外科

第6节　肺段切除术中段间平面的处理——基于术后并发症考虑

原文标题：Management of Intersegmental Plane on Pulmonary Segmentectomy Concerning Postoperative Complications

原文作者：Hajime Saito, MD, PhD, Hayato Konno, MD, PhD, Maiko Atari, MD, Nobuyasu Kurihara, MD, Satoshi Fujishima, MD, Yusuke Sato, MD, PhD, Satoru Motoyama, MD, PhD, and Yoshihiro Minamiya, MD, PhD

Department of Thoracic Surgery, Akita University School of Medicine, Akita, Japan

刊载信息：Ann Thorac Surg 2017,103:1773-1780.

1　研究背景

证据表明，对不超过2 cm的ⅠA期肺癌，肺段切除术可以产生与肺叶切除相似的结果。解剖性肺段切除相比肺叶切除的优势是保留更多肺功能。然而，肺段切除术后的持续漏气和迟发性气胸很普遍，且增加外科并发症发生率。为了防止肺段切除术后的肺部并发症，我们采取2种办法处理段间平面：聚乙醇酸（polyglycolic acid，PGA）网联合纤维蛋白胶（网片覆盖），或者缝合残留肺段的胸膜切缘（胸膜缝合）。本研究的目的是对比两种方法对术后肺功能和并发症的影响，并分析确定肺段切除术后发生肺部并发症的预测因素。

2　研究方法

回顾性分析133例行肺段切除的ⅠA期非小细胞肺癌患者。分别于术前和术后1~6个月行肺功能检测，包括肺活量、第一秒用力呼气量。采用倾向匹配评分分析法，在胸膜缝合组和网片覆盖组中分别选取46例患者。术后持续漏气的定义是持续7 d或更长时间的漏气。迟发性气胸的定义是拔除胸管后出现气胸，包括肺疱瘘引起的术侧残腔增大。

3　手术过程

采用后外侧小切口开胸（6~12 cm），切断部分背阔肌和前锯肌。每例肺段切除均游离肺动脉、肺静脉和段支气管。切断血管后，将肺段支气管结扎并经结扎处远端插入充气针，拟切除的肺段充气，而保留的肺段萎陷。然后用电刀沿膨胀-萎陷交界线切开，以段间静脉为引导。为了防止术后漏气，切开的段间平面用PGA网和纤维蛋白胶，或者采用4~0聚丙烯缝线（prolene）线连续缝合保留肺段的胸膜缘。

4　结果

术后1个月和6个月时，每组肺活量和第1秒用力呼气量恢复率差异无统计学意义（$P>0.05$）。与胸膜缝合组相比，网片覆盖组持续漏气发生率较高（分别为8.7%和0%；$P=0.042$），迟发性气胸（10.9%和2.2%；$P=0.051$）。Logistic回归分析显示，肺段切除术后选择网片覆盖或者胸膜缝合的方式处理段间平面，是影响肺部并发症（持续漏气或迟发性气胸）的唯一独立因素（OR 5.26，$P=0.047$；OR 13.39，$P=0.018$）。

5　讨论精简

肺段切除术后的持续漏气或迟发性气胸时常发生。胸膜缝合法的优点是降低术后肺部并发症的风险。然而，人们担心如果段间平面采用胸膜缝合，可能导致保留肺段的皱缩，从而损害术后肺功能。本研究提示，肺段切除术后1个月和6个月，无论采用何种方式处理段间平面，所有患者肺功能均保留完好。

我们喜欢用电凝刀而不是内镜切割缝合器来处理肺段切除的段间平面，是希望保留段间静脉，从而保留残余肺段的静脉引流。如果使用内镜切割缝合器，在解剖段间平面时就难以准确地辨认需要保留的段间静脉。另外，电凝刀解剖肺段平面被认为会增加术中出血的机率，但我们的研究表明，采用电凝刀平均术中失血量<100 mL。术前肺部三维CT有助于确定肺静脉和肺动脉的分布，减少肺段切除术中的出血量。

6　结论

肺段切除术中采用胸膜缝合处理段间平面是一种可接受的减少术后肺部并发症的方法。

总结：林江波，福建医科大学附属协和医院胸外科

[点 评]

肺段切除术中段间平面的处理——基于术后并发症考虑

原文标题：The intersegmental plane: an emerging concern for the thoracoscopic surgeon

原文作者：Dominique Gossot[1], Agathe Seguin-Givelet[1,2]

[1]Thoracic Department, Curie-Montsouris Thorax Institute, IMM, Paris, France; [2]Paris 13 University, Sorbonne Paris Cité, Faculty of Medicine SMBH, Bobigny, France

Correspondence to: Dominique Gossot. Thoracic Department, Curie-Montsouris Thorax Institute, IMM, 42 Bd Jourdan, F-75014 Paris, France. Email: dominique.gossot@imm.fr.

Correspondence to: Dominique Gossot. Thoracic Department, Curie-Montsouris Thorax Institute, IMM, 42 Bd Jourdan, F-75014 Paris, France. Email: dominique.gossot@imm.fr.

Provenance: This is an invited Editorial commissioned by Section Editor Dr. Chengwu Liu (Department of Thoracic Surgery, West China Hospital, Sichuan University, Chengdu, China).

Comment on: Saito H, Konno H, Atari M, et al. Management of Intersegmental Plane on Pulmonary Segmentectomy Concerning Postoperative Complications. Ann Thorac Surg 2017;103:1773-80.

刊载信息：Video-assist Thorac Surg 2017,2:34. doi: 10.21037/vats.2017.05.06

View this article at: http://dx.doi.org/10.21037/vats.2017.05.06

肺癌患者的手术情况正在发生变化。由于肺癌筛查计划的建立，以及更多的患者或医生要求进行CT扫描，越来越多的磨玻璃结节和早期肺癌被发现。直到最近，当怀疑患者患NCSLC时，无论肿瘤大小和临床分期如何，均采取肺叶切除术。虽然早期非小细胞肺癌行肺叶切除术或亚肺叶切除术的比较研究还在进行中，但大多数肺科医生、肿瘤科医生和外科医生都认为，这些患者中的大多数人接受亚肺叶切除应该比肺叶切除术更好。事实上，大部分研究表明亚肺叶切除术后的并发症发生率低于肺叶切除，特别是在肺部并发症方面。

根据以往研究，亚肺叶切除的生存率与肺叶切除的生存率相当，或至少不劣于肺叶切除。然而，就开胸和非开胸手术的术后效果而言，胸腔镜手术是有明确的优势，特别是对肺功能受损患者[1]。换句话说，外科医生想要治疗肺部磨玻璃样结节或早期肺癌，比肺叶切除创伤更小的方法就是胸腔镜肺段切除。在开胸手术时，解剖性肺段切除是胸外科医生必须掌握的技术。由于开放手术的直视解剖和术者双手的使用，极大地方便了肺段的暴露，外科医生即使不是该领域的专家，也可以完成这项手术。显露段间静脉也不是很大的问题，无论使用什么技术，将段间平面沿着这个静脉分开是外科医生驾轻就熟的技能。但是，当行VATS手术时，几个困难就出现了。掌握了解剖的变异并保持耐心，支气管和血管可以顺利解剖，但即使在经验丰富的外科医生手中，肺段平面的辨认和分离依然具有挑战性。这是由于以下几个因素导致的：①缺乏手的帮助，难以获得最佳的显露；②手指触诊是不可能的；③空间定位困难带来的问题（部分与前两个因素有关），特别是在处理下肺叶的时候。因此，本来应该是手术中最困难部分的支气管血管游离，相比腔镜手术最后一步的段平面分离，反而显得简单了。

随着越来越多胸腔镜亚肺叶切除的开展，克服这些问题将是胸外科医生最关注的问题之一。虽然这个领域研究是单纯技术性，但仍有临床价值。它包括两个部分：①如何确定段间平面的位置和方向；②一旦确定，如何简单安全的分离段间平面。段间平面判断和分离的不准确会造成肿瘤学和手术的严重后果。

确定肺段的解剖和范围可以依靠术前模拟重建。研究证实术前三维（3D）重建与术中解剖发现几乎完全符合[2-3]。在一些软件中，比如我们经常使用的一个软件，可以转动肺部，逐层导航并显示目标肺段和段间静脉，还可以模拟安全切缘。然而，3D重建虽然非常有帮助，但并不是最终的工具，因为在整个手术过程中，肺部的大小和体积变化并不能与模型标记完全符合。理想的解决方案可能是一个增强现实可视化系统，它可以将计算机重建影像和真实视野图像融合成一个单一图像，使外科医生有可能像GPS导航一样跟踪解剖。同样由于上述问题，我们距离这样的技术还很遥远。即使是肝脏手术，由于肝脏是体积固定的实体器官，比肺部手术造成的问题更少，但这项技术仍然不成熟，没有常规使用[4]。其实，另一种解决方案是采用快速塑形[5]和3D打印来更好地了解肺段和血管的空间结构和深度。有几家公司正在不惜重金研究这些解决方案。在不久的将来，3D打印机很可能在医院应用，成本也会迅速降低。

除了借助计算机的方法之外，靶肺段染色在理论上是最简单的技术方案，因为它只需要依靠外科医生。在本评论中所报道的技术会显得冗长乏味。确实有很多方法，它们各有其优缺点，甚至有并发症[6]：对全肺[7]或拟切除的肺段充气显示肺段膨胀—萎陷交界线，通过支气管镜[8]或支气管残端穿刺向靶肺段充气[6,9]，支气管内[10-11]或全身[12]注射ICG，支气管内注射荧光维生素B2[13]，热成像[14]。尽管发生了一些有趣的结果，但我们需要注意膨胀–萎陷法和支气管内染料注射的缺点，即空气或染料会在肺实质内弥散，从而导致肺段边界的标记不准确[11]。采用静脉注射ICG后红外相机显像，具有只依赖血流不依赖肺膨胀的优点。但其缺点是需要专用的摄像头，以及荧光会在很短的时间内消失。Sato等[15]描述的VAL-map技术，包括术前在靶肺段或邻近肺段边缘多点标记，是一项吸引人的解决方案，但这需要详细的术前准备。

最后，一旦段间界线被定位或勾勒出来，切开肺段平面并不是最简单的一步。这需要通过切割或缝合器来完成，因为外科医生不能像开放手术的剥离技术那样依靠手指操作。

传统分割肺段的方法是沿着肺段静脉，用电刀或其他血管闭合装置切开肺实质，可以选择纤维蛋白密封剂加固，或用网片覆盖。这种技术被认为有利于保留肺实质，但有出血和漏气的风险。随着胸腔镜技术的快速发展，内镜缝合器由于其操作简便被更多的使用。尽管也有一些不足，但缝合器引起的漏气更少[16]。在我们最近发表的文章中，持续漏气的发生率只有4.2%，且没有一个患者需要行胸膜固定或再次手术。在一系列比较电刀和缝合器两种方法切开段间平面的研究中，电刀组8%的患者观察到持续漏气，其中一些患者需要行化学胸膜固定或再次手术。缝合器组中没有发生这些并发症。从各种密封剂和/或网片加固段间平面的研究数量来看，也间接表明了用电刀切割段间平面是一个令人担忧的问题[17-20]。

然而，缝合器还不是一个理想的解决方案。一些外科医生建议用电刀来分离段间平面，是因为它能使保留肺段完全扩张[19-20]。由于缝合器将脏层胸膜钉合在闭合线上，限制了保留肺段的扩张。但是，我们的研究表明术后1个月随访发现肺不完全膨胀的比例很低（2.8%），而且没有一个患者需要采取特殊处理，比如胸腔引流或再次手术[21]。

另外，尽管在安全方面有优势，但缝合器会引起其他问题。其操作并不容易，特别是对胸腔狭小的患者。因为钉枪的开口是有限，加载厚的肺组织可能很麻烦，而且可能发生闭合缘的撕裂。另一个理论上的担心是段间静脉无法保留和/或被挤压，这可能损害保留肺段的气体交换能力[22]。一些作者怀疑胸腔镜肺段切除术后数月，观察到所谓的残端硬结，即部分肺不张，可能与肺段间平面的错误识别有关[20]。最后，这种被广泛采用的段间平面缝合器技术，仍有一些缺点值得研究。

总之，对于许多肺部磨玻璃样结节、早期肺癌或孤立深部转移灶的患者，尽管绝大多数胸外科医生相信亚肺叶切除优于肺叶切除，也相信这些手术应该通过不开胸来完成，但胸腔镜下处理肺段间平面仍然可能令人沮丧，甚至不尽人意。克服目前的问题是未来几年的一项任务。找到解决方案将有助于大大降低亚肺叶切除的并发症发生率，虽然肺段切除的并发症发生率已经低于肺叶切除。

参考文献

[1] Traibi A，Grigoroiu M，Boulitrop C，et al. Predictive factors for complications of anatomical pulmonary segmentectomies. Interact Cardiovasc Thorac Surg，2013，17：838–844.

[2] Ikeda N，Yoshimura A，Hagiwara M，et al. Three dimensional computed tomography lung modeling is useful in simulation and navigation of lung cancer surgery. Ann Thorac Cardiovasc Surg，2013，19：1–5.

[3] Yang Q，Xie B，Hu M，et al. Thoracoscopic anatomic pulmonary segmentectomy：a 3-dimensional guided imaging system for lung operations. Interact Cardiovasc Thorac Surg，2016，23：183–189.

[4] Nicolau S，Soler L，Mutter D，et al. Augmented reality in laparoscopic surgical oncology. Surg Oncol，2011，20：189–201.

[5] Akiba T，Nakada T，Inagaki T. Simulation of the fissureless technique for thoracoscopic segmentectomy using rapid prototyping. Ann Thorac Cardiovasc Surg，2015，21：84–86.

[6] Otsuka T，Nakamura Y，Harada A，et al. Extremely rare but potential complication of diffuse brain edema due to air embolism during lung segmentectomy with selected segmental inflation technique by syringe needle during video-assisted thoracoscopic surgery. J Thorac Cardiovasc Surg，2011，142：e151–e152.

[7] Gossot D，Zaimi R，Fournel L，et al. Totally thoracoscopic pulmonary anatomic segmentectomies：technical considerations. J Thorac Dis，2013，5：S200–S206.

[8] Sonobe M，Date H. Technology on Partial Resection and Segmentectomy for Early-stage Lung Cancer. Kyobu Geka，2016，69：676–680.

[9] Kamiyoshihara M，Kakegawa S，Morishita Y. Convenient and improvedmethod to distinguish the intersegmental plane in pulmonary segmentectomy using a butter- fly needle. Ann Thorac Surg，2007，83：1913–1914.

[10] Sekine Y，Kaiho D，Toyoda T. Novel approach for precise anatomical segmentectomy utilizing a lung volume analyzer and infrared thoracocopy with transbronchial injection of indocianine green. EJCTS sous presse，2015.

[11] Zhang Z，Liao Y，Ai B，et al. Methylene blue staining：a new technique for identifying intersegmental planes in anatomic segmentectomy. Ann Thorac Surg，2015；99：238–242.

[12] Tarumi S，Misaki N，Kasai Y，et al. Clinical trial of video-assisted thoracoscopic segmentectomy using infrared thoracoscopy with indocyanine green. Eur J Cardiothorac Surg，2014，46：112–115.

[13] Ohsima M，Waseda R，Tanaka N，et al. A new fluorescent anatomic pulmonary segmentectomy using PDD endoscope system and vitamin B2：evaluation in a clinical setting using living animal. Surg Endosc，2016，30：339–345.

[14] Sakamoto K，Kanzaki M，Mitsuboshi S，et al. A novel and simple method for identifying the lung intersegmental plane using thermography. Interact CardioVasc Thorac Surg，2016，23：171–173.

[15] Sato M，Yamada T，Menju T，et al. Virtual-assisted lung mapping：outcome of 100 consecutive cases in a single institute. Eur J Cardiothorac Surg，2015，47：e131–e139.

[16] Miyasaka Y，Oh S，Takahashi N，et al. Postoperative complications and respiratory function following segmentectomy of the lung - comparison of the methods of making an inter-segmental plane. Interact Cardiovasc Thorac Surg，2011，12：426–429.

[17] Yoshimoto K，Nomori H，Mori T，et al. Comparison of postoperative pulmonary function and air leakage between pleural closure vs. mesh-cover for intersegmental plane in segmentectomy. J Cardiothorac Surg，2011，6：61.

[18] Nomori H. Anatomical segmentectomy for clinical stage IA non-small cell lung cancer. Nihon Geka Gakkai Zasshi，2011，112：264–266.

[19] Ohtsuka T，Goto T，Anraku M，et al. Dissection of lung parenchyma using electrocautery is a safe and acceptable method for anatomical sublobar resection. J Cardiothorac Surg，2012，7：42–46.

[20] Nakano T，Endo S，Mitsuda S，et al. Stump consolidation after video-assisted thoracoscopic segmentectomy. Kyobu Geka，2011，64：792–795.

[21] Ojanguren A，Gossot D，Seguin-Givelet A. Division of the intersegmental plane during thoracoscopic segmentectomy：is stapling an issue? J Thorac Dis，2016，8：2158–2164.

[22] Asakura K，Izumi Y，Kohno M，et al. Effect of cutting technique at the intersegmental plane during segmentectomy on expansion of the preserved segment：comparison between staplers and scissors in ex vivo pig lung. Eur J Cardiothorac Surg，2011，40：e34–e38.

译者：林江波，福建医科大学附属协和医院胸外科

第7节　临床T1aN0期非小细胞肺癌意向性扩大肺段切除术的再评估

原文标题：Re-Assessment of Intentional Extended Segmentectomy for Clinical T1aN0 Non-Small Cell Lung Cancer

原文作者：Wataru Nishio, MD, Masahiro Yoshimura, MD, Yoshimasa Maniwa, MD, Yoshitaka Kitamura, MD, Kenta Tane, MD, Daisuke Takenaka, MD, and Shuji Adachi, MD

Department of Chest Surgery, Hyogo Cancer Center, Akashi; Department of Surgery, Division of Chest Surgery, Kobe University Graduate School of Medicine, Kobe; and Department of Radiology, Hyogo Cancer Center, Akashi, Japan

刊载信息：Ann Thorac Surg 2016,102:1702-1710.

1　研究背景

本研究对临床T1aN0期非小细胞肺癌接受意向性扩大肺段切除术和肺叶切除术的长期预后进行比较分析。术后局部复发危险因子和各肺段切除术后的预后结果将在本研究中分别讨论。

2　研究方法

总共入组的237例患者以CT图像测量得到的肿瘤实性成分直径与肿瘤最大直径比值（C/T）作为分组标准，针对164例肺段切除（C/T≤0.5者46例，C/T>0.5者118例）和73例接受肺叶切除术（C/T≤0.5者1例，C/T>0.5者72例）中C/T>0.5的患者术前特征采用倾向评分匹配，用对数秩检验评估局部无复发生存率。采用Cox比例风险回归模型分析术前因素和手术过程，确定局部复发的独立预测因子。两组患者的局部复发用Kaplan-Meier生存曲线进行评估。

3　研究结果

46例C/T≤0.5接受肺段切除的患者未发现术后复发。经倾向性匹配的59对C/T>0.5的患者中，76.3%的肺段切除患者5年内未出现局部复发，而肺叶切除术患者则是91.5%（P=0.082）。多因素分析显示肺段切除术是唯一的无局部复发概率的独立危险因素（P=0.02）。亚组分析显示接受背段切除患者局部复发率显著小于其他肺段切除（P=0.029），且预后与肺下叶切除术效果相当。左肺上叶肺段切除效果与肺叶切除相当。右肺上叶肺段切除和基底段切除后患者局部复发率相对于其他肺段切除明显偏高（P=0.001）。基底段切除术患者预后较下肺叶切除术患者差（P=0.005）。

4　讨论精简

本研究参考C/T比值将早期非小细胞肺癌分类方法加以细化，并将患者病变所在肺段位置纳入研究，详细分析了肿瘤自身特征和位置分布是否会影响不同手术方式的治疗效果。结果提示对于不同位置的病变，不同术式对其治疗效果不尽相同。但本研究中涉及的样本量尚有限，更加详尽可靠的研究结论有赖于进一步详实可靠的数据进行更加深入的分析研究。

5　研究结论

对临床T1a期的非小细胞肺癌患者，如果影像学提示为侵袭性较明显的右肺上叶和基底段病变，计划性肺段切除术的手术指征应该严格把控。不过，对两肺背段和左肺上叶病变而言，肺段切除术似乎可以获得与肺叶切除术相当的预后。

总结：赵亮，中国医学科学院肿瘤医院胸外科

亚肺叶切除术在早期非小细胞肺癌治疗中的作用仍有待确认

原文标题：The role of sublobar resections in the treatment of early stage non-small cell lung cancer—still awaiting evidence

原文作者：Robert Dziedzic

Department of Thoracic Surgery, Medical University of Gdansk, Gdansk, Poland

Correspondence to: Robert Dziedzic. Department of Thoracic Surgery, Medical University of Gdansk, 80-210, M. Sklodowskiej-Curie 3a St, Gdansk, Poland. Email: dziedzic@gumed.edu.pl.

Provenance: This is an invited Editorial commissioned by Section Editor Dr. Akira Hamada (Department of Cardiovascular, Thoracic and Pediatric surgery, Faculty of Medicine, Yamagata University, Yamagata, Japan).

Comment on: Nishio W, Yoshimura M, Maniwa Y, et al. Re-Assessment of Intentional Extended Segmentectomy for Clinical T1aN0 Non-Small Cell Lung Cancer. Ann Thorac Surg 2016;102:1702-10.

刊载信息：J Thorac Dis 2017,9(11):4146-4148. doi: 10.21037/jtd.2017.10.115

View this article at: http://dx.doi.org/10.21037/jtd.2017.10.115

对绝大多数非小细胞肺癌患者而言，肺叶切除术联合纵隔淋巴结清扫术仍是标准手术方式。根据欧洲肿瘤协会（European Society for Medical Oncology，ESMO）推荐，在严格掌握手术适应证的前提下，包括解剖性肺段切除术和楔形切除术在内的亚肺叶切除术可以被应用于部分患者，这些患者主要是肺功能储备不足、伴有严重合并症的患者，对于这些患者而言肺叶切除术有可能明显增加围手术期风险。肺段切除术的另一个指征似乎也适用于带有非实性成分直径<2 cm或者实性部分<50%肿瘤直径的周围型肺肿瘤[1]。由于CT扫描在肺癌筛查项目和人口老龄化方面的广泛应用，在未来几年中，能够满足上述标准的患者数量可能会有所增加。

但是在早期非小细胞肺癌治疗方面是否有足够的证据表明肺段切除术或楔形切除术可以获得和肺叶切除术同等的长期生存和无病生存时间呢？

到目前为止，一个随机研究发布了关于肺叶切除术和楔形切除术治疗对比结果。Ginsberg等[2]代表

LCSG于1995年发表了关于肺叶切除术和亚肺叶切除术（包括肺段切除术和楔形切除术）长期疗效对比的随机化研究结果。这一研究结果表明总生存方面亚肺叶切除术组患者显著偏低，而局部复发的风险则高达肺叶切除术组的三倍。尽管这一研究有很多局限性，比如纳入患者肿瘤直径>2 cm，病变包括非周围型肺部病灶，没有对行楔形切除术患者进行淋巴结清扫，以及由于多年以来肺叶切除术已经成为大多数非小细胞肺癌患者的标准治疗方式而导致的缺乏理想的术前分期体系。近年来许多对比肺叶切除术和亚肺叶切除术疗效的观察性非随机化研究结果相继发表。一些观察性研究表明对直径<2 cm的Ⅰ期非小细胞肺癌而言，肺叶切除术和肺段切除术的长期疗效是相当的[3-4]。大多数研究发现肺叶和亚肺叶切除术虽然有相似的疗效，但当将楔形切除术和肺段切除术分别进行研究时结果却出现了矛盾。根据Altorki等[5]的研究结果，对较小的临床分期T1N0的非小细胞肺癌患者而言，楔形切除术和肺段切除术疗效相当。在Dziedzic等[4]的回顾性观察

研究中，对于Ⅰ期非小细胞肺癌患者而言，接受楔形切除术患者5年生存率明显低于接受肺叶切除术和肺段切除术的患者。楔形切除术和肺段切除术之间的差别可能在于切缘的干净程度以及是否进行肺门纵隔淋巴结清扫。目前已经明确的是远离病灶的切缘意味着更低的局部复发率。切缘与瘤体距离>11 mm[6]或大于肿瘤直径[7]意味着更加理想的生存获益。

支持对早期非小细胞肺癌施行肺段切除术的证据主要是基于回顾性研究。目前至少有2个前瞻性、多中心、随机对照试验正在对肺叶切除术和亚肺叶切除术疗效进行对比研究。日本的JCOG 0802/WJOG 4607L研究开始于2009年，该研究目的是评价非小细胞肺癌患者接受肺段切除术和肺叶切除术后的总生存情况[8]。共有71个中心以及多达1 100例患者将会被纳入研究。另一个由美国主导的CALGB 140503研究将计划纳入692例患者，研究结果预计会到2020年予以公布[9]。

理论上讲，扩大的肺段切除术有可能帮助增加亚肺叶切除术的切缘。扩大肺段切除术研究组针对小肺部肿瘤发布了一项前瞻性研究，该研究旨在评估对直径达到2 cm的非小细胞肺癌施行所谓扩大肺段切除术的治疗效果[10]。扩大切除技术是基于支气管被结扎之前肺段的膨胀状态，这样可以较好地分辨肺段之间的界限。此外，该手术方式还包括肺门纵隔淋巴结清扫，这与肺叶切除术是类似的。报道的5年无病生存率为91.8%，FVC损失为11.3%，FEV1在13.4%。作者认为扩大的肺段切除术是一种适合于直径<2 cm的外周型肺癌患者的手术，可以减少呼吸损失[11]。

在2016年发表的名为"Re-Assessment of Intentional Extended Segmentectomy for Clinical T1aN0 NonSmall Cell Lung Cancer"的论文中，作者比较了Ⅰa期非小细胞肺癌患者计划性扩大肺段切除术和肺叶切除术治疗效果[12]。该研究的主要终点事件是评估患者的长期生存情况和局部复发的危险因素，此外还比较了肺叶分段特异性结果。547例临床分期T1aN0非小细胞肺癌患者中，237例患者符合入组标准，其中164例患者接受肺段切除术而73例患者接受肺叶切除术。随访时间至少持续5年。基于薄层CT测量的实性成分占肿瘤最大直径比值（C/T），患者被分在不同组别。在C/T≤0.5组，46名患者接受肺段切除术，1例患者接受肺叶切除术，所有患者病理诊断为腺癌。在该组中没有患者出现肿瘤复发。在C/T>0.5组，118例患者接受肺段切除术，72

例患者接受肺叶切除术。为了减少选择偏倚，该研究进行了1:1的倾向评分匹配分析。最终该研究将符合入组标准患者分为两组，每组59例。在非匹配组，肺段切除术后患者5年和10年生存率为86.4%和70.0%，而在肺叶切除术组则分别是93.0%和78.3%（P=0.123）。但是，肺段切除术后患者5年和10年无病生存率为75.0%和61.8%，而在肺叶切除术组则分别是90.3%和76.4%，差异具有统计学意义（P=0.038）。其中肺段切除术患者的5年无病生存率为76.3%，而肺叶切除术患者则为91.5%，差异没有统计学意义（P>0.05）。有趣的是，在按照不同肺段分析局部复发情况的结果中，下叶背段（S6）的局部复发比例与下叶切除的患者相似。左肺上叶段切除患者局部复发比例与上叶切除术患者相当。与下叶切除的患者相比基底段切除患者（37%）的局部复发率明显偏高（P=0.005）。作者报道右肺上叶段切除术和右肺上叶切除术患者的局部无复发生存率差异没有统计学意义（P=0.075）。

作者认为对影像学提示肺癌侵袭性明显的cT1aN0Mx患者，病变位于右肺上叶或基底段，决策施行意向性肺段切除术应慎重考虑。对于双侧下叶背段和左肺上叶病灶，肺段切除术或许是可与肺叶切除术疗效相当的手术方式[12]。

总之，耐心等待随机试验的研究结果是不可避免的，目前我们的临床决策仍有赖于设计良好的回顾性研究。已发表的论文将会对我们日常临床实践产生重大的影响。首先，直径不超过2 cm磨玻璃病灶的惰性肿瘤和实性成分不足50%肿瘤直径的部分实性结节将可能是亚肺叶切除术的理想手术适应证，因为此前这类患者的无病生存时间等都较为理想。其次，对于具有较多侵袭性特点的实性或实性成分超过50%的部分实性结节，基底段切除可能无法替代肺叶切除术。因为双肺背段和左肺上叶肺段切除后患者有较好的长期生存获益，亚肺叶切除术或许可以成为这类患者的良好手术适应证。然而，由于回顾研究的可信度有限，所有这些假设仍然应该被谨慎地考虑。

参考文献

[1] Vansteenkiste J，Crinò L，Dooms C，et al. 2nd ESMO Consensus Conference on Lung Cancer：early-stage non-small-cell lung cancer consensus on diagnosis，treatment and follow-up. Ann Oncol，2014，25：1462-1474.

[2]　Ginsberg RJ, Rubinstein LV. Randomized trial of lobectomy versus limited resection for T1 N0 non-small cell lung cancer. Lung Cancer Study Group. Ann Thorac Surg, 1995, 60: 615–622; discussion 622–623.

[3]　Tsutani Y, Miyata Y, Nakayama H, et al. Segmentectomy for clinical stage IA lung adenocarcinoma showing solid dominance on radiology. Eur J Cardiothorac Surg, 2014, 46: 637–642.

[4]　Dziedzic R, Zurek W, Marjanski T, et al. Stage I non-small-cell lung cancer: long-term results of lobectomy versus sublobar resection from the Polish National Lung Cancer Registry. Eur J Cardiothorac Surg, 2017, 52: 363–369.

[5]　Altorki NK, Kamel MK, Narula N, et al. Anatomical Segmentectomy and Wedge Resections Are Associated with Comparable Outcomes for Patients with Small cT1N0 Non-Small Cell Lung Cancer. J Thorac Oncol, 2016, 11: 1984–1992.

[6]　Wolf AS, Swanson SJ, Yip R, et al. The Impact of Margins on Outcomes After Wedge Resection for Stage I Non-Small Cell Lung Cancer. Ann Thorac Surg, 2017, 104: 1171–1178.

[7]　Sawabata N, Maeda H, Matsumura A, et al. Clinical implications of the margin cytology findings and margin/tumor size ratio in patients who underwent pulmonary excision for peripheral non-small cell lung cancer. Surg Today, 2012, 42: 238–244.

[8]　Nakamura K, Saji H, Nakajima R, et al. A phase III randomized trial of lobectomy versus limited resection for small-sized peripheral non-small cell lung cancer (JCOG0802/WJOG4607L). Jpn J Clin Oncol, 2010, 40: 271–274.

[9]　Kohman LJ, Gu L, Altorki N, et al. Biopsy first: Lessons learned from Cancer and Leukemia Group B (CALGB) 140503. J Thorac Cardiovasc Surg, 2017, 153: 1592–1597.

[10]　Okada M, Yoshikawa K, Hatta T, et al. Is segmentectomy with lymph node assessment an alternative to lobectomy for non-small cell lung cancer of 2 cm or smaller? Ann Thorac Surg, 2001, 71: 956–960; discussion 961.

[11]　Yoshikawa K, Tsubota N, Kodama K, et al. Prospective study of extended segmentectomy for small lung tumors: the final report. Ann Thorac Surg, 2002, 73: 1055–1058; discussion 1058–1059.

[12]　Nishio W, Yoshimura M, Maniwa Y, et al. Re-Assessment of Intentional Extended Segmentectomy for Clinical T1aN0 Non-Small Cell Lung Cancer. Ann Thorac Surg, 2016, 102: 1702–1710.

[13]　Suzuki K, Koike T, Asakawa T, Kusumoto M, et al. A prospective radiological study of thin-section computed tomography to predict pathological noninvasiveness in peripheral clinical IA lung cancer (Japan Clinical Oncology Group 0201). J Thorac Oncol, 2011, 6: 751–756.

译者：赵亮，中国医学科学院肿瘤医院胸外科

[点 评]

对位于肺基底段含有磨玻璃成分的小尺寸非小细胞肺癌，肺段切除是否合适？

原文标题：Is segmentectomy indicative for small-sized non-small cell lung cancer in the basal segments with a small ground-glass opacity component?

原文作者：Terumoto Koike, Akihiro Nakamura, Yuki Shimizu, Tatsuya Goto, Akihiko Kitahara, Seijiro Sato, Masanori Tsuchida

Division of Thoracic and Cardiovascular Surgery, Niigata University Graduate School of Medical and Dental Sciences, Niigata, Japan

Correspondence to: Terumoto Koike, MD, PhD. Division of Thoracic and Cardiovascular Surgery, Niigata University Graduate School of Medical and Dental Sciences, 1-757 Asahimachi-dori, Chuo-ku, Niigata 951-8510, Japan. Email: t-koike@kj8.so-net.ne.jp.

Provenance: This is an invited Editorial commissioned by Section Editor Dr. Akira Hamada (Department of Cardiovascular, Thoracic and Pediatric surgery, Faculty of Medicine, Yamagata University, Yamagata, Japan).

Comment on: Nishio W, Yoshimura M, Maniwa Y, et al. Re-Assessment of Intentional Extended Segmentectomy for Clinical T1aN0 Non-Small Cell Lung Cancer. Ann Thorac Surg 2016;102:1702-10.

刊载信息：J Thorac Dis 2017,9(10):3501-3505. doi: 10.21037/jtd.2017.09.101

View this article at: http://dx.doi.org/10.21037/jtd.2017.09.101

胸外科年鉴最近的一期报道了Nishio团队[1]的引人关注的工作成果。该团队研究结果使外科医生对≤2 cm的周围型非小细胞肺癌应用意向性肺段扩大切除术后局部控制率和术后生存的影响有了更深入的了解。该研究将肺段切除术与目前的标准治疗方案肺叶切除术相比较，并着重研究了非小细胞肺癌患者病变放射学特征和肺段定位对局部控制率以及术后生存的影响。

作者回顾性分析了164例接受意向性肺段扩大切除术患者和73例接受肺叶切除术患者的资料[1]。根据第7版TNM分期所有患者术前诊断分期均为cT1aN0M0期[2]。基于薄层CT图像，肺段切除组和肺叶切除组患者的病变按照实性成分和肿瘤最大直径比值（C/T）≤0.5或>0.5进行分类。其中47例患者C/T≤0.5（分别有46例患者接受肺段切除术和1例患者接受肺叶切除术），且病理检查没有发现非腺癌和淋巴结转移。中位随访时间为109个月，没有发现复发。在190例C/T>0.5的患者中，59位肺段切除组和肺叶切除组患者数

据通过倾向性匹配模型进行匹配分析。肺段和肺叶切除组的倾向性匹配分析发现两组患者在总生存和无局部复发生存期上的差异没有统计学意义（P<0.05）。所有190例C/T>0.5患者数据的多变量分析显示，手术方式是一个重要的与局部无复发比例相关的危险因素（P=0.020），而只有年龄和C/T被认为局部无复发生存率的独立预后因素（P=0.019，P=0.012）。118例接受肺段切除术的C/T>0.5患者中，病变位于基底段的患者局部复发率相对较高。在70例双侧肺下叶均有肿瘤的患者中，5年和10年局部无复发生存率分别为91.7%和69.5%，其中下叶背段切除的患者。5年和10年局部无复发生存率分别为62.5%和40.7%。对基底段肺段切除和肺叶切除的患者，5年和10年局部无复发生存率分别为100%和76.4%（P=0.011）。左右肺上叶肿瘤接受肺段切除和肺叶切除的患者局部无复发生存时间没有明显差异。

肺癌研究组进行了一项前瞻性的局限性切除与体积较小的非小细胞肺癌肺叶切除对比的Ⅲ期随机对照

研究。研究结果表明局部切除组患者局部复发率是肺叶切除组患者的三倍[3]。根据这些发现，在忽略肿瘤大小的情况下肺叶切除成为非小细胞肺癌患者的标准手术方式。但是，得益于影像技术的发展和CT筛查的进行，更多更小更不活跃的非小细胞肺癌被发现[4]。此前，一些前瞻性研究对计划性局部切除≤2 cm的非小细胞肺癌患者肿瘤进行了分析[5-6]。这些研究中涉及的大多数患者接受的是肺段切除术。这些患者的数据显示在局部控制和术后生存方面意向性局部切除和肺叶切除疗效相当。不过，由于这些均是非随机对照研究，且非小细胞肺癌患者的亚肺叶切除是严格基于影像学提示的肿瘤大小决定的，因此对意向性局部切除的分组情况是否合适目前还难以确定。

许多研究已经表明了基于CT的纯磨玻璃影结节或部分实性磨玻璃结节与原位癌腺癌和微浸润腺癌具有相关性[7-8]。由于病理学上原位腺癌仍具有肺泡、支气管和血管等肺结构，因此CT影像上常表现为磨玻璃影[9-10]。因此，肿瘤呈现高比例肺癌磨玻璃样结节成分或低C/T，高度提示肿瘤的非浸润腺癌成分比例高。Suzuki等[11]学者分析了545例术前CT显示肿瘤≤3 cm且接受手术治疗的肺腺癌患者资料，结果表明肿瘤≤2 cm且C/T≤0.25与病理学上定义为无淋巴结转移、血管和淋巴管侵犯性肺腺癌的非侵袭性肺癌呈相关性。肿瘤≤2 cm且C/T≤0.25的肺腺癌患者的总生存和无复发生存时间非常理想（5年总生存和无复发生存率分别为97.1%和97.1%）[12]。因此，低C/T的小尺寸周围型非小细胞肺癌曾被认为是接受局部切除术的理想指征。许多关于意向性局部切除的研究通常采用术中冰冻切片检查处理这些肿瘤[13-14]。尽管大多数患者仅接受楔形切除术，但较低的术后复发率表明了理想的手术结果。因此，Nishio等的研究中47例患者有C/T≤0.5且直径≤2 cm肿瘤患者术后无复发生存的结果就变得合情合理了。47例患者病理检查均未发现淋巴结转移，少数表现为胸膜、血管或淋巴浸润。

在Nishio等[1]的研究中，190例患者（118例接受肺段切除，72例接受肺叶切除）肿瘤C/T>0.5，肺段切除组中位随访时间107个月，其中32例出现复发；肺叶切除术患者中位随访时间84个月，11例患者出现复发情况。病理检查发现46（24%）名患者有胸膜侵犯，42（22%）名患者有脉管侵犯以及41（22%）例患者有淋巴管侵犯。因此，和C/T≤0.5的肿瘤相比，C/T>0.5的肿瘤侵袭性更强。5、10年的倾向匹配段切除术组总生存率C/T>0.5分别为91.5%和74.9%，对应的倾向匹配肺叶切除组则分别为94.8%和79.3%（P=0.234）。此前，我们开展一项回顾性研究，将影像学表现为≤2 cm纯实性非小细胞肺癌患者依照接受肺段切除和肺叶切除两组进行比较[15]。在倾向评分匹配肺段和肺叶切除组（每组87例），5和10年生存率分别为84% vs. 85%、63% vs. 66%（P=0.767）。尽管C/T=1的肿瘤侵袭性本应该比C/T>0.5更强，两者的研究结果却仍然类似，这表明在这些研究中肺段切除和肺叶切除术后预后是相似的。不过Nishio等在他们的研究中也指出了在局部控制率方面存在肺段切除术劣于肺叶切除术的可能。倾向匹配段切除组局部无复发生存率与倾向匹配肺叶切除组相比是偏低的。在倾向评分匹配肺段和肺叶切除组，5年、10年局部无瘤生存率分别为76.3% vs. 91.5%、67.2% vs. 77.1%（P=0.082）。多因素分析发现手术方式（肺段或肺叶切除）是影响局部无复发概率（非局部无瘤生存）的独立预后因素。Nishio等的这些发现表明尽管局部复发风险偏高，但对于CT检查可见的小尺寸高C/T的患者而言，接受肺段切除术的长期疗效与肺叶切除术是相当的。在之前我们针对小尺寸纯实性非小细胞肺癌患者肺段切除和肺叶切除疗效的研究中[15]，尽管没有局部无复发生存时间和概率的数据结果，但仍然可以看出接受肺段切除的患者局部复发率比肺叶切除后相对偏高。在随访期间，尽管在倾向性匹配肺段切除组有9例患者出现局部复发，但在肺叶切除术组也有5例患者出现局部复发。另一方面，尽管在倾向性匹配肺段切除组有14例患者出现远处复发（其中3例患者同时具有局部和远处复发），但在肺叶切除术组也有12例患者出现远处复发。在先前研究中肺段切除术局部复发率偏高但远期疗效却不劣于肺叶切除术，对于这一现象的一个可能的解释是无论切除范围大小，术后远处复发对术后生存的影响要大于局部复发。有些患者可能同时发生局部和远处复发作为首次复发部位，而对有一些出现局部复发的患者，手术和放射治疗可能是有效的，可以提供生存获益。此前，我们施行了原发肺癌段切除术后同侧新发肺癌再切除手术，这其中包括2例段切除后局部复发灶再次切除[16]。其中一例患者病理证实为原发性肺腺癌，在接受右肺基底段切除58个月后出现手术切缘复发并接受右肺背段切除术。该患者术后没有接受任何辅助化疗并且在接受第一次段切除术后已无复发生存达111个月。我们需要认识到，局部切除术后非小细胞肺癌患者术后局部控制和生存之间可能存在差异。事实上，即使在肺癌研究组的研究中，尽管局部切除术后的局部复发率几乎是肺叶切除术的三倍，但两组患者间的术后生存时间的差异却并不明显[3]。

Nishio等报道选择性的基底段切除患者的局部复发率明显偏高，这表明病变所处的位置可能导致局部无复发生存时间的差异[1]。虽然一些研究报道显示接受局限性切除术的临床Ⅰa期非小细胞肺癌患者病变位置和接受肺叶切除术的病理Ⅰ/Ⅱ期非小细胞肺癌患者在局部复发上没有差异，但另一些研究则表明与其他肺叶切除的肿瘤相比，切自右肺上叶肺段切除和左肺上叶固有段的肿瘤更容易发生局部复发[19]。笔者曾进行过临床ⅠA期非小细胞肺癌患者接受亚肺叶切除术后局部复发的危险因素分析的研究，结果显示不同位置肿瘤的局部无复发概率没有明显差异，然而位于下叶的肿瘤局部无复发概率却相对偏低（左肺下叶、右肺下叶、右肺上中叶和左肺上叶的比例分别为76.6%、81.7%、86.2%和90.1%）。尽管病变在肺内的定位和术后局部无复发生存的关系尚不清楚，外科医生仍应当重视Nishio等文献中报道的在解剖困难的情况下如何保证切缘干净及肺段切除术中肺门淋巴彻底清扫[1]。

Nishio等已经报道了肿瘤≤2 cm且接受意向性扩大肺段切除术的非小细胞肺癌患者术前CT测量C/T或肿瘤定位与术后局部控制率和/或手术疗效的相关性。许多前期的研究已经表明局部切除术后局部复发和预后不佳的危险因包括男性、重度吸烟史、术前CT测量高C/T、PET-CT检测高F-18FDG最大摄取值、肿瘤组织学分类而并非腺癌、胸膜侵犯和淋巴管侵润[15,18,20-23]。对具有上述危险因素的小尺寸非小细胞肺癌患者是否适合行局部切除术目前尚有争议。相信在未来，正在进行的非小肺癌患者局部切除与肺叶切除对比的前瞻性随机试验，诸如CALGB 140503试验[24]和日本临床肿瘤学组0802/西日本肿瘤学组4607l[25]将会回答这些问题。不过仍然需要时间去获取、评估和解释这些试验的结果。尽管近期笔者报道了关于≤2 cm周围型非小细胞肺癌患者接受局部切除和肺叶切除疗效的多中心随机对照研究的结果，但因其样本量太少故难以进行亚组分析。因此对具备导致局部复发和/或预后较差的小尺寸非小细胞肺癌患者有必要进一步明确接受意向性局部切除的手术指征。诸如Nishio等开展的回顾性局部切除和肺叶切除对比研究将有助于大家更好地理解和决策小尺寸非小细胞肺癌患者是否进行计划

性局部切除的临床治疗。

参考文献

[1] Nishio W, Yoshimura M, Maniwa Y, et al. Re-Assessment of Intentional Extended Segmentectomy for Clinical T1aN0 Non-Small Cell Lung Cancer. Ann Thorac Surg 2016, 102: 1702-1710.

[2] Sobin LH, Gospodarowicz MK, Wittekind C. UICC International union against cancer. TNM Classification of Malignant Tumours. 7th Edition 2009.

[3] Ginsberg RJ, Rubinstein LV. Randomized trial of lobectomy versus limited resection for T1 N0 non-small cell lung cancer. Lung Cancer Study Group. Ann Thorac Surg 1995, 60: 615-622; discussion 622-623.

[4] Donington JS. Point: Are limited resections appropriate in non-small cell lung cancer? Yes. Chest 2012, 141: 588-590.

[5] Koike T, Yamato Y, Yoshiya K, et al. Intentional limited pulmonary resection for peripheral T1 N0 M0 small-sized lung cancer. J Thorac Cardiovasc Surg 2003, 125: 924-928.

[6] Okada M, Koike T, Higashiyama M, et al. Radical sublobar resection for small-sized non-small cell lung cancer: a multicenter study. J Thorac Cardiovasc Surg 2006, 132: 769-775.

[7] Austin JH, Garg K, Aberle D, et al. Radiologic implications of the 2011 classification of adenocarcinoma of the lung. Radiology 2013, 266: 62-71.

[8] Lee KH, Goo JM, Park SJ, et al. Correlation between the size of the solid component on thin-section CT and the invasive component on pathology in small lung adenocarcinomas manifesting as ground-glass nodules. J Thorac Oncol 2014, 9: 74-82.

[9] Aoki T, Nakata H, Watanabe H, et al. Evolution of peripheral lung adenocarcinomas: CT findings correlated with histology and tumor doubling time. AJR Am J Roentgenol 2000, 174: 763-768.

[10] Asamura H, Suzuki K, Watanabe S, et al. A clinicopathological study of resected subcentimeter lung cancers: a favorable prognosis for ground glass opacity lesions. Ann Thorac Surg 2003, 76: 1016-1022.

[11] Suzuki K, Koike T, Asakawa T, et al. A prospective radiological study of thin-section computed tomography to predict pathological noninvasiveness in peripheral clinical IA lung cancer (Japan Clinical Oncology Group 0201). J Thorac Oncol 2011, 6: 751-756.

[12] Asamura H, Hishida T, Suzuki K, et al. Radiographically determined noninvasive adenocarcinoma of the lung: survival outcomes of Japan Clinical Oncology Group 0201. J Thorac Cardiovasc Surg 2013, 146: 24-30.

[13] Yoshida J, Nagai K, Yokose T, et al. Limited resection trial for pulmonary ground-glass opacity nodules: fifty-case experience. J

Thorac Cardiovasc Surg 2005, 129: 991-996.

[14] Koike T, Togashi K, Shirato T, et al. Limited resection for noninvasive bronchioloalveolar carcinoma diagnosed by intraoperative pathologic examination. Ann Thorac Surg 2009, 88: 1106-1111.

[15] Koike T, Kitahara A, Sato S, et al. Lobectomy Versus Segmentectomy in Radiologically Pure Solid Small-Sized Non-Small Cell Lung Cancer. Ann Thorac Surg 2016, 101: 1354-1360.

[16] Tsuchida M, Goto T, Kitahara A, et al. Repeated lung resection of ipsilateral lung cancer that is detected after segmentectomy for primary lung cancer. J Thorac Oncol 2017, 12: S1399.

[17] Puri V, Garg N, Engelhardt EE, et al. Tumor location is not an independent prognostic factor in early stage non-small cell lung cancer. Ann Thorac Surg 2010, 89: 1053-1059.

[18] Koike T, Koike T, Yoshiya K, et al. Risk factor analysis of locoregional recurrence after sublobar resection in patients with clinical stage IA non-small cell lung cancer. J Thorac Cardiovasc Surg 2013, 146: 372-378.

[19] Sienel W, Stremmel C, Kirschbaum A, et al. Frequency of local recurrence following segmentectomy of stage IA non-small cell lung cancer is influenced by segment localisation and width of resection margins--implications for patient selection for segmentectomy. Eur J Cardiothorac Surg 2007, 31: 522-527.

[20] Koike T, Koike T, Yamato Y, et al. Prognostic predictors in non-small cell lung cancer patients undergoing intentional segmentectomy. Ann Thorac Surg 2012, 93: 1788-1794.

[21] Tsutani Y, Miyata Y, Nakayama H, et al. Oncologic outcomes of segmentectomy compared with lobectomy for clinical stage IA lung adenocarcinoma: propensity score-matched analysis in a multicenter study. J Thorac Cardiovasc Surg 2013, 146: 358-364.

[22] Okada M, Mimae T, Tsutani Y, et al. Segmentectomy versus lobectomy for clinical stage IA lung adenocarcinoma. Ann Cardiothorac Surg 2014, 3: 153-159.

[23] Koike T, Koike T, Sato S, et al. Lobectomy and limited resection in small-sized peripheral non-small cell lung cancer. J Thorac Dis 2016, 8: 3265-3274.

[24] National institutes of health. National cancer institute. Calgb-140503. Phase iii randomized study of lobectomy versus sublobar resection in patients with small peripheral stage ia non-small cell lung cancer. Available online: http://www.Cancer.Gov/clinicaltrials/calgb-140503. Accessed: Mar 16, 2010.

[25] Nakamura K, Saji H, Nakajima R, et al. A phase III randomized trial of lobectomy versus limited resection for small-sized peripheral non-small cell lung cancer (JCOG0802/WJOG4607L). Jpn J Clin Oncol 2010, 40: 271-274.

译者：赵亮，中国医学科学院肿瘤医院胸外科

第8节　肺腺癌术中发现胸膜播散：姑息性肿瘤切除是否生存获益？

原文标题：Lung adenocarcinoma with intraoperatively diagnosed pleural seeding: Is main tumor resection beneficial for prognosis?
原文作者：Chi Li, Shuenn-Wen Kuo, Hsao-Hsun Hsu, Mong-Wei Lin, and Jin-Shing Chen
Department of Surgery, Taiwan University Hospital and Taiwan University College of Medicine, Taipei, Taiwan, China
刊载信息：J Thorac Cardiovasc Surg 2017, Nov 21. pii: S0022-5223(17)32730-7

1　研究目的

该研究拟评价术中发现肺腺癌胸膜播散以后，姑息性肿瘤切除术是否比仅行胸膜活检术改善生存。

2　方法

在该项回顾性研究中，2006年1月—2014年12月共有43例肺腺癌患者术中意外发现胸膜播散转移。由外科医生决定行姑息性肿瘤切除术还是仅行胸膜活检术。

3　主要结果

30例患者接受原发灶及肉眼可见的转移灶切除（肿瘤切除组），其余13例患者仅行胸膜活检术（开关术组）。在开关术组中，临床T分期高于肿瘤切除组（$P=0.02$）。肿瘤切除组手术时间更长（平均时间，141.8 min $vs.$ 80.3 min）。其他围术期指标两组间差异无统计学意义。肿瘤切除组3年无进展生存率（44.5% $vs.$ 0%；$P=0.009$）及3年总生存率（82.9% $vs.$ 38.5%；$P=0.013$）更长。在肿瘤切除组中，亚肺叶切除与肺叶切除生存率无显著差异。

4　讨论精简

胸膜种植转移是非小细胞肺癌预后不良的影响因素。IASLC数据显示M1a患者中位生存期是11.5个月。但是，在本研究中，术中发现胸膜播散患者3年总生存率达69.2%，无论是开关术组还是肿瘤切除组，生存期都优于临床诊断胸膜转移患者。

高分辨CT和PET可以在临床分期检查过程中发现大部分胸膜侵犯或恶性胸腔积液患者。假阴性患者常为相对早期的胸膜转移病变，本研究的入组患者即是如此。近年来，一些研究报道术中发现胸膜转移患者接受原发灶切除手术取得与本研究类似的生存获益，这些研究显示中位生存期为15~52个月，5年总生存率为16.3%~42.7%。

本研究提示肿瘤切除组无进展生存率和总生存率均高于开关术组。尽管肿瘤切除组手术时间明显长于开关术组，但肿瘤切除术组术后并发症率和病死率并未增加。

肺叶切除术仍然是早期非小细胞肺癌的标准术式。一般认为亚肺叶切除术后生存率低于肺叶切除术，所以其应用仅限于伴随严重并发症/肺叶切除术禁忌的患者。本研究肿瘤切除组30例患者中，13例接受肺叶切除术，17例接受亚肺叶切除术。13例肺叶切除患者均为中心型肿瘤，无法完成亚肺叶切除术。肺叶切除和亚肺叶切除的总生存率和无进展生存率并无差别。既往几项研究显示更大的切除范围（全肺切除术、双肺叶切除术、肺叶切除术）与局部切除（楔形切除术和肺段切除术）相比，生存率并无差异。Okamoto等报道，全肺切除术预后劣于局部切除（$P=0.013$）。对于M1a病变，原发灶切除更多地作为多学科辅助治疗之前的减瘤手段，而非根治性治疗。因此，治疗目的应是原发灶切除，而非未受累肺组织的广泛切除。

本研究的生存结果优于以往的一些报道。实际上，由于多学科综合治疗效果的提高及外科技术的进步，近期研究的生存结果要优于更早的研究。本研究中接受表皮生长因子（epidermal growth factor receptor，EGFR）酪氨酸激酶抑制药的患者占67.4%。此外，4例患者（9.3%）接受了间变性淋巴瘤激酶（anaplastic lymphoma kinase，ALK）抑制药，1例患者接受了根治性再次手术（胸膜切除术）和光动力治疗。对于这些术中发现胸膜播散转移的M1a期患者，辅助治疗可以进一步改善生存。原发灶切除的可行性和复杂程度同样影响医生的决策。本研究中，除了1例患者因术中出血中转开胸以外，其他患者均接受了胸腔镜手术。微创手术可能会降低手术相关并发症发生率和病死率，缩短住院时间等。

5　结论

该研究显示，如肺腺癌术中发现播散转移，切除原发灶及肉眼可见的转移灶可以提高无进展生存时间及总生存时间。该结果还需进一步的随机对照试验验证。

总结：阎石、吴楠，北京大学肿瘤医院胸外科

[点 评]

术中发现胸膜转移怎么办

一直以来，NCCN等指南是我们肺癌治疗的准则。在大部分情况下，遵循指南能够起到规范医疗流程的作用，但在某些情况下，指南可能是阻碍医学进步的樊篱。

以本研究为例，从方法学而言，本研究存在的缺陷是致命性的——样本量过小；没有严格的分组标准；组间患者基础资料不具可比性；更让人无法接受的是，作者连研究对象的转移结节数量都无法说清。这样的研究，按学术界"世俗"的眼光来看，可算是问题论文的典范。

然而，医学的真实世界并不是按照我们人为制定的规则发展的。医学研究不应该仅仅是规范的注脚，还应该是医疗实践的一种探索。从这一点而言，本研究又是极具现实意义的。从现实角度，本研究给我们三点启示：

第一，尽管进行了严格的术前分期检查，手术中仍可发现0.9%~4.5%患者已经发生胸膜播散转移[1-4]，即隐匿性胸膜播散转移。据作者分析，术中发现的胸膜播散转移，应为Ⅳ期患者中病情较轻者。而切除原发灶后生存获益，该结论仅限于术中发现胸膜播散转移患者，该人群占全部手术患者中很小的比例。其余术前即诊断为胸膜播散转移的患者，仍需按照指南规范化治疗。对于这种打破常规的个体化治疗，选择合适的适应证人群非常重要。

第二，对于隐匿性胸膜播散转移患者，当确诊为M1a时，从手术开始时，全麻、切口以及胸腔完整性的破坏对患者生理的影响业已形成。此时若能顺势切断原发灶，特别是通过简单的操作（如楔形切除）即可切除原发灶，对外科医生来讲，是很大的诱惑，毕竟，手术切除是对原发灶最彻底、最快捷的控制方式，也是最直观的减瘤手段。如果手术创伤足够小，对患者免疫功能影响足够小，就有理由认为切除原发灶的操作有可能为患者带来生存受益。问题的根源在于通过哪些指标可以客观评估手术创伤给患者带来的不良影响。文中仅用手术时间、术中出血量，术后住院时间，围术期并发症发生率和病死率作为评价指标，这显然是粗浅的。寻找更合适的指标，是一项非常复杂而艰巨的任务，也是未来筛选手术受益人群的核心问题。

第三，胸膜播散患者能否从手术中获益的结论不是一成不变的。随着靶向治疗、免疫治疗等新兴治疗手段的研发，切除原发灶能否与这些新兴治疗模式产生协同作用，会随时间推移得出不同结论。从历史对比结果看，尽管没有严格的组间匹配，但EGFR-TKI广泛应用之后，患者预后明显优于既往临床结果[5]。在本研究中EGFR-TKI应用比例很高，可以初步推断，原发灶切除很可能与EGFR-TKI有协同作用。从EGFR-TKI的作用机制上可以推论出这种协同作用：鉴于肿瘤在早期就出现基因异质性[6]，且EGFR基因存在显著的空间异质性[7]，所以祛除有可能含有诸多耐药基因的原发灶，对延缓肿瘤耐药不无裨益。至于目前如火如荼的免疫治疗，原发灶切除是否能与之协同延长生存，还需要类似的开拓性临床研究方能证实。此外，原发灶切除还有一项附加的优势——可以更细致地分析肿瘤的基因异质性，这一点为日臻盛行的个体化治疗提供了不可或缺的肿瘤生物学信息。

而实际上，肺癌的治疗越来越打破学科间的界限。原本认为手术是金标准的Ⅰ期肺癌，立体定向放疗也逐渐占有一席之地[8-9]。而对于原本认为同步放化疗是治疗标准方案的ⅢA及ⅢB期非小细胞肺癌，在选择人群中进行手术治疗，取得了与同步放化疗相仿的生存结果[10]。在Ⅳ期肺癌方面，外科手术同样成为寡转移非小细胞肺癌患者不可或缺的重要治疗手段，甚至对于某些单一转移灶或特定转移部位的Ⅳ期患者，5年生存率可高达50%[11-12]。这些打破原有常规的治疗策略，都是经过长期观察和开拓性医疗实践得出的对肺癌治疗的新认知，是对现有指南的有益的补充。

综上，现行的肺癌病理分期中，Ⅳ期患者异质性较大，如果更细致地区分预后截然不同的亚组，给予不同亚组更个体化的治疗模式，可能是下一阶段对TNM分期系统和个体化治疗提出的更高要求。在临床研究方法方面，RCT研究固然是金标准，但其也有研究对象单一、无法体现真实世界等缺点。这些缺点直接导致RCT研究的结论并不能解决患者的所有临床诊疗问题。科学范式是方便科学研究的一种工具，但不应该是科研人员为自己戴上的精神枷锁。在这种发生率较低、患者临床信息难以达成组间匹配的情况下，类似本研究的观察性研究实为一种更具现实意义的选择，这样的研究结果同样可以给我们带来很多启示。

参考文献

[1] Ren YJ, She YL, Dai CY, et al. Primary tumour resection showed survival benefits for non-small-cell lung cancers with unexpected malignant pleural dissemination. Interact Cardiovasc Thorac Surg, 2016, 22: 321–326.

[2] Yun JK, Kim MA, Choi CM, et al. Surgical outcomes after pulmonary resection for non-small cell lung cancer with localized pleural seeding first detected during surgery. Thorac Cardiovasc Surg, 2018, 66(2):142–149.

[3] Okamoto T, Iwata T, Mizobuchi T, et al. Pulmonary resection for lung cancer with malignant pleural disease first detected at thoracotomy. Eur J Cardiothorac Surg, 2012; 41: 25–30.

[4] Mordant P, Arame A, Foucault C, et al. Surgery for metastatic pleural extension of non-small-cell lung cancer. Eur J Cardiothorac Surg, 2011, 40: 1444–1449.

[5] Sawabata N, Matsumura A, Motohiro A, et al. Malignant minor pleural effusion detected on thoracotomy for patients with non-small cell lung cancer: is tumor resection beneficial for prognosis? Ann Thorac Surg, 2002, 73: 412–415.

[6] Lin MW, Tseng YH, Lee YF, et al. Computed tomography-guided patent blue vital dye localization of pulmonary nodules in uniportal thoracoscopy. J Thorac Cardiovasc Surg, 2016, 152: 535–544. e2.

[7] Blackhall FH, Pintilie M, Wigle DA, et al. Stability and heterogeneity of expression profiles in lung cancer specimens harvested following surgical resection. Neoplasia, 2004, 6: 761–767.

[8] Baumann P, Nyman J, Hoyer M, et al. Outcome in a prospective phase II trial of medically inoperable stage I non-small-cell lung cancer patients treated with stereotactic body radiotherapy. J Clin Oncol, 2009, 27: 3290–3296.

[9] Onishi H, Shirato H, Nagata Y, et al. Stereotactic body radiotherapy (SBRT) for operable stage I non-small-cell lung cancer: can SBRT be comparable to surgery? Int J Radiat Oncol Biol Phys, 2011, 81: 1352–1358.

[10] Eberhardt WE, Pöttgen C, Gauler TC, et al. Phase III Study of Surgery Versus Definitive Concurrent Chemoradiotherapy Boost in Patients With Resectable Stage IIIA(N2) and Selected IIIB Non-Small-Cell Lung Cancer After Induction Chemotherapy and Concurrent Chemoradiotherapy (ESPATUE). J Clin Oncol, 2015, 33: 4194–4201.

[11] Hanagiri T, Takenaka M, Oka S, et al. Results of a surgical resection for patients with stage IV non-small-cell lung cancer. Clin Lung Cancer, 2012, 13: 220–224.

[12] Daniels M, Wright GM. Complete resection of non-small-cell lung cancer and oligo-metastatic brain disease. ANZ J Surg, 2005, 75: 963–966.

作者：阎石、吴楠，北京大学肿瘤医院胸外科

第9节　主肺动脉长节段切除并重建避免全肺切除的远期疗效

原文标题：Long-segment pulmonary artery resection to avoid pneumonectomy: long-term results after prosthetic replacement

原文作者：D'Andrilli A[a], Maurizi G[a], Ciccone AM[a], Andreetti C[a], Ibrahim M[a], Menna C[a], Vanni C[a], Venuta F[b,c], Rendina EA[a,c]

[a]Department of Thoracic Surgery, Sant'Andrea Hospital, Sapienza University, Rome, Italy; [b]Department of Thoracic Surgery, Policlinico Umberto I, Sapienza University, Rome, Italy; [c]Lorillard Spencer Cenci Foundation, Rome, Italy

刊载信息：European Journal of Cardio-Thoracic Surgery 0 (2017) 1-5.

1　研究背景

中心型肺癌侵犯肺动脉干是胸外科手术棘手的问题。当肿瘤累及肺动脉较长时，勉强袖式切除成型有可能导致血管吻合口张力过大。长节段切除受侵犯的肺动脉干后，应用自体或异体材料，进行肺动脉干的重建或者补片修补，从而避免全肺切除是可行的胸外科手术技术。然而，这种肺叶切除加血管重建技术的远期疗效报道少见。

2　研究方法

意大利两个胸外科中心汇总了1991年—2015年共24例中心型肺癌、经过长节段肺动脉干袖式切除血管重建（切除范围>2.5 cm）或肺动脉干受侵面单面切除补片重建的患者，均仅行肺叶切除避免了全肺切除。其中20例接受肺动脉干切除重建患者中，采用肺静脉重建肺动脉12例，自体心包4例，猪心包3例，牛心包1例。4例补片重建肺动脉干患者采用肺静脉补片2例，猪心包2例。研究者收集了围术期临床信息、术前术后影像学检查结果及随访了24例患者的预后。

3　研究结果

24例患者中，男性15例，女性9例，平均年龄（60.4±9.8）岁。11例患者有明显合并症（3例心脏缺血、1例糖尿病、5例慢阻肺、1例肾功能不全、1例慢性房颤）。术前平均FEV_1在预计值的91.3%±5.9%。初诊时患者临床分期（应用CT及PET）为2例T2a N0 M0，4例T3 N0 M0，5例T1b N1 M0，5例T2a N1 M0，2例T1b N2 M0，4例T2a N2 M0，2例T3 N2 M0。其中8例经纵隔镜确诊淋巴结转移患者接受了新辅助化疗且在评估后

手术。

20例患者为2006年后接受的手术。23例患者采用了血管袖式切除重建技术，1例患者接受了血管及支气管双袖式切除重建技术。肺动脉阻断时间（24±4）min。术后病理证实，12例肺腺癌，8例肺鳞癌，3例大细胞神经内分泌癌，1例肉瘤样癌。术后病理分期3例T1b N0（3例新辅助化疗后），4例T2a N0，2例T2b N0，2例T3 N0，1例T1b N1，3例T2a N1 in 3（2例新辅助化疗后），1例T2a N2，4例T3 N1，4例T3 N2（3例新辅助化疗后）。10例患者肿瘤直径侵犯主肺动脉干，11例为转移淋巴结侵犯主肺动脉干，3例患者为化疗后坏死及瘢痕组织侵犯。全部患者均为R0切除。

术后并发症发生率为29.1%（1例乳糜胸，3例房颤，1例肺不张伴实变，1例心包炎，1例因出血二次手术止血），围术期未发生于重建血管相关的并发症，无术后围术期死亡。平均住院日为（6.1±2.4）d。术后每6个月增强CT动态检测重建血管均为通畅程度。术后病理显示肿瘤分期在Ⅰ~ⅢA期，符合手术指征。14例患者接受术后辅助化疗。术后5年总生存率高达69.9%，无瘤生存率高达52.7%，平均随访时间为41（6~72）个月。8例术后肿瘤复发（3例局部，5例全身），血管重建部位无肿瘤复发。

4　结论

中心型肺癌侵犯肺动脉主干，通过长节段肺动脉干切除，经过血管重建，避免全肺切除，是手术技术可行，安全可靠的临床治疗策略。不同血管重建材料的选择需要根据具体病情慎重选择。长期随访显示良好的治疗效果。

总结：梁乃新，中国医学科学院 北京协和医院胸外科

[点 评]

中心型肺癌侵犯主肺动脉，是令很多胸外科医生望而却步的病情。然而，这样的患者，单纯放化疗，甚至靶向治疗，效果也不理想。能否有手术治疗的机会，包括新辅助治疗后的根治性切除，或者直接根治性切除后再行辅助治疗，是否可以让这类患者取得更好的疗效，一直缺乏相关研究。

此类研究无法回避的几个问题：第一，是否有明确的手术指征；第二，手术是否是根治性手术，还是R1手术；第三，手术本身创伤、风险的控制；第四，主肺动脉缺损的修补/替代策略；第五，围术期合并症的处理和并发症的处理；第六，中远期手术效果的评估，是否会让患者在DFS/RFS/OS等几个关键指标上获益。

本文虽然病例数不多，时间跨度也很大，手术的种类方式也较为复杂，主肺动脉的替代策略也有多种，但在上述几个关键指标上，非常有借鉴意义。

第一，手术指征包括心肺功能评估可以耐受全肺切除，在此基础上进行保肺手术。标准的术前转移评估，除外远处转移的可能。手术中需要送血管残端的病理，如果心包内外的病理无法达到R0切除，则进行全肺切除。

第二，根治性手术包括两方面内容，一方面是最为关注的血管残端的R0切除，根据术中快速冷冻病理切除决定手术方式。另一方面是淋巴结清扫，本文的遗憾是，在淋巴结清扫方面，没有给出最上一组淋巴结为无转移的数据，因此R0切除的证据不足。另外，本文仅涉及1例血管、气管双袖式切除的患者，而临床经常会遇到双袖式切除的患者，这部分患者的手术指征会更加严格，手术操作也更加复杂，根治性R0切除也更加难以做到。最后，本文用随访中，未发现主肺动脉复发转移这个明确的事实，证明局部做到了R0切除，非常难得。

第三，本文的意大利两个中心的手术技巧非常成熟，肺动脉阻断时间均在30 min之内，对余肺的正常肺功能保护起到了重要作用。

第四，本文的主肺动脉修补/替代的策略比较多样，虽然自体、异体、修补、成型、重建均有，但术后血管均在复查时保持通畅，取得了良好的效果。肺动脉低压系统，应用人工血管的手术未在文中出现，是否可以作为将来类似手术的备选替代策略，值得读者思考和尝试。

第五，围术期未发生死亡，虽然有近30%的各种并发症的发生率，但并未危及患者生命，充分说明肺动脉主干成型如果手术重建满意，是有较高的安全性的手术方式。

第六，术后病理显示肿瘤分期在Ⅰ~ⅢA期，符合手术指征。14例患者接受术后辅助化疗。术后5年总生存率高达69.9%，无瘤生存率高达52.7%，这组数据非常惊艳。对局部晚期患者，因为做了根治性手术，取得如此高的生存率，令人鼓舞，该方法值得胸外科医生借鉴。

作者：梁乃新，中国医学科学院 北京协和医院胸外科

第10节　切缘距离对Ⅰ期非小细胞肺癌行楔形切除术患者结局的影响

原文标题：The Impact of Margins on Outcomes After Wedge Resection for Stage I Non-Small Cell Lung Cancer

原文作者：Andrea S. Wolf, MD, MPH, Scott J. Swanson, MD, Rowena Yip, MPH, Bian Liu, PhD, Elizabeth S. Tarras, MST, David F. Yankelevitz, MD, Claudia I. Henschke, PhD, MD, Emanuela Taioli, MD, PhD, and Raja M. Flores, MD, for the I-ELCAP Investigators

Departments of Thoracic Surgery, Radiology, and Population Health Science and Policy and Institute of Translational Epidemiology, Icahn School of Medicine at Mount Sinai, New York, New York; and Division of Thoracic Surgery, Brigham and Women's Hospital, Boston, Massachusetts

刊载信息：Ann Thorac Surg 2017,104:1171–1178.

1　研究背景和目的

有研究表明，对于小肿瘤患者，亚肺叶切除术与肺叶切除术相似，但也有许多报道提示楔形切除的患者复发率较高。而目前楔形切除的最佳切缘距离尚未确定。而且切缘距离与Ⅰ期≤2 cm NSCLC的复发和生存的关系尚不清楚。本研究主要目的是探讨切缘距离对Ⅰ期非小细胞肺癌行楔形切除术患者结局的影响，以及确定最佳切缘距离。

2　方法

搜集行楔形切除术的Ⅰ期NSCLC患者的临床病理资料，这些患者的病灶≤2 cm；包括2组融合数据集，分别来自2000年—2005年在Brigham and Women's Hospital（BWH）和1999年—2015年的国际早期肺和心脏病行动计划。排除细支气管肺泡癌和切缘阳性的患者。部分患者经过纵隔镜活检或清扫淋巴结。切缘距离的测量是在手术台上完成，并由病理医生术后报告，大多数患者是在肺塌陷状态测量的"肿瘤边缘到最近的钉边缘的宏观距离"。楔形切除是由外科医生决定的，具体原因没有描述。构建多变量Cox比例风险模型以评估切缘与复发和生存之间的关系，根据患者年龄、性别、肿瘤大小和组织学类型进行调整。使用生存分布中的最大χ^2值来确定无复发和总体生存的最佳切缘距离。

3　主要结果

在搜集的182例患者信息中，138例（BWH113例和I-ELCAP25例）肿瘤切缘距离有记录。平均肿瘤大小为13.3 mm，切缘距离为8.3 mm。平均随访49.6个月时，有33例复发和59例死亡。切缘距离增加与复发风险降低独立相关（OR 0.90；95% CI：0.83~0.98）。切缘距离也与较长的生存期独立相关（HR 0.94；95% CI：0.90~0.98）。切缘距离>9 mm与最长的无复发生存相关，并且切缘距离>11 mm的与最长的总生存相关。

4　讨论与结论

本研究确定的最佳临界值是从多种时间延迟结果模型中计算出来的。以存活分布差异最大来计算，确定切缘距离为9 mm是无瘤生存率的最佳临界值，而切缘距离为11 mm为总生存率的最佳临界值。这些数字可起到一些指导性作用，即建议将9 mm和11 mm的切缘距离分别作为改善NSCLC肿瘤（≤2 cm）的楔形切除的无复发和总生存的最佳切缘临界值。对于肿瘤直径≤2 cm的NSCLC患者，行楔形切除增加切缘距离与较低的复发风险和较长的总体生存期独立相关。

这些结果表明，在保证最小适当切缘的情况下，楔形切除术与肺叶切除术可能产生相当的结果。但是，最小的适当切缘距离还需要进一步的前瞻性研究来确定。

总结：赵自然、谭锋维，中国医学科学院肿瘤医院胸外科

非小细胞肺癌行楔形切除术的最佳切缘与相关探讨

我们普遍认为手术治疗是早期NSCLC的最佳治愈选择。而肺叶切除术，不论是开胸还是VATS，被认为是可手术切除的Ⅰ期NSCLC患者的金标准[1-2]。而随着需要VATS进行手术治疗的患者的基础病情越来越重，以及低剂量胸部CT扫描筛查诊断的肿瘤直径越来越小，亚肺叶切除，尤其是非解剖性的楔形切除术逐渐增多和被关注[3]。

有研究表明，对于小肿瘤患者，亚肺叶切除术与肺叶切除术相似[4]，但也有许多报道提示楔形切除的患者复发率较高。而目前最佳切缘距离尚未确定。NCCN指南指出，楔形切除术应达到≥2 cm或等于结节直径的切缘距离[5]。但是缺乏切缘距离与局部复发和生存结果相关的证据。

切缘距离等相关因素与肿瘤复发之间的关系，已有相关的研究报道。Sawabata等评估了118例NSCLC患者楔形切除切缘的组织学和细胞学特征，发现切缘阴性的样本的平均切缘距离（11 mm）与发现切缘阳性的样本的平均切缘距离（6.5 mm）差异具有统计学意义（$P<0.0001$）[6]。另一项El-Sherif等的81例患者（楔形切除，$n=55$；段切除，$n=26$）回顾性研究中，证明切缘距离<1 cm的局部复发率（15%）显著高于切缘距离≥1 cm的局部复发率（8%）（$P=0.04$）。在一项回顾性队列研究中，Mohiuddin等对479例接受楔形切除术的NSCLC（直径≤2 cm）的患者分析，证实尽管切缘距离增加与局部复发风险较低有关（$P=0.03$），但是在Cox多变量比例风险模型中一旦切缘超过15 mm则益处会减少。与目前的研究相似，Mohiuddin等的系列文献仅包括楔形切除，并描绘了与局部复发或死亡风险最低相关的最佳切缘距离，但他们的研究并未评估对总体生存的影响[7]。

也有一些研究者发现切缘距离与复发或生存等结果无关。在Maurizi等[8]评估了一系列因合并症无法行肺叶切除术的患者（其中122例患有心血管疾病，56例患有"严重"或"非常严重"的慢性阻塞性肺疾病），他们发现3个队列（切缘距离分别为<1 cm、1~2cm或>2 cm）的复发率和生存率均没有差异。尽管楔形切除术作为这些患者明确的手术方式，但对于许多病例楔形切除术并不是其肿瘤治疗性的手术方式，例如14例肿瘤>3 cm的患者。这些患者的复发率和生存率可能比对较小肿瘤进行楔形切除的患者要差。其研究结果之间的差异主要是因为这些研究包含了较大直径的肿瘤及高风险患者等因素。

切缘距离可能仅仅是剩余肺实质是否残余肿瘤的替代指标。正如Sawabata等[6]报道，较高的切缘细胞学和组织学阳性率，则切缘距离较短。Goldstein等[9]研究了楔形切除/活检后进行肺叶切除的患者，其肺叶切除标本中残余癌的发生率。在楔形切除术肿瘤边缘切缘呈阴性中，45%（14/31）的肺叶切除标本仍有肿瘤残留。这些数据表明，切缘距离较小的切缘阴性实际上通常与真正的切缘阳性相关。

切缘距离的测量在病理医生或外科医生中不是同一标准的。外科医生可以获得的楔形切除的切缘距离很大程度上取决于肿瘤位置，与肺裂深部、肺基底部等位置的肿瘤相比，在肺尖、肺的边缘或者舌段的肿瘤可获得更长的切缘[10]。此外，对于任何单个样本，测量方法不同切缘距离也会有所不同。第一个问题是，在测量切缘之前是否移除钉线，要么切割整条线（包括含有钉线的可变数量的组织），要么单独移除钉（由于不切实际而很少执行）。Goldstein等[9]描述了在去除钉线时会发生的几种现象：在钉线中被压缩的肺实质膨胀，但切缘位置的肺实质会收缩，亚胸膜实质收缩超过中央组织，净效应是减少所测量的切缘距离。此外，移除钉线时组织也会丢失，从而进一步缩短切缘距离。第二个问题是通过宏观测量还是显微测量：对于分化良好的腺癌，其实际浸润的部分要超过宏观测量的部分，所以显微镜测量的切缘距离会显著短于宏观测量的切缘距离。Goldstein等[9]在一组31个标本中发现，去除钉线的宏观测量的切缘距离为4 mm（范围为1~8 mm），而同一组的中显微切缘距离为2 mm（范围为0~4 mm）。

当前研究中定义的切缘距离是肿瘤边缘到最近的钉边缘的宏观距离，是病理医生从检查切除的标本时报告的。用于测量切缘距离方法的可变性对切缘距离的回顾性评估提出了挑战，因为切缘距离与复发和生存相关。为了在目前的研究中解决这一问题，在数据分析中只包括大体切缘距离，因为显微切缘距离很少被报道。尽管如此，目前的研究还存在其他局限性，包括回顾性设计本身可能引入偏倚，以及不同时期的2个数据集（2000年—2005年BWH和1999年—2015年I-ELCAP）。此外，还有大量的缺失数据，因为原始队列中有30例（16%）在病理报告中没有报道切缘距离。尽管可以认为没有报道切缘距离的患者可能与本研究队列有所不同，但这些差异不太可能与测量结果相关并混淆。

采用楔形切除还是解剖性切除术由外科医生决定，患者体力状态和其他属性的细节在本研究资料中缺乏。与其他回顾性研究类似，本研究中的许多患者可能接受楔形切除术为活检手术，其他患者因为合并症严重无法行大手术，而楔形切除则是快速肿瘤切除治疗的方式。这个与较小的平均切距离（8.3 mm）相符，因为大多数外科医生希望获得更大边缘。最后，目前研究中只有32例（23%）患者有任何形式的病理性淋巴结分期，未经病理学评估的患者可能有更高的淋巴结阳性比例（这些如果已分期则应该排除）。

本研究确定的最佳临界值是从多种时间延迟结果模型中计算出来的。以存活分布差异最大来计算，确定切缘距离为9 mm是无复发生存率的最佳临界值，而切缘距离为11 mm为总生存率的最佳临界值。这些数字可起到一些指导性作用，即建议将9 mm和11 mm的切缘距离分别作为改善NSCLC肿瘤（≤2 cm）的楔形切除的无复发和总体存活的最佳切缘临界值。

尽管存在这些限制，但目前的研究带来了一些有关切缘距离及其对早期肺癌楔形切除结果的影响的问题。测量和报告切缘距离必须标准化。从实际的角度来看，在手术室中切除肿瘤的外科医生根据肺的大体外观（以及预期的边缘）来确定要切除的范围。增加切缘距离与较低复发率和较长生存期相关。这些数据表明，如果有足够的切缘距离，楔形切除可以被优化以产生可能与肺叶切除术相当的结果。但是，最小的适当切缘距离还需要进一步的前瞻性研究来确定。

参考文献

[1] Ginsberg RJ, Rubinstein L. The comparison of limited resection to lobectomy for T1N0 non-small cell lung cancer. LCSG 821. Chest, 1994, 106: 318S–319S.

[2] Flores RM, Park BJ, Dycoco J, et al. Lobectomy by video-assisted thoracic surgery (VATS) versus thoracotomy for lung cancer. J Thorac Cardiovasc Surg, 2009, 138: 11–8.

[3] Wolf AS, Richards WG, Jaklitsch MT, et al. Lobectomy versus sublobar resection for small (2 cm or less) non-small cell lung cancers. Ann Thorac Surg, 2011, 92: 1819–1823; discussion 1824–1825.

[4] Altorki NK, Yip R, Hanaoka T, et al. Sublobar resection is equivalent to lobectomy for clinical stage 1A lung cancer in solid nodules. J Thorac Cardiovasc Surg, 2014, 147: 754–762; Discussion 762–764.

[5] National Comprehensive Cancer Network. NCCN guide-lines non-small cell lung cancer. In: Available at https://www.nccn.org/professionals/physician_gls/f_guidelines.asp

[6] Sawabata N, Ohta M, Matsumura A, et al. Optimal distance of malignant negative margin in excision of non-small cell lung cancer: a multicenter prospective study. Ann Thorac Surg, 2004, 77: 415–420.

[7] Mohiuddin K, Haneuse S, Sofer T, et al. Relationship be-tween margin distance and local recurrence among patients undergoing wedge resection for small (≤2 cm) non-small cell lung cancer. J Thorac Cardiovasc Surg, 2014, 147: 1169–1175; discussion 1175–1177.

[8] Maurizi G, D'Andrilli A, Ciccone AM, et al. Margin distance does not influence recurrence and survival after wedge resection for lung cancer. Ann Thorac Surg, 2015, 100: 918–924; discussion 924–925.

[9] Goldstein NS, Ferkowicz M, Kestin L, Chmielewski GW, Welsh RJ. Wedge resection margin distances and residual adenocarcinoma in lobectomy specimens. Am J Clin Pathol, 2003, 120: 720–724.

[10] Sawabata N. Locoregional recurrence after pulmonary sub-lobar resection of non-small cell lung cancer: can it be reduced by considering cancer cells at the surgical margin? Gen Thorac Cardiovasc Surg, 2013, 61: 9–16.

作者：赵自然、谭锋维，中国医学科学院肿瘤医院胸外科

第8章　肺癌外科相关研究进展

第1节　吉非替尼对比长春瑞滨联合顺铂作为Ⅱ~ⅢA（N1~N2）期 NSCLC辅助治疗的随机、开放、三期研究

原文标题：Gefitinib versus vinorelbine plus cisplatin as adjuvant treatment for stage II–IIIA (N1–N2) EGFR-mutant NSCLC(ADJUVANT/CTONG1104): a randomised, open-label, phase 3 study

原文作者：Wen-Zhao Zhong[1], Qun Wang, Wei-Min Mao, Song-Tao Xu, Lin Wu, Yi Shen, Yong-Yu Liu, Chun Chen, Ying Cheng, Lin Xu, Jun Wang, Ke Fei, Xiao-Fei Li, Jian Li, Cheng Huang, Zhi-Dong Liu, Shun Xu, Ke-Neng Chen, Shi-Dong Xu, Lun-Xu Liu, Ping Yu, Bu-Hai Wang, Hai-Tao Ma, Hong-Hong Yan, Xue-Ning Yang, Qing Zhou, Yi-Long Wu, on behalf of the ADJUVANT investigators

[1]Guangdong Lung Cancer Institute, Guangdong General Hospital, and Guangdong Academy of Medical Sciences,China

Correspondence to: Guangdong Lung Cancer Institute, Guangdong General Hospital, and Guangdong Academy of Medical Sciences, China

刊载信息：Lancet Oncol. 2018,19(1):139-148.

1　研究背景与目的

以顺铂为基础的辅助化疗是治疗Ⅱ~ⅢA期NSCLC患者的标准治疗方案。RADIANT和SELECT试验的数据表明EGFR酪氨酸激酶抑制药可改善携带EGFR突变的ⅠB~ⅢA期NSCLC术后患者的预后。钟文昭等针对携带EGFR突变的Ⅱ~ⅢA（N1~N2）期的NSCLC切除术后的患者，比较吉非替尼与长春瑞滨联合顺铂的辅助治疗效果。

2　方法

该研究是在中国的27个临床研究中心开展的3期临床试验。招募18~75岁、完全手术切除的Ⅱ~ⅢA（N1~N2）期、携带EGFR突变（19号外显子缺失或21号外显子Leu858Arg）的NSCLC患者。将患者按1:1随机分至吉非替尼组（250 mg/d），给药持续24个月；长春瑞滨（第1天和第8天25 mg/m² 静滴）联合顺铂（第1天75 mg/m²静滴）组，3周一疗程，共4个疗程。主要评估指标是DFS。

3　结果

2011年9月19日—2014年4月24日，共筛选483例患者，有222例患者随机分组，吉非替尼组111例，长春瑞滨联合顺铂组111例。中位随访时间36.5个月（IQR 23.8~44.8个月）。吉非替尼组的DFS显著长于长春瑞滨联合顺铂组[28.7个月（95% CI：24.9~32.5）*vs.* 18.0个月（95% CI：13.6~22.3）；HR 0.60，95% CI：0.42~0.87；*P*=0.0054]。亚组分析：在N2组，吉非替

尼比辅助化疗组DFS差异有统计学意义（P=0.003），而N1患者，两种治疗模式DFS差异无统计学意义（P=0.743）；单N1和N2组交互分析则差异没有统计学意义（P=0.232）。

吉非替尼组（共106例）最常见的3级及以上不良反应是丙氨酸转氨酶和天冬氨酸转氨酶升高[2例（2%）]，长春瑞滨联合顺铂组未见。长春瑞滨联合顺铂组（共87例）最常见的3级及以上不良反应是中性粒细胞减少[30例（34%）]、白细胞减少[14例（16%）]和呕吐[8例（9%）]，吉非替尼组未见。吉非替尼组和长春瑞滨联合顺铂组分别有7例（7%）和20例（23%）严重不良反应。

4 结论

与长春瑞滨联合顺铂治疗相比，吉非替尼辅助治疗可显著延长完全手术切除的Ⅱ~ⅢA（N1~N2）期、携带EGFR突变的NSCLC患者的无病生存期。相比长春瑞滨联合顺铂治疗，吉非替尼辅助治疗的无病生存期延长、不良反应减少以及生活质量提高，使其可能成为该类患者的潜在治疗选择。

总结：蒋峰，江苏省肿瘤医院胸外科

靶向治疗有望成为早中期肺癌辅助治疗优先选择吗?

近十几年来，EGFR-TKIs在晚期NSCLC中取得了巨大成功。与此同时，在可手术切除的NSCLC中，研究者也在不断探索EGFR-TKIs辅助治疗的疗效、安全性和获益人群。但是鉴于历史条件，对疗效预测指标（如EGFR突变状态）认识有限，研究设计（纳入Ⅰ期患者、未排除EGFR突变阴性的患者等）存在局限，多数研究得出阴性结果。

2013年公布的前瞻性随机Ⅲ期BR19研究，纳入全球503例ⅠB~ⅢA期NSCLC患者，接受吉非替尼2年或安慰剂辅助治疗，中位随访时间4.7年，两组间无病生存率和总生存率差异均无统计学意义[1]。另一项随机Ⅲ期RADIANT研究，厄洛替尼辅助治疗2年也未能带来DFS获益，但在亚组分析中发现，厄洛替尼辅助治疗EGFR突变阳性的患者，其mDFS较安慰剂有获益趋势（46.4个月 *vs.* 28.5个月），但差异没有统计学意义[2]。上述两项Ⅲ期随机研究失败的主要原因是没有按照EGFR突变状态选择合适人群，另外纳入了约50%从辅助治疗获益有限的ⅠB期患者。尽管多项研究失败，但EGFR-TKI辅助治疗NSCLC探索之路从未停止。2016年复旦大学肿瘤医院陈海泉教授发表了EGFR-TKI辅助治疗的荟萃分析，纳入2012年—2015年的4项研究[3]。结果显示，针对EGFR突变阳性NSCLC患者，EGFR-TKI辅助治疗可显著改善DFS，其疾病复发和死亡风险下降52%，远处转移的风险也有显著降低（OR=0.71，95% CI：0.56~0.92），为EGFR-TKI辅助治疗提供了证据。

ADJUVANT研究（CTONG1104）是由吴一龙教授牵头、联合全国27家中心共同参加、历时8年完成的大型Ⅲ期随机对照临床研究，相关研究成果已发表于世界顶级肿瘤学杂志 *The Lancet Oncology*，这一研究成果标志着吉非替尼或将成为非小细胞肺癌患者术后辅助治疗的一个重要选择。该研究自2011年9月19日开始

随访至2014年4月24日，筛选483例患者，有222例患者随机分组，吉非替尼组111例，长春瑞滨联合顺铂组111例。中位随访时间36.5个月（IQR 23.8~44.8）。吉非替尼组的DFS显著长于长春瑞滨联合顺铂组[28.7个月（95% CI：24.9~32.5）*vs.* 18.0个月（13.6~22.3）；HR 0.60，95% CI：0.42~0.87；*P*=0.0054]。吉非替尼组（共106例）最常见的3级及以上不良反应事件是丙氨酸转氨酶和天冬氨酸转氨酶升高[2例（2%），长春瑞滨联合顺铂组未见]。长春瑞滨联合顺铂组（共87例）最常见的3级及以上不良反应是中性粒细胞减少[30例（34%）]、白细胞减少[14例（16%）]和呕吐[8例（9%）]，吉非替尼组未见。吉非替尼组和长春瑞滨联合顺铂组分别有7例（7%）和20例（23%）严重不良反应。与长春瑞滨联合顺铂治疗相比，吉非替尼辅助治疗可显著延长完全手术切除且携带EGFR突变的Ⅱ~ⅢA（N1~N2）期NSCLC患者的DFS。相比长春瑞滨联合顺铂治疗，吉非替尼辅助化疗的无病存活期延长、不良反应减少以及生活质量提高，使其可成为该类患者的潜在治疗选择。

ADJUVANT研究初步结果发布后引发了全球对该重要治疗理念的进一步思考、探索和争议，笔者将其总结为以下3个方面。首先，主要研究终点应该设DFS还是OS？目前美国FDA研究发现，PFS是晚期肺癌OS的重要替代终点指标，同时2013年 *Lancet Oncology* 杂志发布肺癌术后辅助治疗的DFS也是OS的有效终点替代指标，但是这一结论来自辅助化疗数据，能否外推到靶向和免疫治疗目前仍缺乏重要证据。本研究OS为次要研究终点，OS受到后续治疗交叉的干扰，如果OS与辅助化疗相同，说明EGFR-TKI同样能够提高生存获益。较辅助化疗，EGFR-TKI有三个优势：第一，可延长无复发时间10个月以上、安全性好、经济负担并不

严重。第二，用药时间为什么是2年？Ⅱ~Ⅲ期NSCLC中位复发时间9~21个月（N1期中位21个月左右复发，N2期中位9~10个月复发）。因此为减少复发，用药时间设计为超过中位DFS的2年。用药到2年要主动停止，如果疾病复发，前期MSKCC的探索性研究发现，经过停止服用酪氨酸激酶抑制药（tyrosine kinase inhibitor，TKI）后，再次服药可获得一线用药相近的客观缓解率（objective response rate，ORR）和PFS。第三，该研究中，3年DFS优势差异是否缩窄？从生存曲线来看，后治疗2年的吉非替尼组仍然是优于长春瑞滨联合顺铂组的，吉非替尼组生存曲线下降平缓。长春瑞滨联合顺铂组在治疗18个月，有一个小的平台期，这个时候多数患者接受吉非替尼或其他的TKI，但之后曲线还是会继续下降。整个疾病过程中，吉非替尼组的生存曲线一直在长春瑞滨联合顺铂组之上。同样的现象存在于结肠癌辅助治疗领域。

当然，我们同样不应忽视CTONG1104研究中亚组分析的重要发现，即与化疗组相比，获益明显的是N2的ⅢA期肺癌患者，而对于N1患者，两种治疗模式DFS差异无统计学意义。基于笔者认为：对于临床分期为ⅢA期的肺癌，应当提倡常规做是否有驱动基因突变的

检测；吉非替尼辅助治疗可以考虑作为EGFR敏感突变的N2期肺癌的重要治疗策略。需要指出的是不仅晚期（或局部晚期）肺癌需要精准医学，早中期肺癌同样需要。对于部分早中期肺癌患者手术后，全世界的肺癌从业者们应该寻找比化疗获益更多、毒性更低的辅助治疗方法。

参考文献

[1] Goss GD, O'Callaghan C, Lorimer I, et al. Gefitinib versus placebo in completely resected non-small-cell lung cancer: results of the NCIC CTG BR19 study. J Clin Oncol, 2013, 31: 3320–3326.

[2] Kelly K, Altorki NK, Eberhardt WE. Adjuvant Erlotinib Versus Placebo in Patients With Stage IB-IIIA Non-Small-Cell Lung Cancer (RADIANT): A Randomized, Double-Blind, Phase III Trial. J Clin Oncol, 2015, 33: 4007–4014.

[3] Huang Q, Li J, Sun Y, et al. Efficacy of EGFR Tyrosine Kinase Inhibitors in the Adjuvant Treatment for Operable Non-small Cell Lung Cancer by a Meta-Analysis. Chest, 2016, 149: 1384–1392.

作者：蒋峰，江苏省肿瘤医院胸外科

第2节 胸腔镜肺叶切除术患者术后应用加速康复方案与标准方案的临床研究

原文标题：Enhanced Recovery Pathway Versus Standard Care In Patients Undergoing Videoassisted Thoracoscopic Lobectomy

原文作者：Brunelli A[1], Thomas C[1], Dinesh P[1], Lumb A[2]

[1]Department of Thoracic Surgery, St. James's University Hospital, Leeds Teaching Hospital NHS Trust, Leeds, UK; [2]Department of Anaesthesia, St. James's University Hospital, Leeds Teaching Hospital NHS Trust, Leeds, UK

刊载信息：J Thorac Cardiovasc Surg 2017,154(6):2084-2090.

1 研究目的

胸腔镜肺叶或肺段切除术患者应用加速康复方案（enhanced recovery program，ERP）前后临床效果分析。

2 方法

作者回顾性分析了2014年4月—2017年1月单中心单个医疗组600例腔镜肺叶或肺段切除患者，其中365例患者采用标准方案（ERP实施前的传统方案，pre-ERP），235例应用ERP。分析两组患者心肺并发症、术后30天和90天病死率、术后住院日及30天和90天再入院率。

所有患者均由经过认证的胸外科医生进行手术，腔镜手术包括了两孔和三孔手术。手术室拔除气管插管，转入胸外ICU。术后第1天走回病房（除非有相关禁忌证）。

在ERP实施前，围术期常规管理方案如下。多模式术后镇痛：静脉自控镇痛联合椎旁阻滞镇痛，维持患者疼痛评分控制在3分以下。活动：尽早下床活动（多在术后第1天早上），躯体和胸部康复训练。胸管管理：24 h引流液体<400 mL，引流气体没有增加和每分钟<20 mL长达6 h以上，作为拔管指征。其他措施：预防性抗生素使用（麻醉诱导时和术后两次剂量）；使用VATS；短效麻醉药；避免液体负荷过重；出院时行术后宣教；术后3天和7天电话随访。

在2006年1月开始实施ERP后，以下措施被加入针对患者进行围术期ERP各项措施的充分宣教方案。诱发性肺量测量计的教育和应用，一直持续到术后。术前摄入碳水化合物。术前（开刀前）保温45 min。ERP护士于术前和术后住院期间每日给患者激励性谈话。早期经口进食和定期给与流质营养。规律应用止吐剂防治恶心和呕吐。

3 结果

两组患者术后住院时间（中位数ERP组5 d vs. pre-ERP 4 d；$P=0.44$）；心肺并发症（ERP组22.6% vs. pre-ERP 22.4%；$P=0.98$）；30 d病死率（ERP组3.8% vs. pre-ERP 2.2%；$P=0.31$）和90 d病死率（ERP组4.7% vs. pre-ERP 3.0%；$P=0.37$）均差异无统计学意义。30 d再入院率（ERP组7.2% vs. pre-ERP 7.4%；$P=0.94$)和90 d再入院率（ERP组9.8% vs. pre-ERP 12.3%；$P=0.34$）；根据高危因素计算心肺并发症发生率在应用ERP前后差异也无统计学意义（$P=0.76$）；而风险因素调整30 d病死率在ERP组显著高于pre-ERP（$P=0.0004$）。另外，ERP组患者花费较pre-ERP组更高。

4 结论

胸腔镜肺叶或肺段切除患者应用加速康复方案并没有降低心肺并发症、术后30 d和90 d病死率、住院时间和再入院率。加速康复方案与以往的传统围术期管理方案相比，可能并无明显益处。

总结：车国卫，四川大学华西医院胸外科

加速康复外科方案不适合于胸腔镜肺叶切除患者，这是真的吗?

作者的研究结果正是我们目前需要冷静看待加速康复外科（Enhanced Recovery after surgery，ERAS）的作用及临床应用[1]。尽管研究设计与方案有以下不足：①应用ERP前、后两组进行研究，而非对照或随机对照研究。②作者将67例术中因解剖或操作原因导致的中转开胸患者也纳入研究；其中没有说明两组中各有几例和并发症如何；③作者认为ERP组费用高于非ERP组，但没有说明费用组成。但作者的结果是客观和公正的，需要我们对加速康复外科临床应用进行以下几方面的思考。

1 加速康复外科临床应用效果的评价标准

ERAS临床应用效果目前应用比较多的评价标准是术后并发症的降低及术后住院日的缩短，也有应用住院费用的。本文作者也是从以上几方面进行研究，得出了ERP没有降低并发症和缩短术后住院日，且增加了费用。但是目前多数研究均得出了阳性结果[2]，事实上外科手术及管理的进步，不严格按照ERP方案，也能达到同样的效果。因此，我们认为[3]ERAS评价标准应该从三方面考虑：①从医护方面看，是降低并发症和平均（和/或）住院日；②从患者方面看，是改善生活质量或住院舒适度；③从社会方面看，是降低费用和提高满意度。

2 加速康复外科临床应用是否需要精准医疗

作者将ERP方案分为不加区分的应用到两个时间段的所有胸腔镜肺叶或肺段切除患者，可能也是导致阴性结果的原因之一。目前ERAS临床应用方案的共性有：①ERAS方案大同小异，"精准性"和"个体性"差；多学科协作对部分相对简单患者可能存在"过度

治疗"；②ERAS方案评价标准的简单化（降低并发症和缩短住院日为标准），对合并高危因素患者，不能简单以住院时间作为评价是否加速康复的标准。③ERAS方案过分强调了围手术期医疗过程（如术前宣教）及症状（疼痛等）管理，而忽略了术前评估及术前准备（如术前康复训练及相关疾病的治疗）[4]。

胸腔镜肺叶/段切除术体现了微创技术和精准切除、损伤控制和流程优化的现代外科理念，为ERAS的施行奠定了理论和实践基础，但患者术前均存在不同种类和程度的伴随疾病，术中麻醉、单肺和肺挫裂伤等使术后并发症发生率高，因此需要对不同患者实施"个体化"的精准ERAS方案来指导临床实践[5-7]：①术前合并高危因素的患者，需要术前肺康复训练，以降低术后并发症为目的；②术前有症状的患者，需要术前控制症状及肺康复训练，以控制症状和改善患者生活质量为目的；③术前无症状及严重相关伴随疾病患者，以优化围手术期流程为主[8]，以提高患者住院舒适度和缩短平均住院日为目的。同时加速康复外科的临床方案也应该具有"可操作、可评估及可重复性"强的特点，加速康复外科是做"减法"而不是做加法[9]。

3 加速康复外科临床效果的呈现需要完整体系

ERAS理念应用于不同疾病及学科均有其相应的关键技术及流程与体系。原文作者及我们均认为肺癌外科加速康复的关键是胸腔镜手术，可能微创手术本身就促进了患者术后的快速康复。但同时我们还认为加速肺康复（Enhanced lung recovery after surgery，ELRAS）的关键技术是气道管理和肺保护。气道管理和肺保护的实现需要医、护、康一体及多学科协作，从而形成肺癌患者加速肺康复的完整体系[10]。主要包括以下几方面。

（1）ERAS方案实施的各个环节均有准确、客观的评估体系；ERAS评估体系主要包括术前评估和每一个实施环节（方案）的评估体系。术前评估主要是将患者进行分类（如"正常"、"高危"和"症状"人群），并采取相关ERAS方案；客观和准确的评估才能保证ERAS方案的顺利、有效的执行。

（2）ERAS方案简单、易行且具有可重复性；如肺癌需要手术的患者通过术前的评估可以分为三类：①"正常"患者，这类患者的ERAS方案是以微创技术的合理应用为核心，优化手术相关流程为步骤，以缩短平均住院日或日间手术能否运用作为评价标准；②"症状"患者，以控制症状为主的术前治疗措施或基于术后症状而对手术技术或过程改进或优化为关键，以改善患者生活质量为核心；③"高危因素"患者[11-12]，ERAS方案的核心是肺康复训练，同时医疗因素是优化流程和加强管理。

（3）ERAS方案临床应用效果具有精准严谨评价体系。ERAS临床应用方案实施效果的准确评价不但保障患者术后顺利康复，也是优化方案和流程的客观依据。

（4）以问题为导向的团队架构[13]。问题导向的团队建设才能保障ERAS方案顺利的实施，根据ERAS方案实施过程中的问题，联系相关科室组成"虚拟中心"建立团队，并对团队进行统一培训，实时发现问题并处理，才能保证每个过程的顺利、有效的实施和优化。

总之，肺癌患者加速康复外科方案的精准实施需要在ERAS方案实施的前、中、后均有正确和评估体系，合理的操作体系，客观的评价体系，才能保障ERAS方案的正确、有效的执行，也才能使进入流程和患者获得最大的好处。

4　加速康复外科是"人文术 or 技术"？

医疗技术和器械的进步必然促进外科手术方式的发展，手术方法的变化也使外科观念更新。加速康复外科理念是外科学发展的必然结果，同时ERAS的理念使外科的内涵从"治疗疾病"转变为"治病救人"，外延也从"单纯手术"变为"快速康复"[14]。也是生物医学模式（bio-medical model）转为生物–心理–社会医学模式（bio-psycho-social medical model）的具体临床应用。但加速康复外科的理念来源于外科技术进步，但又高于外科技术，体现在更加重视"人"，而将安全和康复置于外科治疗之上。具体体现在以下三方面：

①ERAS重视术前多学科评估，不该做的不做，降低病死率；②对高危因素的患者进行多学科的术前准备，降低并发症，节约医疗成本；③优化围手术期流程，多学科协作改变工作习惯与方式，当快则快和该慢则慢。

从"人文"角度理解加速康复外科看，我们可能永远都没有"成功"的ERAS方案，所有的方案都只是技术与观念的更新。总之，将ERAS理念应用于围手术期从管理到治疗的各个环节，每个环节争取做到"减少应激和创伤"，完美体现"以患者为中心"的理念。

由此可以得出这样的结论，原文作者正是不加区分的对ERP组患者严格执行"ERP"方案，才得出了研究的结果，正如原文作者所说可能正常的方案中也包括了ERP方案，ERP组的部分患者不需要必须执行ERP中的部分措施，或根本不需要执行并导致费用增加。作者是有勇气的，更是客观公正的评价了加速康复外科。

参考文献

[1] Brunelli A, Thomas C, Dinesh P, et al. Enhanced Recovery Pathway Versus Standard Care In Patients Undergoing Videoassisted Thoracoscopic Lobectomy. J Thorac Cardiovasc Surg, 2017, 154: 2084–2090.

[2] Paci P, Madani A, Lee L, et al. Economic Impact of an Enhanced Recovery Pathway for Lung Resection. Ann Thorac Surg, 2017, 104: 950–957.

[3] Che G, Liu L, Shi Y. Enhanced Recovery after Surgery Protocol Applying in Perioperative Treatment: Current Status and Issues. Chin J Clin Thorac Cardiovasc Surg, 2016, 23: 211–215.

[4] Li S, Zhou K, Che G, et al. Enhanced recovery programs in lung cancer surgery: systematic review and meta-analysis of randomized controlled trials. Cancer Manag Res, 2017, 9: 657–670.

[5] Che G, Liu L. Enhanced lung recovery after surgery, Is it a necessaryfor precision therapy? Chinese Journal of Lung Cancer, 2017, 20: 549–554.

[6] Che G, Liu L. Is it helpful for patients undergoing lobectomy with lung cancer improve recovery by pulmonary rehabilitation? Chin J Clinic Thorac CardiovascSurg, 2017, 24: 575–579.

[7] Zhou K, Su JH, Lai YT, et al. Effect of preoperative pulmonary rehabilitation on postoperative pneumonia in patients with lung cancer. Chin J Thorac Surg(Electronic Edition), 2017, 4: 164–170.

[8] Che G, Li W, Liu L. Enhanced Lung Rehabilitation after Surgery: Peri-operative Processes Optimization Is Necessary. Chin J Clin Thorac Cardiovasc Surg, 2016, 23: 216–220.

[9] Che G, Liu L, Zhou Q. Enhanced Recovery after Surgery from Theory to Practice What do We Need to Do? Chinese Journal of

Lung Cancer, 2017, 20: 219–225.

[10] Che G. Establishment and Optimization of Enhanced Recovery after Surgery System for Lung Cancer. Chinese Journal of Lung Cancer, 2017, 20: 795–799.

[11] Zhou K, Wu Y, Su J, et al. Can Preoperative Peak Expiratory Flow Predict Postoperative Pulmonary Complications in Lung Cancer Patients Undergoing Lobectomy? Chinese Journal of Lung Cancer, 2017, 20: 603–609.

[12] Li P, Lai Y, Zhou K, et al. Analysis of Postoperative Complications and Risk Factors of Patients with Lung Cancer through Clavien-Dindo Classification. Chinese Journal of Lung Cancer, 2017; 20: 264–271.

[13] Che guowei. The clinical value of lung rehabilitation in the perioperative period of enhanced recovery after surgery. West china medical journal, 2018, 33: 104–107.

[14] Che G. Evidence and Practice of Enhanced Lung Recovery after Surgery in Patients Undergoing Lung Surgery. Chinese Journal of Lung Cancer, 2017; 20: 371–375.
志, 2017; 20: 371–375.

作者：车国卫，四川大学华西医院胸外科

第3节　早期非小细胞肺癌的立体定向放疗：美国临床肿瘤学会认可的美国放射肿瘤学会循证指南

原文标题：Stereotactic Body Radiotherapy for Early-Stage Non–Small-Cell Lung Cancer: American Society of Clinical Oncology Endorsement of the American Society for Radiation Oncology Evidence-Based Guideline

原文作者：Bryan J. Schneider, Megan E. Daly, Erin B. Kennedy, Mara B. Antonoff, Stephen Broderick, Jill Feldman, Shruti Jolly, Bryan Meyers, Gaetano Rocco, Chad Rusthoven, Ben J. Slotman, Daniel H. Sterman, Brendon M. Stiles

刊载信息：J Clin Oncol 2017, Nov 6:JCO2017749671.

美国放射肿瘤学会（American Society for Radiation Oncology，ASTRO）近期制定了针对早期非小细胞肺癌的立体定向放疗（stereotactic body radiotherapy，SBRT）循证指南（简称ASTRO指南）。美国临床肿瘤学会（American Society of Clinical Oncology，ASCO）专家委员会对其进行了严格评估，经过最新文献检索和更新，对其进行了部分修改。ASCO认可的ASTRO指南更具备权威性，并遵循最相关的科学证据，能够为更广大的临床肿瘤医生所接受和应用。

ASTRO指南针对目标人群为可耐受手术或无法耐受手术的早期非小细胞肺癌（临床分期cT1-2，N0）患者。关注以下四个核心问题：（1）SBRT何时适用于可手术切除的T1-2 N0期的非小细胞肺癌？（2）SBRT何时适用于不可手术切除的T1-2 N0期的非小细胞肺癌？包括中心型病变，肿瘤直径>5 cm，缺乏组织病理学诊断，多原发癌和多灶癌，肺叶切除后的肺部新原发病灶。（3）对于那些无法耐受手术的早期肺癌，如何在高危临床情况下实施个体化的SBRT？包括肿瘤毗邻纵隔结构（如主支气管、食管、心脏等），肿瘤毗邻或侵犯胸壁。（4）对于那些无法耐受手术的患者，SBRT作为挽救性治疗手段扮演什么样的角色？包括常规分割放疗后复发，SBRT后复发，亚肺叶切除后复发。此指南服务对象为肺癌多学科团队各专业成员，包括胸外科、放疗科、肿瘤内科等。

ASTRO指南推荐进行SBRT的关键内容如下。

（1）对于可手术切除的cT1-2 N0期非小细胞肺癌患者。

1A——判断能否手术需经过胸外科专业医生评估，多学科讨论方式更佳，同时需要患者及家属共同参与手术评估；

1B——具有常规手术风险的患者，除非是临床研究需要，不推荐SBRT作为手术的替代方案，解剖性肺叶切除联合系统性淋巴结清扫术仍是首选，在某些情况下可采用亚肺叶切除术；

1C——对于高危手术风险的患者，经过多学科讨论后可将SBRT作为替代选择，需充分告知患者SBRT短期风险较低，但是超过3年的长期预后尚不明确。

（2）对于无法耐受手术的cT1-2 N0期非小细胞肺癌患者。

2A——SBRT治疗中心型肺癌，其治疗相关风险高于周围型病变，不推荐3次分割方案；

2B——对于中心型肺癌，SBRT应该选择4~5次分割方案以降低严重不良反应。照射体积和最大剂量限制应该尽可能优化，以求较高的安全性。中心型肺癌的SBRT治疗风险较高，若肿瘤邻近或直接侵犯食管或近端主支气管，可以考虑行6~15次的大分割治疗或常规分割放疗；

2C——SBRT可用于治疗肿瘤直径>5 cm的患者。照射体积和最大剂量限制应该根据安全性的考虑进行优化；

2D——只要条件允许，应在SBRT前对肺部病灶进行组织病理学活检确诊；

2E——对于拒绝行活检，或活检未能确诊，或经评估活检风险较高的患者来说，也可以考虑行SBRT治疗，但是在治疗前应开展包含影像科医生参与的，根据肿瘤状况、患者状态、环境等因素进行的多学科讨论，综合影像及临床诊断肺癌；

2F——同时性多原发肺癌（multiple primary lung cancer，MPLC）与多发肺转移的鉴别诊断比较困难，如何尽可能保留健康肺组织是具有挑战性的问题，应该进行多学科讨论和评估；

2G——全身PET/CT和头颅MRI可以帮助诊断同时性MPLC和多发肺内转移灶。对于纵隔/肺门肿大淋巴结强烈建议行超声支气管镜纵隔镜淋巴结活检术；

2H——经多学科讨论后，SBRT可作为同时性MPLC的潜在根治性治疗选择之一。相比单发肺癌的治疗，多发肿瘤的SBRT治疗的局部控制率和不良反应与之相仿，但是总生存（OS）数据要差；

2I——经多学科讨论后，SBRT可作为异时性MPLC的潜在根治性治疗选择之一。相比于单发肺癌，其局部控制率、多不良反应及OS均相仿；

2J——经多学科讨论后，SBRT可作为全肺切除术后异时性MPLC的潜在根治性治疗选择之一。

（3）对于不可手术的并且也是放疗高危早期非小细胞肺癌患者来说，如何兼顾最优化控瘤有效性和安全性？

3A——对于病灶毗邻近端主支气管的患者来说，SBRT应该给予4~5次分割的方式。物理师应该严格按照剂量限制进行计划；

3B——经多学科讨论后，认为SBRT可用于治疗毗邻食管的肺癌病变，由于之前报道过曾出现严重食管毒性，物理师应该严格按照剂量限制进行计划；

3C——对于毗邻心脏及心包的病灶，SBRT应该分4~5次分割给予，以减小心脏、心包及大血管的毒性。照射野和最大剂量应该严格按照前瞻性试验和文献报道的剂量限制，以兼顾放疗安全性；

3D——对于毗邻胸壁的T1~2期患者，SBRT是可选的治疗方案。1~2级的胸壁不良反应较常见，包括由肋骨骨折或放射性肋间神经炎导致的疼痛；通常保守治疗即可好转。对于毗邻胸壁的周围型肺癌，放疗计划前也应该进行关于胸壁不良反应的讨论；

3E——ASCO专家委员会对SBRT在侵犯胸壁的T3期患者中使用持有不同意见，关于这点缺乏临床证据支持。

（4）对于无法耐受手术，并且经过治疗后复发的早期非小细胞肺癌患者。

4A——经多学科讨论后，挽救性SBRT可选择性用于治疗常规分割放疗后失败的肺癌患者，研究证实其具有较好的局部控制率和生存数据；

4B——对于常规放疗后复发的患者，行SBRT之前应对潜在的不良反应进行充分告知（包括致死毒性）；

4C~4E——对于既往行常规分割放疗、SBRT或亚肺叶切除术复发患者行挽救性SBRT，策略制定是高度个体化的，应在治疗前根据循证医学证据支持的获益人群、肿瘤情况、治疗因素等多方面谨慎选择SBRT。

此外，ASCO专家委员会对于循证指南进行了逐条点评，旨在指导临床应用，肿瘤多学科讨论对于治疗决策是至关重要的。

总结：康晓征，北京大学肿瘤医院胸外一科

[点 评]

SBRT治疗早期肺癌循证指南关注的重要研究问题：何去何从？

原文标题： Guidelines for stereotactic body radiation therapy treatment of lung cancer highlight important research questions: what is the next step?

原文作者： Lorraine D. Cornwell[1], Melissa L. Korb[2], Bryan M. Burt[2]

[1]Division of Cardiothoracic Surgery, [2]Division of General Thoracic Surgery, Michael E. DeBakey Department of Surgery, Baylor College of Medicine, Houston, TX, USA

Correspondence to: Lorraine D. Cornwell. Division of Cardiothoracic Surgery, Michael E. DeBakey Department of Surgery, Baylor College of Medicine, 1 Baylor Plaza, Houston, TX 77030, USA. Email: Cornwell@bcm.edu.

Provenance: This is an invited Editorial commissioned by the Section Editor Xiaozheng Kang (Department of Thoracic Surgery, Beijing Cancer Hospital, Peking University, Beijing, China).

Comment on: Schneider BJ, Daly ME, Kennedy EB, et al. Stereotactic Body Radiotherapy for Early-Stage Non-Small-Cell Lung Cancer: American Society of Clinical Oncology Endorsement of the American Society for Radiation Oncology Evidence-Based Guideline. J Clin Oncol 2018;36:710-719.

刊载信息： J Thorac Dis 2018,10(3):1339-1342. doi: 10.21037/jtd.2018.03.36

View this article at: http://dx.doi.org/10.21037/jtd.2018.03.36

在过去的10年里，SBRT治疗无法耐受手术的早期非小细胞肺癌，其安全性及有效性被越来越多的学者所接受。ASTRO关于SBRT治疗Ⅰ期NSCLC的临床指南最近得到ASCO的认可[1-2]。ASTRO指南和ASCO的认可均对当前该领域的研究现况及问题进行了厘清并总结，后者进行了相应修改，使其更具专业兼容性，并强调多学科讨论、共同决策和准确分期的重要性。此循证临床指南另一个不容忽视的优点是，尽管目前许多问题无法获得明确答案，但将引领今后的研究方向。

指南所涉及的四个关键问题中第一个重要和具争议的问题是，对于可手术的T1~2 N0期非小细胞肺癌患者何时行SBRT？传统的标准一线治疗是解剖性肺叶切除联合纵隔淋巴结清扫，这得到了包括NCCN在内所有主要指南的认可，现在也得到ASTRO和ASCO的认可。然而，现况调查显示选择非手术疗法的趋势愈发明显[3]，这表明具备潜在可手术切除的早期非小细胞肺癌

患者选择了SBRT而非手术。作为胸外科医生，我们看到ASTRO及ASCO指南根据目前的研究状况，尚不支持SBRT在临床试验范畴之外用于治疗可手术的早期肺癌患者，这是令人欣慰的。

ASCO指南中指出的两大问题值得进一步探究：①有创性活检及分期手段的重要性；②SBRT在可耐受手术的高危患者中的应用。SBRT治疗前有创性肺门/纵隔分期，尤其是对中心型肺癌或多原发肺癌的重要性在ASCO指南解读中被反复强调。提高SBRT患者分期的准确性有助于疗效预测，可减少对早期非小细胞肺癌的治疗不当。相反地，对于无法耐受手术的早期非小细胞肺癌患者，SBRT能否改善长期生存仍需要进一步临床研究证实。另一个需要更多证据的领域是SBRT在可耐受手术的高危患者中的应用。尽管ASTRO及ASCO循证指南均推荐SBRT适用于"高危"手术患者（推荐级别1c），然而众所周知癌症患者风险评估具

有相当的主观成分。ASTRO指南中指出"手术风险评估需肺外科专业医生完成""常规风险定义为预期围术期病死率<1.5%"。结合既往临床研究中关于"高危手术风险"的定义内容包括"对于FEV1<50%预计值。DLCO<50%预计值，高龄，肺功能受损，肺动脉高压及左心室功能不良"，ASCO删除了关于"围术期病死率"的定义，并且添加"目前尚无普遍共识"定义高危手术风险，而且添加进一步限定语句，也就是说，"对于高手术风险患者，亚肺叶切除术比SBRT应用更多"。其研究证据来自关于无法耐受手术的Ⅰ期非小细胞肺癌RTOG 0236研究的长期生存结果（SBRT组5年总生存率为40%）[4]。

　　总而言之，我们发现ASCO正在对有关可手术患者的研究现状提出一个平衡的观点，但显然仍需要更多临床研究证据。目前尚缺少SBRT对比外科手术的大规模多中心Ⅲ期临床研究，既往随机对照临床研究由于患者入组困难提前终止，而且只是作为初步结果发表，其效能不足[5]。即便如此，仍有多项回顾性分析对这两种治疗方法进行了比较[6-7]，尽管采用了大数据和倾向匹配方法，但仍无法完全去除回顾性研究存在的偏倚和混杂因素。SBRT传统上多用于合并严重疾病、一般状况差、肺功能差、外科高风险、预期寿命较短的患者。近年来SBRT治疗可手术早期肺癌的生存数据不断积累，据报道5年总生存率范围为51%~74%[8-12]，与外科治疗相当。

　　我们期待正在进行的临床试验结果，希望能为今后提供更高水平的关于SBRT治疗可手术切除的Ⅰ期肺癌的循证依据，包括VALOR研究（NCT02984761）、POSTILV研究（NCT01753414）及STABLE-MATES研究（NCT01622621）。需要强调的是肺癌多学科专业医生都应支持并参加这些试验，这可能成为早期非小细胞肺癌的标准治疗。

参考文献

[1] Videtic GM, Donington J, Giuliani M, et al. Stereotactic body radiation therapy for early-stage non-small cell lung cancer: Executive Summary of an ASTRO Evidence-Based Guideline. Pract Radiat Oncol, 2017, 7: 295–301.

[2] Schneider BJ, Daly ME, Kennedy EB, et al. Stereotactic Body Radiotherapy for Early-Stage Non-Small-Cell Lung Cancer: American Society of Clinical Oncology Endorsement of the American Society for Radiation Oncology Evidence-Based Guideline. J Clin Oncol, 2018, 36: 710–719.

[3] Haque W, Szeja S, Tann A, et al. Changes in Treatment Patterns and Overall Survival in Patients With Early-Stage Non-Small Cell Lung Cancer in the United States After the Incorporation of Stereotactic Ablative Radiation Therapy: A Population-based Analysis. Am J Clin Oncol, 2018, 41: 259–266.

[4] Timmerman RD, Hu C, Michalski J, et al. Long-term Results of RTOG 0236: A Phase II Trial of Stereotactic Body Radiation Therapy (SBRT) in the Treatment of Patients with Medically Inoperable Stage I Non-Small Cell Lung Cancer. International Journal of Radiation Oncology, 2014, 90: S30.

[5] Chang JY, Senan S, Paul MA, et al. Stereotactic ablative radiotherapy versus lobectomy for operable stage I non-small-cell lung cancer: a pooled analysis of two randomised trials. Lancet Oncol, 2015, 16: 630–637.

[6] Cornwell LD, Echeverria AE, Samuelian J, et al. Video-assisted thoracoscopic lobectomy is associated with greater recurrence-free survival than stereotactic body radiotherapy for clinical stage I lung cancer. J Thorac Cardiovasc Surg, 2018, 155: 395–402.

[7] Yerokun BA, Yang CJ, Gulack BC, et al. A national analysis of wedge resection versus stereotactic body radiation therapy for stage IA non-small cell lung cancer. J Thorac Cardiovasc Surg, 2017, 154: 675–686. e4.

[8] Nagata Y, Hiraoka M, Shibata T, et al. Prospective Trial of Stereotactic Body Radiation Therapy for Both Operable and Inoperable T1N0M0 Non-Small Cell Lung Cancer: Japan Clinical Oncology Group Study JCOG0403. Int J Radiat Oncol Biol Phys, 2015, 93: 989–996.

[9] Eriguchi T, Takeda A, Sanuki N, et al. Stereotactic body radiotherapy for operable early-stage non-small cell lung cancer. Lung Cancer, 2017, 109: 62–67.

[10] Lagerwaard FJ, Verstegen NE, Haasbeek CJ, et al. Outcomes of stereotactic ablative radiotherapy in patients with potentially operable stage I non-small cell lung cancer. Int J Radiat Oncol Biol Phys, 2012, 83: 348–353.

[11] Shibamoto Y, Hashizume C, Baba F, et al. Stereotactic body radiotherapy using a radiobiology-based regimen for stage I non-small-cell lung cancer: five-year mature results. J Thorac Oncol, 2015, 10: 960–964.

[12] Onishi H, Shirato H, Nagata Y, et al. Stereotactic body radiotherapy (SBRT) for operable stage I non-small-cell lung cancer: can SBRT be comparable to surgery? Int J Radiat Oncol Biol Phys, 2011, 81: 1352–1358.

译者：康晓征，北京大学肿瘤医院胸外一科

早期非小细胞肺癌立体定向放射治疗展望：一种成熟的治疗模式

原文标题：Perspectives on stereotactic body radiotherapy for early-stage non-small cell lung cancer: a maturing treatment modality

原文作者：Chunhui Han

Department of Radiation Oncology, City of Hope National Medical Center, Duarte, CA, USA

Correspondence to: Chunhui Han, PhD. Department of Radiation Oncology, City of Hope National Medical Center, 1500 E Duarte Rd., Duarte, CA 91741, USA. Email: chan@coh.org.

Provenance: This is an invited Editorial commissioned by the Section Editor Xiaozheng Kang (Department of Thoracic Surgery, Beijing Cancer Hospital, Peking University, Beijing, China).

Comment on: Schneider BJ, Daly ME, Kennedy EB, et al. Stereotactic Body Radiotherapy for Early-Stage Non-Small-Cell Lung Cancer: American Society of Clinical Oncology Endorsement of the American Society for Radiation Oncology Evidence-Based Guideline. J Clin Oncol 2018;36:710-719.

文章类型：社评

关键词：立体定向放射治疗，非小细胞肺癌，放疗

刊载信息：J Thorac Dis 2018,10(3):1207-1210. doi: 10.21037/jtd.2018.01.162

View this article at: http://dx.doi.org/10.21037/jtd.2018.01.162

2017年，ASTRO发表了被期待已久的早期NSCLC SBRT的指南[1]。该指南的及时出现，为放射肿瘤专家在复杂的临床背景下为早期非小细胞肺癌患者治疗策略的选择提供了循证支持。随后在2017年底，经过最新文献检索并且对该指南内容全面审查之后，ASCO对其进行了一些细微的修改，并正式将其批准为"ASTRO指南"[2]。ASCO的认可以及相关修改，使得ASTRO指南能够为放射肿瘤专业更广泛的人士所接受。鉴于SBRT指南已得到了这两大医学协会的认可，现在我们可以对这一革命性治疗方案的发展史、在早期NSCLC患者管理中所扮演的角色，以及其在未来可能承担的角色进行梳理。

既往颅内立体定向放射外科（steriotactic radiosurgery，SRS）已经成功地将大分割剂量的放射线照射应用于颅内局部病变的治疗[3]。将SBRT用于胸部和其他颅外肿瘤的治疗始于20世纪90年代，当时一些先驱中心将颅内立体定向放射治疗的原理应用于治疗颅外肿瘤，取得了令人鼓舞的临床效果[4-6]。为了准确地将辐射剂量照射到颅外部位，研究者使用了刚体固定装置和高精度（体部立体定向系统）和/或3D图像引导技术。21世纪初，印第安纳大学的一个研究小组开展了一项前瞻性Ⅰ期剂量递增临床试验，以评估在早期非小细胞肺癌患者中提高单次放射剂量的可行性和毒性[7-8]，结果显示在47例入组患者中，所有T1患者对SBRT治疗均存在反应，其中1/3以上的患者为完全反应。这项研究以及其他相关研究的结果引起了放射肿瘤学界的广泛兴趣和极大振奋，继而激发了许多临床实验的开展。正是由于对这种治疗方法的强烈兴趣和确切疗效，在本世纪头10年，美国放射治疗协作组启动了一系列SBRT治疗早期NSCLC的临床试验[9-12]，在所有设计良好的临

床试验结果中，均观察到早期NSCLC患者接受SBRT治疗后局部复发率低、局部控制率高、不良反应发生率和发生程度均较低。

SBRT治疗早期NSCLC患者的快速发展得益于过去几十年精确定位技术的革命性进展。在放射治疗床上设置和调整应用SBRT治疗的肺部肿瘤靶区要比设置颅内SRS困难得多，因为从靶区到皮肤表面的外部标记没有严格的映射。此外由于呼吸动作的持续存在，肺部肿瘤通常会在胸腔内随呼吸运动而运动。早期由于这些技术上的困难，使得这种治疗方式仅能在少数有足够资源和经验的大型学术中心开展。另一方面，在过去的几十年里调强放射治疗（intensity modulated radiation therapy，IMRT）技术的引入，极大地刺激了精准定位和图像引导技术在放射治疗中的快速发展。为了减少呼吸引起的肿瘤运动，现在常用的方法是在腹部皮肤上放置一个金属板来限制膈肌运动。然而即使有腹部压迫，仍存在明显的残余胸式呼吸引起的肿瘤运动，而且相对于胸部的骨性结构，肿瘤的位置可能每天都会发生变化[13]。如今四维计算机断层扫描（Four-dimensional computed tomography，4DCT）技术已得到广泛应用，而且常用于评估呼吸周期内的肿瘤运动，这使得在每次治疗之前，能够通过图像引导技术将肿瘤准确地置于治疗位置。这些技术包括容积CT采集或平面图像采集、植入性基准标记的使用，以及基于软组织的智能图像配准算法。在照射过程中，呼吸门控或动态束流跟踪技术的应用可进一步将射线精准地传递到靶区，同时保护了健康的肺组织。最后，非常重要的是新开发的IMRT传输技术，如螺旋断层放射治疗、容积旋转调强放疗（volumetric modulated arc therapy，VMAT）及智能计划优化计算，可以有效地将高度聚焦的剂量传递给靶目标，并在周围的组织中形成明显的剂量梯度[14-15]。

尽管SBRT对早期NSCLC的治疗属于非侵入性方式，但它的局限性和不良反应还是随着临床试验和临床治疗所积累的数据而逐渐被看到。在印第安纳大学进行的临床试验中发现，当肿瘤位于靠近"气管–支气管树"2 cm内，采用了3次分割的治疗方案时，SBRT造成严重不良反应的风险会增加[16]。当肿瘤位置靠近胸壁时，SBRT可引起1~2级甚至3级的胸壁疼痛，并且会有肋骨骨折风险[17]。RP是SBRT治疗早期NSCLC的常见不良反应，大多数患者会出现无症状的1级RP，发展

到2级或3级RP的风险相对较低[18]。在治疗计划的实施过程中，邻近肿瘤靶区的重要器官可能会给治疗的实施带来挑战。ASTRO指南建议在肿瘤位于邻近食管、心脏、心包和支气管树等毗邻纵隔结构的情况下，建议使用4~5次的分割方案和/或严格遵守既定的剂量限制，以降低严重不良反应发生的风险。与使用电离辐射的放射治疗一样，胸廓内放疗存在诱发继发性癌的风险。然而与SBRT治疗所带来的潜在益处相比，这些风险是非常微小的。与传统三维适形放疗技术相比，VMAT等现代IMRT技术应该不会增加辐射诱发的继发癌症的风险[19]。

尽管强有力的证据支持使用SBRT能够作为不适合手术切除的早期（T1~2 N0）周围型NSCLC患者的治疗选择，但是在早期NSCLC的管理中，现实情况往往使临床上的决策复杂化。基于一篇由ASTRO专责小组发表的对172项研究的系统文献综述针对一系列的临床实际情况提出了以循证为基础的ASTRO指南建议，包括手术切除的可行性、肿瘤的大小和位置、多原发灶或多灶肿瘤的存在，以及肿瘤复发等情况。值得注意的是，由于这一治疗模式的临床应用时间相对较短，高质量的临床数据并不总是可以应用或满足于每一种临床实际情况。因此ASTRO指南依据等级方法理论[20]列出了现有证据的推荐强度和质量。尽管认同ASTRO指南的关键原则，ASCO仍推荐并强调了多学科医疗团队的决策重要性，特别是对那些医学条件具备可手术切除的患者。这些患者应了解现有的治疗方案，以及在治疗决策过程中每一种治疗方式相关的疗效和不良反应。

到目前为止，SBRT已经从一种高度技术性和实验性的方式转变为主流的治疗方案。将这种方案应用于早期NSCLC患者的管理模式，已然取得了卓越的成就，这一成就的取得要归功于在过去的20年中放射肿瘤学家、放射生物学家、医学物理学家、行业合作伙伴和早期参与的患者在内的不懈努力和大量工作。其发展历史是将新的治疗理念和方法引入临床实践的完美范例。在当今时代，SBRT的应用已不局限于胸部恶性肿瘤的治疗，目前正在进行的RTOG-1112临床试验已将其应用于肝脏恶性肿瘤和全身转移病变的治疗[21]。在未来，SBRT的疗效可能会随着新的分子成像技术、治疗计划和射束传递方式等生物学效应的引领而得到进一步提高[22]。与此同时，随着临床数据的积累和对该治疗方案的长期随访，临床医生能够更新相应地指导方针，并评估

SBRT在早期NSCLC治疗中的远期疗效。

参考文献

[1] Videtic GMM, Donington J, Giuliani M, et al. Stereotactic body radiation therapy for early-stage non-small cell lung cancer: An ASTRO evidence-based guideline. Pract Radiat Oncol, 2017, 7: 295–301.

[2] Schneider BJ, Daly ME, Kennedy EB, et al. Stereotactic radiotherapy for early-stage non-small-cell lung cancer: American Society of Clinical Oncology endorsement of the American Society for Radiation Oncology evidence-based guideline. J Clin Oncol, 2018, 36: 710–719.

[3] Kihlström L, Karlsson B, Lindqvist C. Gamma knife surgery for cerebral metastases. Implications for survival based on 16 years' experience. Stereotact Func Neurosurg, 1993; 61: 45–50.

[4] Blomgren H, Lax I, Näslund I, Svanström R. Stereotactic high dose fraction radiation therapy for extracranial tumors using an accelerator. Acta Oncologica, 1995; 34: 861–870.

[5] Uematsu M, Shioda A, Tahara K, et al. Focal, high dose, and fractionated modified stereotactic radiation therapy for lung carcinoma patients. Canc, 1998; 6: 1062–1070.

[6] Hiraoka M, Nagata Y. Stereotactic body radiation therapy for early-stage non-small-cell lung cancer. Int J Clin Oncol, 2004; 9: 352–355.

[7] Timmerman R, Papiez L, McGarry R, et al. Extracranial stereotactic radioablation. Results of a phase I study in medically inoperable stage I non-small cell lung cancer. Chest, 2003; 124: 1946–1955.

[8] McGarry, R, Papiez L, Williams M, et al. Stereotactic body radiation therapy of early-stage non-small-cell lung carcinoma: phase I study. Int J Radiat Oncol Biol Phys, 2005; 63: 1010–1015.

[9] Timmerman RD, Hu C, Michalski J, et al. Long-term results of RTOG 0236: A phase II trial of stereotactic body radiation therapy (SBRT) in the treatment of patients with medically inoperable stage I non-small cell lung cancer. Int J Radiat Oncol Biol Phys, 2014; 90: S30.

[10] Timmerman RD, Paulus R, Pass HI, et al: RTOG 0618: Stereotactic body radiation therapy (SBRT) to treat operable early-stage lung cancer patients. J Clin Oncol, 2013; 31: abstr 7523.

[11] Bezjak A, Paulus R, Gaspar LE, et al. efficacy and toxicity analysis of NRG Oncology/RTOG 0813 trial of stereotactic body radiation therapy (SBRT) for centrally located non-small cell lung cancer (NSCLC). Int J Radiat Oncol Biol Phys, 2016; 96: S8.

[12] Videtic GM, Paulus R, Singh AK, et al. Long-term follow-up on NRG Oncology RTOG 0915 (NCCTG N0927): A randomized phase 2 study comparing 2 stereotactic body radiation therapy schedules for medically inoperable patients with stage I peripheral non-small cell lung cancer. Int J Radiat Oncol Biol Phys, 2017, 99: S15–S16.

[13] Han C, Sampath S, Schultheiss TE, Wong JYC. Variation of target volume definition and daily target volume localization in stereotactic body radiotherapy for early-stage non-small cell lung cancer patients under abdominal compression. Med Dosim, 2017, 42: 116–121.

[14] Mackie TR, Holmes T, Swerdloff S, et al. Tomotherapy: a new concept for the delivery of dynamic conformal radiotherapy. Med Phys, 1993, 20: 1709–1719.

[15] Otto K. Volumetric modulated arc therapy: IMRT in a single gantry arc. Med Phys, 2008, 35: 310–317.

[16] Timmerman R, McGarry R, Yiannoutsos C, et al. Excessive toxicity when treating central tumors in a phase II study of stereotactic body radiation therapy for medically inoperable early-stage lung cancer. J Clin Oncol, 2006, 24: 4833–4839.

[17] Dunlap NE, Cai J, Biedermann GB, et al. Chest wall volume receiving >30 Gy predicts risk of severe pain and/or rib fracture after lung stereotactic body radiotherapy. Int J Radiat Oncol Biol Phys, 2010, 76: 796–801.

[18] Chi A, Liao Z, Nguyen NP, et al. Systemic review of the patterns of failure following stereotactic body radiation therapy in early-stage non-small-cell lung cancer: Clinical implications. Radiother Oncol, 2010, 94: 1–11.

[19] Han C, Schultheiss TE, Wong JYC. Estimation of radiation-induced secondary cancer risks for early-stage non-small cell lung cancer patients after stereotactic body radiation therapy. Prac Radiat Oncol, 2017, 7: e185–e194.

[20] Balshem H, Helfand M, Schunemann HJ, et al. GRADE guidelines: 14. Going from evidence to recommendations: The significance and presentation of recommendations. J Clin Epidemiol, 2013, 66: 719–725.

[21] Tree AC, Khoo VS, Eeles RA, et al. Stereotactic body radiotherapy for oligometastases. The Lancet 2013; 14: e28–e37.

[22] Stewart RD, Li XA. BGRT: Biologically guided radiation therapy – The future is fast approaching! Med Phys, 2007, 34: 3739–3751.

译者：王军、吴凤鹏，河北医科大学第四医院

第4节　术前经过诊断性穿刺活检的 I 期肺癌术后同侧胸膜复发

原文标题：Ipsilateral Pleural Recurrence after Diagnostic Transthoracic Needle Biopsy in Pathological Stage I Lung Cancer Patients who Underwent Curative Resection

原文作者：Seong Mi Moon[1], Dae Geun Lee, Na Young Hwang, Soohyun Ahn, Hyun Lee, Byeong-Ho Jeong, Yong Soo Choi, Young Mog Shim, Tae Jeong Kim, Kyung Soo Lee, Hojoong Kim, O. Jung Kwon, Kyung Jong Lee

[1]Division of Pulmonary and Critical Care Medicine, Department of Medicine, Samsung Medical Center, Sungkyunkwan University School of Medicine, Seoul, South Korea. Correspondence and requests for reprints should be addressed to Kyung Jong Lee, M.D.; Division of Pulmonary and Critical Care Medicine, Department of Medicine, Samsung Medical Center, Sungkyunkwan University School of Medicine, Irwon-ro 81, Gangnam-gu, Seoul, 06351, South Korea. E-mail: kj2011.lee@samsung.com.

刊载信息：Lung Cancer 2017,111:69-74.

1　研究目的

术前经胸腔穿刺针吸活检（Transthoracic Needle Biopsy，TTNB）与肺癌术后胸腔复发之间关系尚不明确。本研究旨在明确TTNB是否会增加术后同侧胸腔复发（Ipsilateral Pleural Recurrence，IPR）发生率，并且探究其他导致术后胸腔复发的潜在危险因素。

2　方法

本研究回顾性分析了韩国三星医学中心2009年—2010年期间经治的共计392例病理 I 期非小细胞肺癌患者，包括影像学特征为实性或半实性结节影。通过倾向匹配评分法，一种逆概率加权方法，调整各临床变量之间的不均衡。运用多因素Cox回归分析及Kaplan-Meier生存分析法确定IPR独立预后风险因素。

3　结果

392例中有243例（62%）术前行诊断性TTNB，另149例（38%）采用其他活检方式或术前未行活检。结果显示诊断性TTNB组IPR发生率显著高于对照组（$P=0.004$），而两组之间总体复发率差异并无统计学意义（$P=0.098$）。通过应用Cox回归模型，诊断性TTNB（HR，5.27；95% CI：1.49~18.69；$P=0.010$）、显微镜下脏层胸膜受侵（HR，2.76；95% CI：1.08~7.01；$P=0.033$）及脉管癌栓（HR，3.25；95% CI：1.30~8.10；$P=0.012$）是IPR发生的独立危险因素。TTNB组患者中脉管癌栓是IPR的独立危险因素（HR，2.74；95% CI：1.10~6.79；$P=0.030$）。

4　结论

术前诊断性TTNB与术后胸腔复发有关，但可能与早期肺癌术后总体无复发生存无相关。脉管癌栓可能是胸膜腔复发的危险因素。术前TTNB应谨慎考虑并且术后密切随诊以早期发现IPR。

总结：康晓征，北京大学肿瘤医院胸外一科

[点 评]

警惕外周型肺癌穿刺活检导致的"针癌"

经皮肺穿刺针吸活检（TTNA）技术问世迄今已超过130年，从最初诊断肺良性疾病逐渐拓展至肺癌，伴随着无创影像诊断技术发展，TTNA技术这项有创性的诊断方法在肺癌领域中的应用日趋成熟，已经成为肺部良恶性疾病鉴别的常用手段，可为定性诊断提供可靠的细胞学、组织学和病原学依据[1]。临床医生依赖TTNA较好的诊断性能（敏感度达90%，特异度达97%）为临床决策提供重要依据[2]，并且在肺癌临床指南中备受推崇[3-5]。然而，TTNA从肿瘤生物学理论上违背了"无瘤操作原则"，即体内状态下破坏了肿瘤完整性，存在针道种植或血行播散的可能。既往多数TTNA研究关注肺癌诊断及操作安全性问题，即TTNA相关气胸、出血等短期并发症发生率[2,6-7]，而对肿瘤学远期预后的影响尽管存在理论风险，但是研究证据乏善可陈。近期包括Moon SM等研究在内的数项报道揭示了确有其事并非想象[8-11]。对于TTNA是否会增加肿瘤复发率甚至影响生存，目前已有的研究结果并不一致。

关于TTNA操作导致胸腔转移，又称"针癌"，甄别高危患者群体有助于规避风险。既往研究发现外周型肺癌中原发病灶直径较大、实性成分比例较高的病例，存在TTNA相关"针癌"高风险[11]。在Moon SM等研究中，脏层胸膜受侵（Visceral Pleural Invasion，VPI）及脉管癌栓同为独立危险因素。由此可见，若病变累及胸膜并且影像学以实性结节为主，则早期外周型肺癌术前TTNA导致术后胸膜腔转移复发风险升高。这与VPI对于早期肺癌外科治疗的预后影响类似，并且被视为早期肺癌术后辅助化疗的指征[12-15]。笔者认为TTNA联合VPI和/或脉管癌栓或许也应被视为预后危险因素，作为早期肺癌术后辅助化疗的指征之一。

此外，如何更加安全地通过微创方式获得病理组织标本也是值得思考的问题。当前"液态活检"技术诊断早期肺癌尚存在较大差距，循环肿瘤DNA[16-17]、DNA甲基化指标[18-20]、自身免疫抗体[21-23]等指标的临床应用之路漫漫。电磁导航辅助纤维支气管镜技术逐渐被推广，为早期肺癌病理诊断获取标本、病灶定位及治疗均提供了更多选择，然而其远期肿瘤学安全性问题也缺少临床数据[24]。

总而言之，兼顾短期并发症及长期预后的早期肺癌病理诊断方式仍是当前困扰临床的重要问题之一，警惕外周型肺癌高危患者TTNA术后胸膜腔转移复发有助于进一步改善早期肺癌的生存。

参考文献

[1] Meyer CA. "Transthoracic needle aspiration biopsy of benign and malignant lung lesions" — a commentary. AJR Am J Roentgenol, 2007, 188(4): 891–893.

[2] DiBardino DM, Yarmus LB, Semaan RW. Transthoracic needle biopsy of the lung. J Thorac Dis, 2015, 7(Suppl 4): S304–S316.

[3] Gould MK, Donington J, Lynch WR, et al. Evaluation of individuals with pulmonary nodules: when is it lung cancer? Diagnosis and management of lung cancer, 3rd ed: American College of Chest Physicians evidence-based clinical practice guidelines. Chest, 2013, 143: e93S–e120S.

[4] Ettinger DS, Wood DE, Aisner DL, et al. Non-Small Cell Lung Cancer, Version 5.2017, NCCN Clinical Practice Guidelines in Oncology. J Natl Compr Canc Netw, 2017, 15: 504–535.

[5] Vansteenkiste J, Crino L, Dooms C, et al. 2nd ESMO Consensus Conference on Lung Cancer: early-stage non-small-cell lung cancer consensus on diagnosis, treatment and follow-up. Ann Oncol, 2014, 25(8): 1462–1474.

[6] Boskovic T, Stanic J, Pena-Karan S, et al. Pneumothorax after transthoracic needle biopsy of lung lesions under CT guidance. J Thorac Dis, 2014, 6(Suppl 1): S99–S107.

[7] Accordino MK, Wright JD, Buono D, et al. Trends in use and

safety of image-guided transthoracic needle biopsies in patients with cancer. J Oncol Pract, 2015, 11(3): e351–e359.

[8] Matsuguma H, Nakahara R, Kondo T, et al. Risk of pleural recurrence after needle biopsy in patients with resected early stage lung cancer. Ann Thorac Surg, 2005, 80(6): 2026–2031.

[9] Inoue M, Honda O, Tomiyama N, et al. Risk of pleural recurrence after computed tomographic-guided percutaneous needle biopsy in stage I lung cancer patients. Ann Thorac Surg, 2011, 91(4): 1066–1071.

[10] Kim YD, Lee BY, Min KO, et al. Intrapulmonary recurrence after computed tomography-guided percutaneous needle biopsy of stage I lung cancer. J Thorac Dis, 2014, 6(7): 1004–1006.

[11] Wang T, Luo L, Zhou Q. Risk of Pleural Recurrence in Early Stage Lung Cancer Patients after Percutaneous Transthoracic Needle Biopsy: A Meta-analysis. Sci Rep, 2017, 7: 42762.

[12] Nitadori JI, Colovos C, Kadota K, et al. Visceral pleural invasion does not affect recurrence or overall survival among patients with lung adenocarcinoma </= 2 cm: a proposal to reclassify T1 lung adenocarcinoma. Chest, 2013, 144(5): 1622–1631.

[13] David E, Thall PF, Kalhor N, et al. Visceral pleural invasion is not predictive of survival in patients with lung cancer and smaller tumor size. Ann Thorac Surg, 2013, 95: 1872–1877; discussion 1877.

[14] Jiang L, Liang W, Shen J, et al. The impact of visceral pleural invasion in node-negative non-small cell lung cancer: a systematic review and meta-analysis. Chest, 2015, 148(4): 903–911.

[15] Huang H, Wang T, Hu B, et al. Visceral pleural invasion remains a size-independent prognostic factor in stage I non-small cell lung cancer. Ann Thorac Surg, 2015, 99(4): 1130–1139.

[16] Chen K, Zhang J, Guan T, et al. Comparison of plasma to tissue DNA mutations in surgical patients with non-small cell lung cancer. J Thorac Cardiovasc Surg, 2017, 154: 1123–1131. e2.

[17] Cree IA, Uttley L, Buckley Woods H, et al. The evidence base for circulating tumour DNA blood-based biomarkers for the early detection of cancer: a systematic mapping review. BMC Cancer, 2017, 17(1): 697.

[18] Guzman L, Depix MS, Salinas AM, et al. Analysis of aberrant methylation on promoter sequences of tumor suppressor genes and total DNA in sputum samples: a promising tool for early detection of COPD and lung cancer in smokers. Diagn Pathol, 2012, 7: 87.

[19] Hulbert A, Jusue-Torres I, Stark A, et al. Early Detection of Lung Cancer Using DNA Promoter Hypermethylation in Plasma and Sputum. Clin Cancer Res, 2017, 23(8): 1998–2005.

[20] Ooki A, Maleki Z, Tsay JJ, et al. A Panel of Novel Detection and Prognostic Methylated DNA Markers in Primary Non-Small Cell Lung Cancer and Serum DNA. Clin Cancer Res, 2017, 23(22): 7141–7152.

[21] Du Q, Yu R, Wang H, et al. Significance of tumor-associated autoantibodies in the early diagnosis of lung cancer. Clin Respir J, 2018. [Epub ahead of print]

[22] Wang J, Shivakumar S, Barker K, et al. Comparative Study of Autoantibody Responses between Lung Adenocarcinoma and Benign Pulmonary Nodules. J Thorac Oncol, 2016, 11(3): 334–345.

[23] Massion PP, Healey GF, Peek LJ, et al. Autoantibody Signature Enhances the Positive Predictive Power of Computed Tomography and Nodule-Based Risk Models for Detection of Lung Cancer. J Thorac Oncol, 2017, 12(3): 578–584.

[24] Brown C, Ben-Or S, Walker P, et al. The Impact of Electromagnetic Navigational Bronchoscopy on a Multidisciplinary Thoracic Oncology Program. J Natl Compr Canc Netw, 2016, 14(2): 181–184.

作者：康晓征，北京大学肿瘤医院胸外一科

第5节　辅助治疗在淋巴结阴性侵犯胸壁肺癌中的作用

原文标题：Role of Adjuvant Therapy for Node-Negative Lung Cancer Invading the Chest Wall

原文作者：Sarah J. Gao[1], Christopher D. Corso, Justin D. Blasberg, Frank C. Detterbeck, Daniel J. Boffa, Roy H. Decker, Anthony W. Kim

[1]Department of Therapeutic Radiology, Yale University School of Medicine, New Haven, CT

刊载信息：Clinical Lung Cancer 2016,1-9.

1　研究背景

局部进展、淋巴结阴性、侵犯胸壁的T3N0非小细胞肺癌治疗具有挑战性，辅助治疗对于这些患者的作用仍不清楚。本研究旨在探讨辅助化疗、辅助放化疗、或单独放疗，与单独手术相比较，是否能够延长侵犯胸壁T3N0肺癌患者的生存；其次是研究肿瘤大小对于辅助化疗、单独放疗或辅助放化疗方案选择的影响。

2　研究方法

整理2004年—2012年*National Cancer Data Base*数据库中行胸壁切除T3N0 NSCLC患者的临床病理资料，根据术后辅助治疗的情况将这些患者分为：辅助化疗组、放疗组、放化疗组、无辅助治疗组。应用Kaplan- Meier和Log-rank test比较不同组间的生存率，应用Cox风险比例模型分析影响生存的主要因素。并根据切缘状况及肿瘤大小进行亚组分析。

3　研究结果

在6 230例pT3N0M0患者中，发现759例淋巴结阴性、侵犯胸壁的T3N0 NSCLC患者。759例患者中，单纯手术319例（42.0%），手术+化疗177例（23.3%），手术+放疗93例（12.3%），手术+放化疗170例（22.3%）。多因素分析显示肿瘤>4 cm患者从辅助化疗、放疗中获益显著；而对于≤4 cm患者仅从辅助化疗中获益。根据肿瘤切缘状态分组进行分析，切缘阳性且肿瘤>4 cm的患者可以从术后辅助放化疗或术后单独放疗中均取得显著生存获益。

4　研究结论

侵犯胸壁的T3N0 NSCLC与其他ⅡB期肿瘤的治疗策略不同。肿瘤大小是选择术后治疗方案的重要因素，肿瘤≤4 cm或者>4 cm的患者均能从辅助化疗中获益，>4 cm的患者从辅助化放疗中获益，>4 cm且切缘阳性的患者能从辅助放化疗或单独放疗中获益。

总结：薛志强，中国人民解放军总医院胸外科

[点 评]

侵犯胸壁T3N0肺癌的最佳辅助治疗方案是什么?

原文标题：What is the optimal adjuvant therapy for T3N0 lung cancer invading the chest wall?

原文作者：Makoto Suzuki, Takeshi Mori, Kenji Shiraishi, Koei Ikeda, Yoshiko Masuda, Eri Matsubara, Chika Shirakami, Hironori Hinokuma

Department of Thoracic Surgery, Kumamoto University Hospital, Kumamoto, Japan

Correspondence to: Makoto Suzuki, MD, PhD. Department of Thoracic Surgery, Kumamoto University Hospital, 1-1-1 Honjo, Chuo-ku, Kumamoto 860-8556, Japan. Email: smakoto@kumamoto-u.ac.jp.

Provenance: This is an invited Editorial commissioned by Section Editor Dr. Dong Wang (Department of Thoracic Surgery, Shandong Provincial Hospital Affiliated to Shandong University, Jinan, China).

Comment on: Gao SJ, Corso CD, Blasberg JD, et al. Role of Adjuvant Therapy for Node-Negative Lung Cancer Invading the Chest Wall. Clin Lung Cancer 2017;18:169-177.e4.

刊载信息：J Thorac Dis. 2017,9(11):4233-4235. doi: 10.21037/jtd.2017.10.73

View this article at: http://dx.doi.org/10.21037/jtd.2017.10.73

　　Ⅰ~Ⅲ期NSCLC即便进行了R0切除，术后也会出现复发。辅助治疗是提高R0切除Ⅰ~Ⅲ期NSCLC患者生存率的研究重点。辅助化疗对Ⅱ~ⅢA期NSCLC的作用和效果是由LACE于2008年确立的[1]。以铂类为基础的术后化疗可显著改善NSCLC患者的生存期，5年绝对获益率达5.4%。Ⅱ~Ⅲ期患者可从辅助化疗中获益，但Ⅰ期并未获益，这意味着辅助化疗对ⅠA期患者带来更多的是危害。

　　在过去十年里，传统辅助化疗及其他辅助疗法（如EGFR-TKIs、免疫治疗）对可切除NSCLC长期效果如何，已有很多研究。如何针对可切除NSCLC进行辅助治疗，ASCO于2017年4月更新了指南[2]。对ⅡA/B期和ⅢA期患者，推荐进行以铂类为基础的辅助化疗；对ⅠB期患者进行辅助化疗，应评估其风险和获益；不推荐ⅠA/B和ⅡA/B期患者进行辅助放疗；对N2的ⅢA期患者进行辅助放疗，应评估其风险和获益。

　　此外，一篇关于全身辅助治疗在R0切除NSCLC中作用的系统回顾表明，细胞毒性药物辅助化疗能够提高可切除Ⅱ~Ⅲ期NSCLC患者的生存率[3]。另一方面，侵犯胸壁的T3N0 NSCLC患者可能需要不同的治疗模式。Stoelben和Ludwig[4]报道，所有手术切除的肺癌患者中，约5%存在胸壁侵犯，而这部分T3N0M0患者的生存率达到了40%~50%。

　　Gao等[5]进行了一个大宗回顾性病例分析，探讨不同术后治疗方式对侵犯胸壁T3N0 NSCLC的治疗效果。他们以切缘状态（阳性/阴性）和肿瘤大小（>4或≤4 cm）进行分层，对切缘状态进行亚组分析是因为NCCN指南建议切缘是否阳性是进行辅助治疗的决定因素。对肿瘤大小进行亚组分析是因为CALGB 9633研究显示辅助化疗对肿瘤≥4 cm的患者具有明显的生存优势[6]。在该研究中，319例患者单纯进行了手术，177例手术后进行化疗，93例手术后进行放疗，170例手术后进行放化疗。由于本研究为回顾性研究，单纯手术组老年患者比例高于其他组。此外，切缘阳性患者比其他患者更倾向于接受放疗。结果显示，肿瘤≤4 cm或者>4 cm的患者均能从辅助化疗中获益，>4 cm的患者从辅助化放疗中获益，>4 cm且切缘阳性的患者能从辅助放化疗或单独放疗中获益。

应该注意的是，研究辅助治疗对胸壁切除T3N0 NSCLC临床效果的报道非常少。由于缺乏确切的标准治疗方案，因此多种联合方案（如手术联合化疗，手术联合放疗）常用于临床。Ahmad等对NCDB的一组病例数据进行分析，结果显示在肺叶联合胸壁切除的pT3N0 Ⅱ期患者中，术后辅助化疗可以提高生存率[7]。NCCN指南也指出，对可切除的T3N0 NSCLC，切缘阴性患者推荐辅助化疗，对切缘阳性患者推荐再手术切除+辅助化疗或行辅助放疗[8]。Gao等的研究与NCDB数据和NCCN指南之间共同之处很小但明显不同。Gao等研究中的新发现是：当按肿瘤大小进行分层时，无论切缘状态如何，肿瘤>4 cm患者接受辅助化放疗，会显著提高生存率。但是，根据NCDB数据和NCCN指南建议，只有切缘阴性者才推荐接受术后辅助化疗。

我们在这个问题上并没有标准答案和无可反驳的证据。但是，我们可以探讨术后放疗对提高R0切除Ⅲ~N2期NSCLC患者生存率的效果。术后放疗对这些患者的益处一直存在争议[9-10]，直到Lung等研究[11]出来以后。另外，近期一个回顾性研究和Meta分析显示术后放疗确实有积极的作用[12-13]。

对于术后经X线片检查证实无肿瘤残留的患者，术后放疗对R0切除Ⅲ~N2 NSCLC的效果，与辅助放化疗对切缘阴性、肿瘤直径>4 cm、侵犯胸壁、pT3N0 NSCLC患者的效果相似。考虑到术后放疗对提高R0切除Ⅲ~N2 NSCLC患者生存率有积极作用，对切缘阴性、pT3N0、肿瘤直径>4 cm的NSCLC患者进行胸壁切除术后，化疗加放疗也可能在提高这类患者的OS上有积极作用。

对肿瘤直径>4 cm且切缘阴性的患者，究竟是化疗还是辅助放化疗是最佳治疗方案，有待于前瞻性临床研究予以证实。尽管这些研究是回顾性的，研究对象的临床病理特征也存在一定的不均衡性，但研究结果仍有助于我们对胸壁受侵、pT3N0 NSCLC患者制订个体化精准治疗方案。

参考文献

[1] Pignon JP, Tribodet H, Scagliotti GV, et al. Lung adjuvant cisplatin evaluation: a pooled analysis by the LACE Collaborative Group. J Clin Oncol, 2008, 26: 3552–3559.

[2] Kris MG, Gaspar LE, Chaft JE, et al. Adjuvant Systemic Therapy and Adjuvant Radiation Therapy for Stage I to IIIA Completely Resected Non-Small-Cell Lung Cancers: American Society of Clinical Oncology/Cancer Care Ontario Clinical Practice Guideline Update. J Clin Oncol, 2017, 35: 2960–2974.

[3] Bradbury P, Sivajohanathan D, Chan A, et al. Postoperative Adjuvant Systemic Therapy in Completely Resected Non-Small-Cell Lung Cancer: A Systematic Review. Clin Lung Cancer, 2017, 18: 259–273. e8.

[4] Stoelben E, Ludwig C. Chest wall resection for lung cancer: indications and techniques. Eur J Cardiothorac Surg, 2009, 35: 450–456.

[5] Gao SJ, Corso CD, Blasberg JD, et al. Role of Adjuvant Therapy for Node-Negative Lung Cancer Invading the Chest Wall. Clin Lung Cancer, 2017, 18: 169–177. e4.

[6] Strauss GM, Herndon JE 2nd, Maddaus MA, et al. Adjuvant paclitaxel plus carboplatin compared with observation in stage IB non-small-cell lung cancer: CALGB 9633 with the Cancer and Leukemia Group B, Radiation Therapy Oncology Group, and North Central Cancer Treatment Group Study Groups. J Clin Oncol, 2008, 26: 5043–5051.

[7] Ahmad U, Crabtree TD, Patel AP, et al. Adjuvant Chemotherapy Is Associated With Improved Survival in Locally Invasive Node Negative Non-Small Cell Lung Cancer. Ann Thorac Surg, 2017, 104: 303–307.

[8] Ettinger DS, Wood DE, Akerley W, et al. Non-Small Cell Lung Cancer, Version 6.2015. J Natl Compr Canc Netw, 2015, 13: 515–524.

[9] Burdett S, Rydzewska L, Tierney J, et al. Postoperative radiotherapy for non-small cell lung cancer. Cochrane Database Syst Rev, 2016, 10: CD002142.

[10] Zhang S, Sun X, Sun L, et al. Benefits of postoperative thoracic radiotherapy for small cell lung cancer subdivided by lymph node stage: a systematic review and meta-analysis. J Thorac Dis, 2017, 9: 1257–1264.

[11] Le Péchoux C, Dunant A, Pignon JP, et al. Need for a new trial to evaluate adjuvant postoperative radiotherapy in non-small-cell lung cancer patients with N2 mediastinal involvement. J Clin Oncol, 2007, 25: e10–e11.

[12] Billiet C, Decaluwe H, Peeters S, et al. Modern post-operative radiotherapy for stage III non-small cell lung cancer may improve local control and survival: a meta-analysis. Radiother Oncol, 2014, 110: 3–8.

[13] Robinson CG, Patel AP, Bradley JD, et al. Postoperative radiotherapy for pathologic N2 non-small-cell lung cancer treated with adjuvant chemotherapy: a review of the National Cancer Data Base. J Clin Oncol, 2015, 33: 870–876.

译者：薛志强，中国人民解放军总医院胸外科

第9章 肺癌治疗预后分析

第1节 CT表现为GGO的浸润性肺腺癌亚肺叶切除的远期预后

原文标题：The prognosis of invasive adenocarcinoma presenting as ground-glass opacity on chest computed tomography after sublobar resection

原文作者：Youngkyu Moon[1], Kyo Young Lee[2], Jae Kil Park[1]

[1]Department of Thoracic & Cardiovascular Surgery, Seoul St. Mary's Hospital, College of Medicine, The Catholic University of Korea, Seoul, Republic of Korea; [2]Department of Hospital Pathology, Seoul St. Mary's Hospital, College of Medicine, The Catholic University of Korea, Seoul, Republic of Korea.

刊载信息：J Thorac Dis 2017,9(10):3782-3792. doi: 10.21037/jtd.2017.09.40
View this article at: http://dx.doi.org/10.21037/jtd.2017.09.40

1 研究背景

CT上显示为磨玻璃样病变（ground glass opacity，GGO）的病灶，病理特征多为原位腺癌或微浸润腺癌，但也有不少最终病理为浸润性腺癌。理论上浸润性腺癌术后的复发、转移风险较高，仅行亚肺叶切除是否足够没有定论。本研究以5年无复发生存为终点事件，回顾性研究侵袭性腺癌为病理特征的磨玻璃样病变，亚肺叶与肺叶切除的预后。

2 研究方法

来自韩国的研究者定义研究对象为实性成分与磨玻璃样病成分比例<0.5的病灶。回顾性研究了191例CT显示为磨玻璃样病变的Ⅰ期肺腺癌患者，全部接受了根治性切除手术。研究者仔细研究了肺癌病灶的生长方式及比例的病理特征，区分了肺叶与亚肺叶切除两组患者，比较无复发生存时间。

3 研究结果

191例患者中，97例为原位癌或微浸润腺癌，94例为浸润性腺癌。整体病理特征中，贴壁生长占47.4%，腺泡生长占42.1%，乳头状生长占7.3%。几乎没有实性及微乳头生长方式。无论肺叶还是亚肺叶切除患者，5年无复发生存率均高达100%。

4 结论

CT上表现为磨玻璃样病变的病灶，多数为贴壁生长方式，也可以是腺泡或乳头状生长方式。无论亚肺叶切除还是肺叶切除，即使是有腺泡或者乳头状生长方式的病理特征，5年预后均非常好。

总结：梁乃新，中国医学科学院 北京协和医院胸外科

[点 评]

随着CT技术的日益发展，体检筛查的日益普遍，肺部磨玻璃样病变的发病率直线上升。对磨玻璃样病变为主要表现的早期肺癌，被发现后的手术治疗方式一直有争论。肺叶切除从肿瘤根治性的角度而言无可厚非，但亚肺叶切除（肺楔形切除及肺段切除）在保护肺功能、减少创伤方面被寄予希望。然而，制约手术方式的最终指标还是生存率，对于这一类生存时间超长的患者，RFS也是很好的指标。随着病理学对肺腺癌的认识和分类的进步，2015年WHO新的病理分型将浸润性腺癌分为五种生长类型，学者们一直在探讨不同生长类型的复发转移风险是否不同，是否会影响并指导手术方式的选择。特别是磨玻璃样病变，如果为浸润性腺癌，各种生长方式的发生比率及各种手术方式的预后，一直缺乏前瞻性研究。因此，这篇回顾性研究为我们提供了回顾性的小样本结果。

从病理类型角度，韩国这组磨玻璃样病灶患者浸润性腺癌中，没有实性及微乳头成分，可能与其设定C/T值比例<0.5，属于更早期的浸润性腺癌有关，与我们的常识有一定的符合率。然而，有两点值得思考：第一，随着样本量增大，C/T值<0.5的GGO中，一定会出现微乳头和实性成分，由于这种复发转移可能性高的患者，本文的结果可能受到一定调整。第二，由于肺癌的异质性从早期就可以表现出来，因此，中国学者更多关注混合生长方式，在C/T<0.5的病灶中，出现混合病理生长方式的可能性也很大，而本文没有在这个方面进行详尽阐述。

从治疗方式的角度，什么样的患者选择什么样的手术方式，亚肺叶切除究竟是因为病灶小，靠近周边，还是因为心肺功能差行妥协性手术，选择的标准是否固定，是回顾性研究无法提供给我们的，需要前瞻性研究更好的提示。

从整体结论的角度，作者报道的5年RFS为100%，非常满意的结论，也与其他研究结果相似，而研究结果的潜在解释是，因为C/T<0.5的磨玻璃样病灶，即使有乳头或者实性成分，这样病理复发转移的高风险类型，最终结果似乎病灶C/T比为更高的良好预后加权系数，这样的结果，对前瞻性助更加精确深入的大样本研究，也许值得后续研究者辩证的借鉴。

作者：梁乃新，中国医学科学院、北京协和医院胸外科

第2节　无吸烟史肺癌患者与吸烟患者临床病理特征不同，但生存相似

原文标题：Never smokers with resected lung cancer: different demographics, similar survival

原文作者：Brendon M. Stiles*, Mohamed Rahouma, Mohamed Kamel Hussein, Abu Nasar, Andrew B. Nguyen, Sebron Harrison, Benjamin Lee, Jeffrey L. Port, Nasser K.

AltorkiDivision of Thoracic Surgery, Department of Cardiothoracic Surgery, Weill Cornell Medicine, Cornell University, New York-Presbyterian Hospital, New York, NY, USA

Corresponding author: Division of Thoracic Surgery, Department of Cardiothoracic Surgery, Suite M404, Weill Cornell Medicine, Cornell University, New York-Presbyterian Hospital, 525 East 68th Street, New York, NY 10065, USA.
E-mail: brs9035@med.cornell.edu (B.M. Stiles)

刊载信息：Eur J Cardiothorac Surg 2017, Nov 22. doi: 10.1093/ejcts/ezx390.

1　研究背景及目的

肺癌的发生与吸烟密切相关，而近年来无吸烟史人群中肺癌的发病率情况也被引起诸多关注。美国学者近期发表的一项回顾性研究表明无吸烟史人群肺癌的发病率可能正在增加。而同年澳大利亚学者发表的一项回顾性研究显示肺癌患者中无吸烟史人群所占比例并未随时间发生明显变化。针对以上两种截然相反的结果，美国学者Stiles BM等对Weill Cornel医疗中心和New York-Presbyterian医院所收治的接受肺癌外科治疗的患者进行了回顾性的研究，旨在探索无吸烟史肺癌患者是否具有明确的临床病理特征以及吸烟是否为肺癌的独立预后因素。

2　研究方法

该研究纳入了1997年1月—2016年7月上述医疗中心和医院数据库中记载的有明确吸烟史的接受手术的NSCLC患者。将患者分为从不吸烟者，轻中度吸烟者（<30年–包）和重度吸烟者（≥30年–包）。依照已有机构标准进行随访。使用COX风险回归模型进行多因素分析，采用倾向匹配法匹配出两组临床病理特征基本均衡的数据，进一步研究吸烟是否为肺癌的独立预后因素。

3　研究结果

该研究共纳入3 232例患者。分析结果显示，无吸

烟史人群发病率逐年增加（1997年—2007年：16.1%，2007年—2014年：26.6%。2014年—2016年：29.1%）。将所有吸烟患者列为一组，与无吸烟史患者进行比较。临床特征方面：无吸烟史患者多为女性（76% *vs.* 53%，*P*<0.001）、亚裔（26.6% *vs.* 5.4%，*P*<0.001）、年龄偏小（中位年龄67岁 *vs.* 70岁，*P*<0.001）。虽然不吸烟和吸烟组患者病灶均多位于右侧（57.2% *vs.* 59.1%，*P*=0.357），但无吸烟史患者病灶多位于右肺下叶（38.8% *vs.* 31.2%，*P*<0.001）。无吸烟史患者进行肺癌筛查的意识低于吸烟患者；病理特征方面：无吸烟组多为腺癌（76.6% *vs.* 70.2%，*P*<0.001），术后期患者较多（56% *vs.* 51.8%，*P*=0.004），高–中分化癌所占比例较大（87.7% *vs.* 75.2%，*P*<0.001）。经过72.9个月（中位时间）的随访，无吸烟组术后ⅠA期患者的5年总生存率优于吸烟组（88.3% *vs.* 78.9%，*P*=0.022），而其他分期患者两组在OS及肿瘤特异性生存（cancer specific survival，CSS）方面均未见显著差异。采用倾向匹配法进一步明确吸烟状态对生存的影响，分析显示，两组的5年DFS、CSS均无显著差异。

4　讨论精简

该研究提示，无吸烟史人群肺癌发病率逐年上升，无吸烟史肺癌患者多为女性、亚裔、年龄偏低，病理多为腺癌，病灶多位于肺下叶。虽然无吸烟史人群筛查意识较差，但无吸烟史患者术后分期为ⅠA期的患者所占比例较大。在ⅠA期患者中，从不吸烟者OS较

吸烟者显著延长。但本研究也存在一定的局限性。首先，该研究局限于单一机构且时间跨度较长。第二，过短的随访时间可能会造成对病死率的低估。第三，吸烟史均为患者自述，不完全可信。第四，该研究未纳入晚期患者，不能代表总体发病情况。该研究并未得出无吸烟史肺癌患者病程进展缓慢等结论，但提示了对无吸烟史人群进行肺癌筛查的必要性以及对该类人群基因及免疫层面深入研究的需要。

5　结论

　　无吸烟史患者占接受肺癌手术人群的比例在增长。无吸烟史患者有其独特的临床病理特征，但倾向匹配研究显示无吸烟史肺癌患者与吸烟患者具有相似的复发及死亡风险。

总结：商琰红，河北大学附属医院肿瘤内科；纪萌萌，河北大学附属医院肿瘤内科

无吸烟史肺癌患者与吸烟患者临床病理特征不同，但生存相似

在世界范围内，肺癌是癌症死亡的主要原因。虽然许多研究表明，香烟是导致肺癌的最主要原因，但是临床收治的无吸烟史肺癌患者不断增加，使得非吸烟型肺癌也逐渐成为危害公共健康的主要问题。因此，找出无吸烟史肺癌患者的临床病理特征并且归纳总结其生物学行为是有必要的。

这篇2017年11月发表在《欧洲心胸外科杂志》上的文章，通过对美国某医疗中心数据库中1997年—2016年接受过肺癌手术的患者进行回顾性分析，得出无吸烟史肺癌患者占接受外科治疗的患者的比例逐年升高的结论。针对无吸烟史患者的肺癌发生率是否增加的问题，国内外进行了大量的研究，但结果并非一致。其中最具代表性的为2017年发表于 *Journal of the National Cancer Institute* 上的两篇文章。美国学者Pelosof等[1]的研究提示，在非小细胞肺癌中，无吸烟史的患者比例显著增加。而澳大利亚学者Barbara等[2]对澳大利亚近4 000例肺癌病例的分析显示，自2000年以来，无吸烟史者的发病率一直保持不变，与美国发表的报告得出了完全不同的结论。但以上两者及本文由于研究人群较为局限，均未能阐明从无吸烟史者的肺癌发生率是否发生变化。临床收治无吸烟史患者增多的现象可能反映的是人口随时间的变化，因为随着戒烟的发生以及吸烟方式的改变，会使得吸烟人群肺癌的发病率降低。唯一能测定总人群中真实肺癌发生率及其是否增长的方法就是在很多年中跟踪调查无吸烟史者，而目前尚无类似研究的结果报道，所以得出无吸烟史人群肺癌发病率升高的结论为时尚早。

对于无吸烟史人群肺癌的临床病理特征，该研究提示无吸烟史肺癌患者以女性、亚裔、年龄偏低、腺癌为主，与吸烟肺癌患者相比差异有统计学意义，此结果和文献报道[3-4]结果类似。对于无吸烟史人群肺癌

的生物学行为，既往研究以回顾性研究居多，缺乏大样本前瞻性研究，该文章采用倾向匹配的方法，匹配出临床病理特征基本均衡的两组患者，比较吸烟组和无吸烟史组的DFS及CSS，得出吸烟并非肺癌独立预后因素的结论，此方法将回顾性研究效能提升为与前瞻性研究同等质量，提升文章科学性的同时也损失了大量不能匹配的数据。

NCCN指南[5]明确指出：年龄55~74岁，吸烟≥30包年（并且戒烟<15年）；或者年龄≥50岁，吸烟≥20包/年，且合并其他（详见指南）另一项危险因素（不包括被动吸烟）的高危人群需要每年定期接受低剂量胸部螺旋CT（low-dose computed tomography，LDCT）筛查。该研究提示，无吸烟史患者术后分期早、预后好，但无症状，筛查意识差。如何针对无吸烟史患者进行早期筛查？如何找出无吸烟史患者中的高危人群？是我们需要考虑的问题。针对这部分人群，美国MD安德森癌症中心根据一项大型台湾前瞻性队列研究开发出一种新的个性化评估工具，能够更好地预测从不吸烟、轻度吸烟和重度吸烟者的肺癌风险。通过结合吸烟史及其他风险因素，该工具能够更好地区分那些需要做肺癌筛查的人群，并减少假阳性结果，为高风险不吸烟人群进行LDCT筛查标准的研究奠定了良好的基础。血液分子标志物的检测也成为肺癌筛查的重要手段，其研究热点主要包括：①小分子RNA（microRNAs）在肿瘤患者体内某些miRNAs会有显著变化[6]，在LDCT肺癌筛查的同时参考miRNAs信号分类的结果可以降低假阳性率[7]。②对CTC已有多项研究[8-10]表明，肺癌患者与非肺癌患者间CTC水平存在显著差异（$P<0.0001$）。而且肺癌患者CTC水平与TNM分期相关，CTC检测方法明显优于目前常用的一般肿瘤标志物。③肺癌自身抗体与其他血液分子标志物相比，

肺癌自身抗体具有早期灵敏度高、特异性高的特点。已有多篇文献报道[11-13]，对7种肺癌自身抗体（P53、NY-ESO-1、GAGE、GBU4-5、SOX2、HuD和MAGE A4）的检测，可大大提高早期肺癌的检出率。综上，高危人群的确定、LDCT肺癌筛查、血液筛查将有可能是肺癌包括无吸烟史肺癌早期筛查模式的三个重要组成部分。如何量化高危人群、如何将LDCT筛查和血液相关标志物检测有效结合，建立肺癌筛查综合模式，尚需进行大规模的临床前瞻性研究。

目前，随着基因检测水平的不断提高特别是NGS的应用，针对不吸烟肺癌人群基因层面的研究也越来越深入。吸烟肺癌和不吸烟肺癌临床上可能是两个不同的群体。肺癌中85%为NSCLC，主要包括肺腺癌和肺鳞癌。吸烟是肺癌的高危因素，约有80%的肺癌与吸烟有关，其中鳞癌与吸烟关系更为密切；不吸烟的肺癌患者以腺癌、女性和东亚人群为主，其病因与二手烟、环境污染、职业致癌物等环境因素和遗传易感性有关。Herbs教授等[14]于2018年1月25日发表在Nature上的"The biology and management of non-small cell lung cancer"一文中很好地总结了肺鳞癌/肺腺癌和吸烟/不吸烟肺癌的肿瘤基因谱差异。肺腺癌中，最常见的突变基因是KRAS（32%）和EGFR（27%），以及抑癌基因TP53（90%）、KEAP1（19%）、STK11（17%）和NF1（11%）等；少见突变基因有ALK（<8%）、MET（7%）、BRAF（7%）、RB1（7%）、ERBB2/3（3%）、ROS（2%）和RET（1%）等；不同地区和种族间EGFR突变频率差异显著。肺鳞癌中，最常见的突变基因是TP53（90%）和CDKN2A（70%），其次是PI3CA（16%）、PTEN（15%）、KEAP1（12%）、NF1（11%）等；少见突变基因有EGFR（<9%）、FGFR1/2/3（2%~7%）、RB1（7%）和BRAF（4%）等；CDKN2A基因编码了P16INK4A和P14ARF蛋白，70%以上的鳞癌存在表观遗传学改变导致的CDKN2A基因沉默。TP53基因突变多见于肿瘤的晚期阶段，与肿瘤发展关系更为密切。

吸烟人群较不吸烟肺癌患者突变负荷显著增高；吸烟肺癌人群肿瘤具有特征的胞嘧啶（C）-腺嘌呤（A）核苷酸转换，更容易存在对靶向药物无效的KRAS和TP53突变；不吸烟肺癌人群具有特征的胞嘧啶（C）-胸腺嘧啶（T）核苷酸转换，更容易存在对靶向药物有效的驱动基因，如EGFR突变和ALK及ROS1重排[14]。在Ⅳ期患者的研究中，对非小细胞肺癌靶向治疗的小分子酪氨酸激酶抑制药Gefitinib和Erlotinib的对照研究[15]显示，不吸烟者疗效好于吸烟者，并把不吸烟、腺癌和女性作为优势人群。此外，EML4-ALK、ROS-1、BRAF、TP53以及其他少见驱动基因的突变也均在不吸烟肺癌人群中被发现，大量相关基础研究也正在进行。

免疫治疗方面，Kim[16]等的一项Meta分析显示，PD-1单抗用于吸烟患者主要是肺鳞癌时，疗效相对更好。

从分子水平研究不同吸烟状态所致的肺癌的发病机制是今后的研究方向，不吸烟肺癌的发病率是否在增加，肺癌早期筛查精准模式的确立以及二者预后的差异均需大型研究数据的支持。

参考文献

[1] Pelosof L, Ahn C, Gao A, et al. Proportion of Never-Smoker Non-Small Cell Lung Cancer Patients at Three Diverse Institutions[J]. J Natl Cancer Inst, 2017, 109(7).

[2] Page BJ, Bowman RV, Yang IA, et al. RE: Proportion of Never-Smoker Non-Small Cell Lung Cancer Patients at Three Diverse Institutions[J]. J Natl Cancer Inst, 2017. [Epub ahead of print]

[3] Wakelee HA, Chang ET, Gomez SL, et al. Lung Cancer Incidence in Never Smokers[J]. J Clin Oncol, 2007, 25(5): 472–478.

[4] Clément-Duchêne C, Stock S, Xu X, et al. Survival among Never-Smokers with Lung Cancer in the Cancer Care Outcomes Research and Surveillance Study[J]. Ann Am Thorac Soc, 2016, 13: 58–66.

[5] Wood DE, Kazerooni E, Baum SL, et al. Lung cancer screening, version 1.2016: featured updates to the NCCN guidelines. J Natl Compr Canc Netw, 2015, 13(1): 23–34.

[6] Zhong K, Chen K, Han L, et al. microRNA-30b/c inhibits non-small cell lung cancer cell proliferation by targeting Rab18. BMC Cancer, 2014, 14: 703.

[7] Sozzi G, Boeri M, Rossi M, et al. Clinical utility of a plasma-based miRNA signature classifier within computed tomography lung cancer screening: a correlative MILD trial study. J Clin Oncol, 2014, 32(8): 768–773.

[8] Lou J, Ben S, Yang G, et al. Quantifcation of rare circulating tumor cells in non-small cell lung cancer by ligand-targeted PCR. PLoS One, 2013, 8(12): e80458.

[9] Yu Y, Chen Z, Dong J, et al. Folate receptor-positive circulating tumor cells as a novel diagnostic biomarker in non-small cell lung cancer. Transl Oncol, 2013, 6(6): 697–702.

[10] Chen X, Zhou F, Li X, et al. Folate Receptor-Positive Circulating Tumor Cell Detected by LT-PCR-Based Method as a Diagnostic Biomarker for Non-Small-Cell Lung Cancer. J Thorac Oncol, 2015, 10: 1163–1171.

[11] Qiu J, Choi G, Li L, et al. Occurrence of autoantibodies to annexin I, 14-3-3 theta and LAMR1 in prediagnostic lung cancer sera. J Clin Oncol, 2008, 26(31): 5060–5066.

[12] Zhong L, Coe SP, Stromberg AJ, et al. Profling tumor-associated antibodies for early detection of non-small cell lung cancer. J Thorac Oncol, 2006, 1: 513–519.

[13] Shengxiang R, Shucai Z, Zhiyong M, et al. Validation of autoantibody panel for early detection of lung cancer in Chinese population. J Clin Oncol 2015;33. doi: 10.1200/jco.2015.33.15_suppl.e22143.

[14] Herbst RS, Morgensztern D, Boshoff C. The biology and management of non-small cell lung cancer. Nature, 2018, 553(7689): 446–454.

[15] Thatcher N, Chang A, Parikh P, et al. Gefitinib plus best supportive care in previously treated patients with refractory advanced non-small-cell lung cancer: results from a randomised, placebo-controlled, multicentre study (Iressa Survival Evaluation in Lung Cancer)[J]. Lancet, 2005, 366(9496): 1527–1537.

[16] Kim JH, Kim HS, Kim BJ. Prognostic value of smoking status in non-small-cell lung cancer patients treated with immune checkpoint inhibitors: a meta-analysis[J]. Oncotarget, 2017, 8: 93149–93155.

作者：商琰红，河北大学附属医院肿瘤内科

第3节　侵犯胸壁的非小细胞肺癌手术后复发转移的模式

原文标题：Patterns of Failure After Surgery for Non-Small-cell Lung Cancer Invading the Chest Wall

原文作者：Daniel J. Tandberg1, Chris R. Kelsey, Thomas A. D'Amico, Jeffrey Crawford, Junzo P. Chino, Betty C. Tong, Neal E. Ready, Ato Wright

¹Department of Radiation Oncology, Duke University School of Medicine, Durham, NC

Address for correspondence: Daniel J. Tandberg, MD, Department of Radiation Oncology, Duke University School of Medicine, DUMC Box 3085,Durham, NC 27710. E-mail contact: daniel.tandberg@duke.edu.

刊载信息：Clin Lung Cancer 2017,18(4):e259-e265.

1　引言

对于侵犯胸壁的非小细胞肺癌，外科手术仍然是主要的治疗方法，而术后辅助放疗的作用仍有争论。本研究通过对74例患者的回顾性分析发现，手术切缘阳性和胸壁局部复发的情况很普遍，但是术后辅助放疗并没有显著改善患者的局部控制率和总生存。

2　方法

研究纳入了该中心从1995年—2014年接受外科手术的侵犯胸壁的非小细胞肺癌患者（上沟肿瘤患者被排除在外）。临床结果分析使用Kaplan-Meier法和log-rank检验，采用多因素分析评估临床预后因素。

3　结果

（1）研究共纳入了74例患者，其中肺叶切除术56例（76%），全肺切除术7例（9%），楔形切除术11例（15%）；59例患者接受了包括受累胸壁在内的肿瘤整块切除（80%）；63例患者淋巴结未见转移（81%）；手术切缘阳性10例（14%），其中最常见的是胸壁切缘阳性（7/10）。

（2）21例患者接受术后辅助放疗，28例接受辅助化疗；其中14例患者接受术后辅助放疗+化疗，5例为同步放化疗。

（3）24例患者发生局部复发（定义为手术切缘、同侧肺门和纵隔的复发），其中累及胸壁局部复发的为19例（79%）。患者总体的5年肿瘤局部控制率为60%（95% CI：46%~74%），接受辅助放疗和未接

受辅助放疗的患者肿瘤局部控制率分别为74%和55%（P=0.43）。在R0切除的亚组中，接受辅助放疗和未接受辅助放疗的肿瘤局部控制率差异也无统计学意义（P=0.81）。多因素分析显示，楔形切除术是肿瘤局部复发的危险因素（HR，3.35；95% CI：1.08~10.40），辅助放疗未能降低局部复发风险（HR，0.67；95% CI：0.16~2.75）。

（4）接受辅助放疗和未接受辅助放疗的患者5年生存率分别为38%和34%（P=0.59）。多因素分析显示，未接受新辅助或辅助化疗是患者预后不良的危险因素（HR，2.34）。

4　结论

在侵犯胸壁的非小细胞肺癌中，手术切缘阳性和肿瘤局部复发的风险很高。肿瘤复发的主要方式是胸壁的局部复发，但是术后辅助放疗未能改善肿瘤的局部控制和远期生存。

5　临床实践中的要点

（1）手术切除是侵犯胸壁的非小细胞肺癌的主要治疗方式；术后辅助治疗，尤其是辅助放疗的价值尚未得到肯定。

（2）大多数回顾性研究显示术后辅助放疗并未获得生存优势；然而，这些研究没有全面地分析肿瘤复发方式和辅助放疗对肿瘤局部控制率的影响。

（3）在本组侵犯胸壁的非小细胞肺癌病例中，手术切缘阳性的发生率较高。肿瘤复发的主要方式是局

部复发，最常见的是胸壁的局部复发；然而，远处转移的比例也相当高。

（4）在本研究中，辅助放疗并没有降低肿瘤局部复发的风险；而且，辅助放疗也未能改善患者的总体生存率；但是，围手术期化疗提高了患者的总体生存率。

（5）本研究结果表明，如果没有其他适应证，辅助放疗不适用于手术完全切除的侵犯胸壁的非小细胞肺癌；然而，由于较高的切缘阳性率和局部复发率以及手术的复杂性，建议针对侵犯胸壁的非小细胞肺癌开展多学科新辅助治疗的研究。

总结：黄海涛，苏州大学附属第一医院胸外科

[点 评]

侵犯胸壁的非小细胞肺癌被定义为T3，其患者数约占外科临床患者的5%~10%[1-2]。对于此类潜在可切除的肿瘤，尽管非R0切除的风险比较高，手术仍然是其治疗的基石[2]。对于其中肺上沟瘤的治疗，术前诱导放化疗+手术+术后辅助治疗的模式已经得以确立[3]；但是对于肺上沟瘤以外的侵犯胸壁的非小细胞肺癌，术后辅助放疗的价值仍有争论。

Daniel等[4]聚焦于肺上沟瘤以外的侵犯胸壁的非小细胞肺癌，通过回顾性研究分析了1995年—2014年74例在杜克大学医学院接受手术治疗的侵犯胸壁的非小细胞肺癌患者（排除肺上沟瘤），研究的首要目的是评价术后辅助放疗对于肿瘤局部控制率的影响，次要目的是观察手术后肿瘤复发转移的方式。该组病例中59例患者接受了肿瘤和受累胸壁的整块切除，其余15例为胸膜外切除。术后21例患者接受辅助放疗，28例接受辅助化疗；其中14例患者接受辅助放疗+化疗，5例为同步放化疗。结果显示，24例患者发生局部复发（定义为手术切缘、同侧肺门和纵隔的复发），其中最主要的方式是累及胸壁的局部复发（19例）。接受辅助放疗和未接受辅助放疗的患者肿瘤局部控制率和总生存率的均无显著性差异。多因素分析显示，辅助放疗未能降低局部复发风险，而术前化疗或术后辅助化疗改善了患者的总生存。

该研究着眼于对侵犯胸壁的非小细胞肺癌手术切除后局部复发方式的观察，这与以往的大多数文献着重观察患者的OS和PFS有所不同。研究发现胸壁复发是肿瘤局部复发的主要方式，但辅助放疗不益于控制肿瘤的局部复发，从另一个角度佐证了辅助放疗不适用R0切除的侵犯胸壁的非小细胞肺癌的结论。但是，作为一个小样本的回顾性分析，该研究仍存在一些局限性。首先，在辅助放疗组中胸膜外切除（38%）和切缘阳性（33%）更为常见，而在非放疗组中这一比例分别为18%和6%。一般认为，切缘阳性和胸膜外切除意

味着较高的局部复发率，可能会掩盖辅助放疗在控制局部复发中的作用，从而影响"辅助放疗未能降低局部复发风险"这一结论的可靠性。其次，本研究将局部复发定义为手术切缘、同侧肺门和纵隔的复发，涵盖范围较大，因此患者总体的5年肿瘤局部控制率仅为60%，明显低于其他同类研究的结果，这可能受限于样本量不足的无奈之举。

在一系列的回顾性研究中，侵犯胸壁的非小细胞肺癌患者术后辅助放疗的价值饱受争议[2,5-6]。比较肯定的是，手术切缘阳性和淋巴结转移是影响此类患者预后的主要因素[2,7-8]。1947年Coleman首次报道了连同受累肺和胸壁的整块切除手术治疗侵犯胸壁的非小细胞肺癌[9]，并很快成为此类手术的标准方式；但是，受限于患者的体质条件、肿瘤生长部位和手术复杂程度等因素，胸膜外切除仍然有一定的比例。在临床上，无论是整块切除还是胸膜外切除，手术切缘阳性并不少见。是否达到病理学的完全切除成为了是否进行辅助放疗的重要考量因素。2017年NCCN非小细胞肺癌临床实践指南推荐，对于侵犯胸壁的非小细胞肺癌，T3N0-1和T4N0-1的患者在R0切除后应接受辅助化疗，R1或R2切除后应接受再次手术或者辅助放化疗[3]。

由于缺乏有说服力的临床研究结果，有关术后辅助放疗在侵犯胸壁的非小细胞肺癌治疗中的争论还将继续下去。类似的情况也曾发生在肺上沟瘤的治疗探索中，直到美国和日本的两项临床研究的结论基本确立了新辅助放化疗+手术+辅助化疗的多学科综合治疗[10-11]。2014年一项日本的多中心二期临床研究显示，针对除肺上沟瘤之外的侵犯胸壁的非小细胞肺癌（T3N0或T3N1），术前进行2个疗程的化疗和40 Gy的同步放疗，3~6周后手术可以达到92%的R0切除率和90%的病理学缓解率，2年总生存率和无进展生存率分别达到85%和71%[12]。因此，新辅助治疗有希望成为侵犯胸壁的非小细胞肺癌综合治疗的重要组成部分，这

将有待于进一步的前瞻性多中心临床研究加以验证。

参考文献

[1] Goldstraw P, Chansky K, Crowley J, et al. The iaslc lung cancer staging project: proposals for revision of the TNM stage groupings in the forthcoming (Eighth) edition of the TNM classification for lung cancer. J Thorac Oncol, 2016, 11(1): 39-51.

[2] Facciolo F, Cardillo G, Lopergolo M, et al. Chest wall invasion in non-small cell lung carcinoma: a rationale for en bloc resection. J Thorac Cardiovasc Surg, 2001, 121(4): 649-656.

[3] Ettinger DS, Wood DE, Aisner DL, et al. Non-small Cell Lung Cancer, Version 5. 2017, NCCN Clinical Practice Guidelines in Oncology. J Natl Compr Canc Netw, 2017, 15: 504-535.

[4] Tandberg DJ, Kelsey CR, D'Amico TA, et al. Patterns of Failure After Surgery for Non-Small-cell Lung Cancer Invading the Chest Wall. Clin Lung Cancer, 2017, 18(4): e259-e265.

[5] Downey RJ, Martini N, Rusch VW, et al. Extent of chest wall invasion and survival in patients with lung cancer. Ann Thorac Surg, 1999, 68(1): 188-193.

[6] Magdeleinat P, Alifano M, Benbrahem C, et al. Surgical treatment of lung cancer invading the chest wall: results and prognostic factors. Ann Thorac Surg, 2001, 71(4): 1094-1099.

[7] Voltolini L, Rapicetta C, Luzzi L, et al. Lung cancer with chest wall involvement: predictive factors of long-term survival after surgical resection. Lung Cancer, 2006, 52(3): 359-364.

[8] Lee CY, Byun CS, Lee JG, et al. The prognostic factors of resected non-small cell lung cancer with chest wall invasion. World J Surg Oncol, 2012, 10: 9.

[9] Coleman FP. Primary carcinoma of the lung, with invasion of the ribs: pneumonectomy and simultaneous block resection of the chest wall. Ann Surg, 1947, 126(2): 156-168.

[10] Rusch VW, Giroux DJ, Kraut MJ, et al. Induction chemoradiation and surgical resection for superior sulcus non-small-cell lung carcinomas: long-term results of Southwest Oncology Group Trial 9416 (Intergroup Trial 0160). J Clin Oncol, 2007, 25(3): 313-318.

[11] Kunitoh H, Kato H, Tsuboi M, et al. Phase II trial of preoperative chemoradiotherapy followed by surgical resection in patients with superior sulcus nonsmall-cell lung cancers: report of Japan ClinicalOncology Group trial 9806. J Clin Oncol, 2008, 26: 644-649.

[12] Kawaguchi K, Yokoi K, Niwa H, et al. Trimodality therapy for lung cancer with chest wall invasion: initial results of a phase II study. Ann Thorac Surg, 2014, 98: 1184-1191.

作者：黄海涛，苏州大学附属第一医院胸外科

第4节　肺癌术后长期肺功能变化

原文标题：Long-term pulmonary function after surgery for lung cancer

原文作者：Kobayashi N[1], Kobayashi K[2], Kikuchi S[1], Goto Y[1], Ichimura H[2], Endo K[2], Sato Y[1]

[1]Department of General Thoracic Surgery, Tsukuba University Hospital, Tsukuba, Ibaraki, Japan; [2]Department of General Thoracic Surgery, Hitachi General Hospital, Hitachi, Ibaraki, Japan

刊载信息：Interact Cardiovasc Thorac Surg. 2017,24(5):727-732.

肺癌可以通过肺部手术治疗得以治愈，但创伤性的手术将导致肺组织容积缩小，呼吸肌群损伤等将直接导致术后肺功能的下降。术后近期肺功能的下降是必然的，但远期肺功能的变化如何，影响肺功能状况的因素等目前还不明确。对于肺癌术后远期肺功能改变的状况和影响因素，来自Department of General Thoracic Surgery, Tsukuba University Hospital, Tsukuba, Ibaraki的日本学者Naohiro Kobayashi于2017年在*Interactive CardioVascular and Thoracic Surgery*上发表了题为Long-term pulmonary function after surgery for lung cancer的文章阐述了肺部手术后长期肺功能变化的状况。

1　方法

作者回顾性地调查了2001年—2009年行肺癌手术的患者的病历资料，总共有445例生存期超过五年的患者入组，作者将这些患者分为肺叶切除组，肺段切除组，肺部分切除组，调查了术后随时间变化的肺功能的状况，这些病例中包含了肺泡细胞不典型腺瘤样增生、腺癌、鳞癌和其他肿瘤。

2　结果显示

术后1年的肺活量和FEV1与术前的百分比在肺叶切除组为92.9%±11.1%和91.3%±13.0%、肺段切除组为95.9%±9.0%和93.8%±10.5%和肺部分切除组为97.8%±7.3%和98.1%±8.3%，肺叶切除组中肺功能比肺段切除组和肺部分切除组显著降低。术后5年肺活量和FEV1的情况分别是肺叶切除组90.0%±11.5%和86.2%±11.9%、肺段切除组93.4%±9.8%和91.1%±9.8%和肺部分切除组94.3%±8.8%

和94.0%±8.0%，不同手术方式组从术后1年至术后5年的下降速率未见明显差异。

3　结论

肺切除手术后肺功能均有下降，肺叶切除下降最明显，开胸手术、术后辅助放疗、辅助化疗都明显导致肺功能下降，然而三组患者从术后1~5年的下降速率无明显差异，患者术后肺功能随年龄而下降，与手术方式无关。关于术后远期随年龄肺功能的下降，作者认为是生理性下降，因为在健康人群中随年龄增大，肺的弹性组织缺失、胸壁顺应性下降、呼吸肌肌力下降、表面活性物质的改变、通气血流比例失调等都将导致肺功能下降。在未吸烟的健康人群中，每年的FEV1下降速率是男性19.6 mL/年，女性17.6 mL/年，而在本组研究中肺功能下降的速率是肺叶切除组是25 mL/年，肺段切除组是12.5 mL/年，部分肺叶切除组是22.5 mL/年，其中的差异可能是本组研究中包含着吸烟者。

同时作者也指出本研究中的不足：本研究中入组病例生存时间都超过5年，剔除了死亡或者由于体弱不能行肺功能检测的患者，因此检测到的是健康状况相对好的术后患者；同时手术的选择存在偏倚，肺叶切除是标准的肺癌根治术，适合肺功能良好的患者，而亚肺叶切除术是针对选择过的患者，如外周纯或混合磨玻璃结节，或者身体状况差，或者多发肺肺部结节的患者；由于术后肺灌注显像和心肺试验是在必要时检测，所以无法对此评估；术后是否继续抽烟并没有在病历中记录，故也无法评估。

总结：沈钢，浙江大学医学院附属第二医院胸外科

肺切除术后肺功能的变化需引起更多关注

目前肺癌是发病率与病死率最高的恶性肿瘤，而肺部手术是目前唯一有可能治愈肺癌的治疗措施。而术前肺功能状况影响着手术能否进行以及手术切除范围的选择，术后肺功能状况则是影响患者术后的生活质量的重要因素。术后呼吸功能的变化，影响的因素是非常多的：①术前肺功能基础状况；②影响术前肺功能的各种因素，比如有没有感染、戒烟的时间、肺部疾病（如慢性阻塞性肺疾病）等；③肺切除的范围、手术时间、麻醉方式等；④围手术期的管理，肺部感染、肺不张的发生、镇痛药物的使用；⑤术后肺功能锻炼的情况；⑥术前术后辅助治疗（放疗、化疗）的方式。

众所周知肺实质切除后是不能再生的，因而患者肺切除后肺功能的下降是必然的，特别是肺的储备能力的下降。影响肺功能状况的因素，还包括呼吸肌群状况，特别是开放手术，胸部肌群的离断都将影响肺功能的下降，微创手术改善了这种状况。弥散功能也是肺功能的一部分，随着手术的创伤应激，炎症介质的释放，感染的发生都将影响肺泡细胞表皮活性物质的状态发生改变，进而导致术后早期的肺功能下降，甚至引发呼吸衰竭的发生。故而肺切除手术近期的肺功能下降是必然的。

在术后近期肺功能中，Brocki等[1]研究表明，在肺部手术后（包括开胸以及胸腔镜），术后两周时，肺功能（FVC和FEV1）以及6 min步行试验显著下降，氧饱和度下降，最大吸气和最大呼气压未受影响，而到术后6个月时，肺功能和氧合能力仍然下降，但6 min步行试验已经恢复。因此得出结论，术后近期及远期肺功能是下降的，而呼吸肌力量未出现下降。

不同肺叶之间的占比是不一样的，那么不同部位的肺叶切除是不是对肺功能也有不同的影响？来自Seok Y等[2]通过一项前瞻性研究给我们一些启示，这项研究是在胸腔镜肺叶切除术中进行的，结果显示术后即时肺功能检测行右下肺切除肺功能下降更显著，术后6个月时与上叶切除相比，下叶切除组的FVC%下降明显，但至12个月时已无明显差异，左下肺叶切除后肺功能恢复时间最短，下叶切除比上叶切除更快恢复。

对于肺段切除术是否在肺功能保护上更有优势，存在着很多争议，Kim等[3-4]研究表明，肺段切除在肺功能的保护上更优于肺叶切除，但是在右上肺叶切除或右中肺叶切除中，术后12个月时，两者与肺段的切除无显著差异。这可能与右上肺叶和右中肺叶所占的肺段较少所致。而Suzuki等[5]对早期肺癌患者（p-T1aN0M0）肺段切除（n=37）和肺叶切除（n=33）进行回顾性研究，比较术后6个月肺功能恢复状况，两者之间肺段切除组无明显优势。同时Saito[6]的研究指出，术后6个月后肺段切除组肺功能恢复状况优于肺叶切除组，但是近期内术后1个月，肺段切除的肺功能的损伤比预计的要多，所以围手术期对肺段切除中肺功能下降也是不能忽视的。

肺功能训练可改善术前术后肺功能的状况。本文作者未对此作出评估。Garcia等[7]的Meta分析提示术前的运动训练有利于肺功能的改善，并可以减少术后并发症和住院时间。但是高强度的间歇训练可能是无益的，Licker等[8]的RCT研究表明术前高强度的间歇训练有利于术前有氧运动的提高，但是未减少术后并发症的发生、未改善远期肺功能[9]，只有合适的循序渐进的训练计划才可能适合肺功能的改善。

参考文献

[1] Brocki BC，Westerdahl E，Langer D，et al. Decrease in pulmonary function and oxygenation after lung resection. ERJ

Open Res, 2018, 4. doi: 10.1183/23120541.00055-2017.

[2] Seok Y, Jheon S, Cho S. Serial changes in pulmonary function after video-assisted thoracic surgery lobectomy in lung cancer patients. Thorac Cardiovasc Surg, 2014, 62: 133–139.

[3] Kim SJ, Lee YJ, Park JS, et al. Changes in pulmonary function in lung cancer patients after video-assisted thoracic surgery. Ann Thorac Surg, 2015, 99: 210–217.

[4] Kim SJ, Ahn S, Lee YJ, et al. Factors associated with preserved pulmonary function in non-small-cell lung cancer patients after video-assisted thoracic surgery. Eur J Cardiothorac Surg, 2016, 49: 1084–1090.

[5] Suzuki H, Morimoto J, Mizobuchi T, et al. Does segmentectomy really preserve the pulmonary function better than lobectomy for patients with early-stage lung cancer? Surg Today, 2017, 47: 463–469.

[6] Saito H, Nakagawa T, Ito M, et al. Pulmonary function after lobectomy versus segmentectomy in patients with stage I non-small celllung cancer. World J Surg, 2014, 38: 2025–2031.

[7] Garcia SR, Brage YMI, Moolhuyzen GE, et al. Functional and postoperative outcomes after preoperative exercise training in patients with lungcancer: a systematic review and meta-analysis. Interact Cardiovasc Thorac Surg, 2016, 23: 486–497.

[8] Licker M, Karenovics W, Diaper J, et al. Short-Term Preoperative High-Intensity Interval Training in Patients Awaiting Lung Cancer Surgery: A Randomized Controlled Trial. J Thorac Oncol, 2017, 12: 323–333.

[9] Karenovics W, Licker M, Ellenberger C, et al. Short-term preoperative exercise therapy does not improve long-term outcome after lung cancer surgery: a randomized controlled study. Eur J Cardiothorac Surg, 2017, 52: 47–54.

作者：沈钢，浙江大学医学院附属第二医院胸外科

第5节　早期肺腺癌半定量评估气道播散（STAS）

原文标题：Semi-quantitative Assessment of Tumor Spread Through Air Spaces (STAS) in Early Stage Lung Adenocarcinomas

原文作者：Uruga H[1], Fujii T[2], Fujimori S[3], Kohno T[3], Kishi K[4]

[1]Department of Respiratory Medicine, Respiratory Center, Toranomon Hospital, Tokyo, Japan; Department of Diagnostic Pathology, Toranomon Hospital, Tokyo, Japan; Okinaka Memorial Institute for Medical Research, Tokyo, Japan. Electronic address: uruga.hironori@gmail.com. [2]Department of Diagnostic Pathology, Toranomon Hospital, Tokyo, Japan; Okinaka Memorial Institute for Medical Research, Tokyo, Japan. [3]Department of Thoracic Surgery, Respiratory Center, Toranomon Hospital, Tokyo, Japan. [4]Department of Respiratory Medicine, Respiratory Center, Toranomon Hospital, Tokyo, Japan; Okinaka Memorial Institute for Medical Research, Tokyo, Japan.

刊载信息：J Thorac Oncol 2017,12(7):1046-1051.

手术是早期肺癌的主要治疗方式，但在手术切除的肿瘤直径≤2 cm的肺腺癌患者中，即使没有胸膜侵犯或转移，也有约20%的患者出现肿瘤复发，有报道称肿瘤气道播散（spread through air space，STAS）作为一种肿瘤的侵袭方式具有不良预后，但少量的STAS的意义并不清楚，日本的学者Uruga等在JTO发表了关于STAS的研究，该研究通过半定量方式进行评估少量STAS的意义。

作者选取了2003年—2009年在其医学中心行手术治疗的肿瘤直径≤2 cm的 I 期肺腺癌患者，通过半定量的方式进行STAS的评估，在20倍物镜和10倍目镜下观察无STAS、低STAS（1~4个单个肿瘤细胞或成簇的STAS）、高STAS（≥5个单个肿瘤细胞或成簇的STAS）。统计分析临床病理参数对STAS的影响，并阐明STA和患者生存率之间的关系。

结果显示

在208例患者中，109例（52.4%）无STAS，38例（18.3%）有低STAS，61例（29.3%）有高STAS。在高STAS中与以下因素有显著相关性：实性为主的浸润性腺癌（$P<0.001$），胸膜侵犯（$P<0.001$），淋巴侵犯（$P<0.001$），血管侵犯（$P<0.001$），肿瘤大小≥10 mm（$P=0.037$）。在单变量分析中，STAS升高与RFS缩短呈相关性，（无STAS中RFS为154.2个月，低STAS中RFS为147.6个月。高STAS中RFS为115.6个月），在多变量Cox比例风险模型中，只有STAS（$P=0.015$）是RFS显著的预测因子。

作者发现大概有1/3切除的小肺腺癌中为高STAS，而高STAS提示着较差的RFS。同时作者也指出该研究的局限之处：首先，它是回顾性的单中心的研究；第二，肿瘤的分子突变状态未知，而STAS与已被报道与EGFR突变率较低有关，但BRAF突变率较高。因而将来需要进一步研究STAS分子相关性。

总结：沈钢，浙江大学医学院附属第二医院胸外科

[点 评]

气道内播散：一个半定量预后影响的评估

原文标题：Spread through air spaces (STAS): prognostic impact of a semi-quantitative assessment

原文作者：Arne Warth[1,2]

[1]Institute of Pathology, Heidelberg University, Heidelberg, Germany; [2]Translational Lung Research Centre Heidelberg, Member of the German Centre for Lung Research, Im Neuenheimer Feld 224, D-69120 Heidelberg, Germany

Correspondence to: Arne Warth. Translational Lung Research Centre Heidelberg, Member of the German Centre for Lung Research, Im Neuenheimer Feld 224, D-69120 Heidelberg, Germany. Email: arne.warth@med.uni-heidelberg.de.

Provenance: This is an invited Editorial commissioned by Section Editor Dr. Gang Shen, MMSC (The Second Affiliated Hospital Zhejiang University School of Medicine, Hangzhou, China).

Comment on: Uruga H, Fujii T, Fujimori S, et al. Semiquantitative Assessment of Tumor Spread through Air Spaces (STAS) in Early-Stage Lung Adenocarcinomas. J Thorac Oncol 2017;12:1046-1051.

刊载信息：J Thorac Dis 2017,9(7):1792-1795. doi: 10.21037/jtd.2017.06.53

View this article at: http://dx.doi.org/10.21037/jtd.2017.06.53

在美国和德国的2个独立队列研究结果确认后[1-2]，世界卫生组织于2015年将STAS这个概念引入到肺腺癌中[3]，随后这个概念得到认同并广泛应用。Uruga等[4]认为：气道内播散作为一个半定量预后影响的评估，可以为患者提供额外的预后评估信息。

根据2015 WHO分类，STAS被定义为"在气道内的超越肿瘤边界的肿瘤细胞微集群，小团巢，或单细胞现象"。除了现有的侵袭标准（非贴壁生长型的组织亚型、肿瘤细胞侵犯纤维间质、血管或胸膜侵犯）外，STAS被定义为肺腺癌侵袭的第四种类型。

早期的研究报告表明，从肺腺癌和结肠肿瘤中转移和散落在气道内的细胞微集群现象是患者不良预后的特征[5-7]。2013年Onozato等[8]描述的肿瘤细胞团以及它们的不良预后，形态学特征与STAS密切相关。三维重建显示肿瘤细胞团在不同水平与肿瘤主病灶密切相关[9]，并且它与无复发生存率呈负相关[8]。

STAS的概念最初是由两个研究同时提出的[1-2]。在411例Ⅰ期肺腺癌中，STAS是一种常见现象，常被发现于靠近肿瘤边缘的第一个肺泡内，偶尔可以被发现距离50多个肺泡外的肺泡内。STAS与淋巴管浸润、高级别病理组织分型显著相关[1]。随后有研究证实STAS与淋巴管浸润相关[10]。在一个569例肺腺癌的研究中证实[2]，STAS与男性、淋巴结、远处转移、肿瘤分期和高级别病理组织分型显著相关，并且进一步证实STAS与KRAS和BRAF基因突变相关。最近的关于318例Ⅰ期肺腺癌中的另一项研究证实了这些相关性[11]，作者发现STAS与男性、CEA中位水平、吸烟状况、中位的最大SUV值、CT影像表现为实性结节为主、病理分期、EGFR野生型、淋巴管浸润、胸膜转移有相关性。在Uruga等关于208例Ⅰ期肺癌研究中，STAS进行了半定量分析，结果发现：STAS与肺腺癌实性成分、胸膜浸润、淋巴管浸润、血管侵犯、肿瘤大小≥10 mm有相关性。在本研究中，随机分为低STAS（1~4个单细胞或群）和高STAS（≥5个单细胞或细胞簇）。大约52.4%

的患者没有STAS，18.3%有低STAS，29.3%有高STAS。为了评估所有被筛选的肿瘤边缘，在选定的1~3视野内分析最突出的STAS。

通过分析445例Ⅰ~Ⅲ期肺鳞状细胞癌，Lu等[12]第一次发现，STAS是不限于肺腺癌，同时对于鳞状细胞肺癌也有着重要预后价值。

值得注意的是，第一个关于STAS的研究发现[1]：不同的存活率取决于手术切除方法。在肺叶切除术组STAS与复发率没有显著相关，在局部切除手术组，STAS与局部复发有相关性，这表明这一新特性的潜在的临床病理影响。第二个验证研究[2]，STAS对于患者的总体生存和无病生存是一个重要的预后因子，与STAS程度无关。此外，多变量分析表明STAS是一个负性的预后因子，但与分期相关。虽然亚组分析数目很小，但这项研究首次证明了一点：STAS的存在为优势病理类型的预后提供了重要信息，随后的研究在乳头状亚型的研究中得到进一步证实[13]。微乳头亚型肺腺癌的回顾性研究证实了STAS的预后价值，该研究主要分析微细胞团对肺癌的预后价值[10]。它与无复发生存和病死率有相关性。更有趣的是，作者研究表明：与缺乏微乳头成分和STAS相比，微乳头成分与STAS并存与不同T分期有关。在进一步的研究证实[11]，多变量分析STAS对总生存率和无复发生存率是一个独立预后评估因子。在有541例患者（544例肺腺癌）的研究中发现，与那些没有STAS相比，肿瘤≤3 cm伴STAS的患者存在更差的无复发生存率与总生存率。ⅠA期患者和ⅠB期肺腺癌的研究中得到类似的研究结果。多因素分析显示，对于3 cm或更小的肺腺癌患者，STAS是一个独立的预后因子。肺腺癌患者中>2~3 cm，STAS仍是预后因子。此外，那些>2~3 cm的有STAS的患者，与ⅠB期肺腺癌患者有着类似的不良预后[14]。

根据Uruga等的半定量分析STAS的方法，单变量分析表明肿瘤附近的高STAS与更短的无复发生存之间有相关性。在多变量分析中，STAS仍是生存的一个重要的预测因子。这个复发率在无STAS中是2%，低STAS中是5%和高STAS中是21%。尽管在肺腺癌或肺鳞状细胞癌中STAS距离肿瘤的距离似乎并不是重要参数[2,12,14]，但是STAS量对预后有重要意义。需要进一步的研究来定量分析，进一步精确测量，以界定临床上有意义的临界值。

在肺鳞癌中，远处和局部复发的发生率以及肺癌特异性病死率，在有STAS患者中明显比没有STAS患者高；多元分析中是类似结果。正如肺腺癌中报道[2]，STAS程度与预后无相关性[12]。2016来自日本学者的研究表明[15]，STAS在鳞癌中具有预后评估价值。萌芽、细胞巢尺寸在SCC中都被确定为预后相关的形态参数[16-19]。STAS似乎是另一个形态特征，有利于进行SCC的预后分级；不久的将来有望建立更具临床意义的分级系统。

有趣的一点是，有研究首次指出STAS可能是T分期升级的一个推动因素，以便提高早期肺腺癌的预后精确性。Eguchi等指出[20]：在≤2 cm肺腺癌的患者中，5年累积复发率和累积肺癌病死率是可以根据STAS划分的。一个>2 000例早期肺腺癌的多中心队列研究结果进一步证实这个观点。同时在各自的列线图中，STAS和实性或微乳头状亚型是优化患者分层分级的重要参数[21]。

尽管有着不同的定义，目前对STAS所有研究证明这种新的形态学特征具有很高的预测价值。因此，STAS应纳入病理报告。然而，STAS是一种体内效应或是一种假象，这还值得商榷[22]。为了更好地区分漂浮组织碎片和STAS组织，建议只考虑肿瘤细胞作为STAS，因为它们在气道内从肿瘤边缘以连续的方式表现为分离的细胞簇，以及它们外周形态分布与肿瘤总体结构一致。随意分布的锋利锯齿状边缘的肿瘤组织碎片不是真正的STAS组织[12]。因此，进一步研究能更明确区分漂浮组织碎片和STAS组织是必要的，同时可以进一步评估两者的预后价值。另一个悬而未决的问题是STAS是否可以在冰冻病理切片中检测到，冰冻病理是唯一的直接选择手术方式的，因为STAS在冰冻切片中不明显。到现在为止，在这方面只有极少数据。Kameda等报道，STAS可以在冰冻切片中发现，该研究指出这种敏感性、特异性和准确性分别为71%、92.4%和80%。显然，这些结果必须得到进一步的验证[23]。

总之，STAS与肺鳞癌、肺腺癌的多种病理和侵袭特征相关，它是重要的预后评估指标，它与肿瘤分期和ADC病理亚型无关。Uruga等的研究表明：一个STAS的半定量评估结果可以为患者提供更多额外的预后信息，这应在随后进一步验证和扩展。

参考文献

[1] Kadota K, Nitadori J, Sima CS, et al. Tumor Spread through Air Spaces is an Important Pattern of Invasion and Impacts the

Frequency and Location of Recurrences after Limited Resection for Small Stage I Lung Adenocarcinomas. J Thorac Oncol, 2015, 10: 806–814.

[2] Warth A, Muley T, Kossakowski CA, et al. Prognostic Impact of Intra-alveolar Tumor Spread in Pulmonary Adenocarcinoma. Am J Surg Pathol, 2015, 39: 793–801.

[3] Warth A, Beasley MB, Mino-Kenudson M. Breaking New Ground: The Evolving Concept of Spread through Air Spaces (STAS). J Thorac Oncol, 2017, 12: 176–178.

[4] Uruga H, Fujii T, Fujimori S, et al. Semiquantitative Assessment of Tumor Spread through Air Spaces (STAS) in Early-Stage Lung Adenocarcinomas. J Thorac Oncol, 2017, 12: 1046–1051.

[5] Clayton F. Bronchioloalveolar carcinomas. Cell types, patterns of growth, and prognostic corre-lates. Cancer, 1986, 57: 1555–1564.

[6] Shiono S, Ishii G, Nagai K, et al. Predictive factors for local recurrence of resected colorectal lung metastases. Ann Thorac Surg, 2005, 80: 1040–1045.

[7] Shiono S, Ishii G, Nagai K, et al. Histopathologic prognostic factors in resected colorectal lung metastases. Ann Thorac Surg, 2005, 79: 278–282; discussion 283.

[8] Onozato ML, Kovach AE, Yeap BY, et al. Tumor islands in resected early-stage lung adenocarci-nomas are associated with unique clinicopathologic and molecular characteristics and worse prognosis. Am J Surg Pathol, 2013, 37: 287–294.

[9] Onozato ML, Klepeis VE, Yagi Y, et al. A role of three-dimensional (3D)-reconstruction in the classification of lung adenocarcinoma. Anal Cell Pathol (Amst), 2012, 35: 79–84.

[10] Morimoto J, Nakajima T, Suzuki H, et al. Impact of freetumor clusters on prognosis after resec-tion of pulmonary adenocarcinoma. J Thorac Cardiovasc Surg, 2016, 152: 64–72.e1.

[11] Shiono S, Yanagawa N. Spread through air spaces is a predictive factor of recurrence and a prognostic factor in stage I lung adenocarcinoma. Interact Cardiovasc Thorac Surg, 2016, 23: 567–572.

[12] Lu S, Tan KS, Kadota K, et al. Spread Through Air Spaces(STAS) is an Independent Predictor of Recurrence and Lung Cancer Specific Death in Squamous Cell Carcinoma. J Thorac Oncol, 2017, 12: 223–234.

[13] Warth A, Muley T, Harms A, et al. Clinical Relevance of Different Papillary Growth Patterns of Pulmonary Adenocarcinoma. Am J Surg Pathol, 2016, 40: 818–826.

[14] Dai C, Xie H, Su H, et al. Tumor Spread through Air Spaces Affects the Recurrence and Overall Survival in Patients with Lung Adenocarcinoma >2 to 3 cm. J Thorac Oncol, 2017, 12: 1052–1060.

[15] Kadota K, Kushida Y, Katsuki N, et al. Tumor Spread Through Air Spaces Is an Independent Pre-dictor of Recurrence-free Survival in Patients With Resected Lung Squamous Cell Carcinoma. Am J Surg Pathol, 2017, 41: 1077–1086.

[16] Weichert W, Kossakowski C, Harms A, et al. Proposal of a prognostically relevant grading scheme for pulmonary squamous cell carcinoma. Eur Respir J, 2016, 47: 938–946.

[17] Zhao Y, Shen H, Qiu C, et al. Invasion Types Are Associated With Poor Prognosis in Lung Squa-mousCarcinoma Patients. Medicine (Baltimore), 2015, 94: e1634.

[18] Kadota K, Nitadori J, Woo KM, et al. Comprehensive pathological analyses in lung squamous cell carcinoma: single cell invasion, nuclear diameter, and tumor budding are independent prognostic factors for worse outcomes. J Thorac Oncol, 2014, 9: 1126–1139.

[19] Masuda R, Kijima H, Imamura N, et al. Tumor budding is a significant indicator of a poor prog-nosis in lung squamous cell carcinoma patients. Mol Med Rep, 2012, 6: 937–943.

[20] Eguchi T, Kameda K, Lu S, et al. OA07.06 In Early-Stage Lung Adenocarcinomas, Survival by Tu-mor Size (T) is Further Stratified by Tumor Spread through Air Spaces. J Thoracic Oncol, 2017, 12: S270–S271.

[21] Bains S, Eguchi T, Warth A, et al. PUB016 A multi-national cohort validation of proce-dure-specific nomograms to predict recurrence for small lung adenocarcinomas. J Thoracic Oncol, 2017, 12: S1455–S1456.

[22] Warth A. Spread Through Air Spaces (STAS): A Comprehensive Update. Transl Lung Cancer Res, 2017, 6: 501–507.

[23] Kameda K, Lu S, Eguchi T, et al. MA12.05 Can Tumor Spread through Air Spaces (STAS) in Lung Adenocarcinomas Be Predicted Pre- and Intraoperatively? J Thoracic Oncol, 2017, 12: S411–S412.

译者：沈钢、余梓浦，浙江大学医学院附属第二医院胸外科

第10章　肺部淋巴结与肺癌

第1节　肺叶切除术中系统性淋巴结清扫与纵隔淋巴结采样的比较研究：文献综述并Meta分析

原文标题：Systematic lymphadenectomy versus sampling of ipsilateral mediastinal lymph-nodes during lobectomy for non-small-cell lung cancer: a systematic review of randomized trials and a meta-analysis

原文作者：Sahar Mokhles[a], Fergus Macbeth[b], Tom Treasure[c]*, Riad N. Younes[d], Robert C. Rintoul[e], Francesca Fiorentino[f], Ad J.J.C. Bogers[a] and Johanna J. M. Takkenberg[a]

[a]Department of Cardio-thoracic surgery, Erasmus University Medical Center, Rotterdam, The Netherlands; [b]Wales Cancer Trials Unit, Cardiff University, Cardiff, UK; [c]Clinical Operational Research Unit, University College London, London, UK; [d]Hospital Alemao Oswaldo Cruz, Sao Paulo, Brazil; [e]Department of Thoracic Oncology, Papworth Hospital, Cambridge, UK; [f]Imperial College Trials Unit & Division of Surgery, Imperial College London, London, UK.

*Corresponding author: Clinical Operational Research Unit UCL, 4 Taviton Street, WC1H 0BT London, UK.

刊载信息：Eur J Cardiothorac Surg 2017,51(6):1149-1156.

1　研究背景与目的

关于肺癌根治术中N2淋巴结清扫程度的问题一直存在较大的争议，比较有代表性的两派观点分别是系统性淋巴结清扫（mediastinal lymph node dissection，MLND）与纵隔淋巴结采样（mediastinal lymph nodes sampling，MLNS）。支持MLND的主要依据是"三个有利于"：有利于准确的N分期，有利于指导术后化疗，有利于术后患者长期生存。然而，随着医学影像学技术的进步和一些术前微创活检技术的开展，MLND对于分期到底还有多大的意义有待商榷。2014年发表的4篇RCT研究较为全面地比较了两种方法，发现在围手术期并发症和病死率方面，两者并没有显著性差异。本文检索了Ovid，Embase，the Cochrane library和Web of Science等几大数据库中关于MLND和MLNS的随机性研究，尝试重新评价两种方法在NSCLC淋巴结清扫中的应用价值。

2　方法

检索了各大数据库中关于系统性淋巴结清扫与纵隔淋巴结采样的随机性研究，对研究方案中随机方案的设计和偏倚进行重新分析，提取出关于早期病死率、围手术期并发症、总体生存率、局部复发率和远期转移率等方面的数据。

3　结果

检索出1989年—2007年的5篇随机性研究（共计

1 980例），其中3篇文章的出发点均是倾向于系统性清扫。术后长期生存率方面，MLND优于MLNS（Hazard Ratio 0.78；95% CI：0.69~0.89）；围手术期病死率两组没有显著性差异；围术期并发症方面MLND发生出血、乳糜胸、喉返神经损伤等的概率高于MLNS，但差异不具有统计学意义。这些研究在设计方面存在高度选择性偏倚和缺少意向性分析的问题。

4　结论

目前文献中关于MLND和MLNS的几篇随机性研究均存在高度选择性偏倚和缺少意向性分析，在此基础上得出的结论值得商榷。今后，设计合理的随机多中心前瞻性研究是回答关于MLND和MLNS优劣问题的有力依据。

总结：张敏，重庆医科大学附属第一医院胸外科

[点 评]

系统性淋巴结清扫与纵隔淋巴结采样：我们有答案了吗？

原文标题：Complete mediastinal lymph node dissection versus systematic lymph node sampling in surgical treatment of non-small cell lung cancer: do we have the answer?

原文作者：Yuzhao Wang, Gail E. Darling

Correspondence to: Gail E. Darling, MD, FRCSC. Division of Thoracic Surgery, Department of Surgery, Toronto General Hospital, University Health Network, University of Toronto, 200 Elizabeth St, 9N-955, Toronto, Ontario M5G 2C4, Canada. Email: gail.darling@uhn.ca.

Provenance: This is an invited Editorial commissioned by Section Editor Dr. Min Zhang (Department of Thoracic Oncology, The First Affiliated Hospital of Chongqing Medical University, Chongqing, China).

Comment on: Mokhles S, Macbeth F, Treasure T, et al. Systematic lymphadenectomy versus sampling of ipsilateral mediastinal lymph-nodes during lobectomy for non-small-cell lung cancer: a systematic review of randomized trials and a meta-analysis. Eur J Cardiothorac Surg 2017;51:1149-56.

刊载信息：J Thorac Dis 2017,9(11):4169-4170. doi: 10.21037/jtd.2017.10.39

View this article at: http://dx.doi.org/10.21037/jtd.2017.10.39

　　肺癌切除术后纵隔淋巴结清扫的标准问题已争论多时。支持系统性淋巴结清扫的学者认为可以实现更准确的N分期从而对预后更有利，另一部分学者则认为纵隔淋巴结采样已经足以给出准确的N分期，是否行系统性淋巴结清扫与预后并没有关系。Mokhles[1]综合分析了过去20年里发表的5篇随机性研究，尽管这些研究的结论认为系统性清扫可以提高术后生存率，Mokhles却认为由于研究设计方面存在高度选择性偏倚和缺少意向性分析等原因，在此基础上得出的结论值得商榷。

　　众所周知，准确的N分期对于指导后续治疗和判断预后具有重要的意义。对于术前临床考虑淋巴结阴性的患者，系统性淋巴结清扫较之纵隔淋巴结采样是否具有更高的N2阳性率，从而更有利于准确的N分期呢？答案是肯定的：ACOSOG Z0030研究[2]发现，在采样认为N0的患者中，进一步的系统性清扫发现了4%（21/525）的隐匿性N2转移。尽管这一比例很低，但有两个问题值得关注。首先，Z0030临床试验入组的

患者均为T1或T2的患者，因此该结论尚不能被推广到更高的T分期的患者，而理论上T分期较高的患者往往是N2，此时采样的纵隔淋巴结阳性率已经比较高，系统性清扫在准确分期方面可能并没有明显优势；其次，受当时研究条件的限制，上述5篇研究都没有应用PET-CT，即便是Z0030研究也是从后半期才开始引入；纵隔镜和超声支气管镜（endobronchial ultrasound，EBUS）、超声内镜（Endoscopic Ultrasonography，EUS）的应用则更有限。基于上述原因，当年的这些研究术前分期准确性较低，对术中纵隔淋巴结清扫的依赖程度相对较高。Z0030研究对纵隔淋巴结采样的要求做出了严格的规定，即右侧必须采样第2、4、7、10 R组，左侧必须采样第5、6、7、10 L组，采样冰冻结果出来后再进行随机分组。研究结论认为对于T1或T2的患者，系统性淋巴结清扫和纵隔淋巴结采样在N分期准确性方面并没有显著性差异。

　　关于系统性淋巴结清扫是否能够改善患者预后的

争议也较多，前述5篇研究中有2篇支持此观点，另外3篇反对。这种差别可能跟这些临床研究的入组患者处在疾病不同的阶段、病程存在较大的异质性有关。系统性淋巴结清扫对患者预后的改善，到底是淋巴结清扫本身带来的效果，还是后续治疗的获益尚不明确。

ACOSOG Z0030是目前唯一一个多中心的研究，有严格的随机筛选条件，入组患者均为T1或T2、淋巴结系统采样证实为N0的患者[2]。研究结论认为系统性淋巴结清扫较之纵隔淋巴结采样并不能显著改善患者的预后。值得注意的是，这项研究的结论不应被误读为T1或T2的患者不需要行系统性清扫。只有经过严格采样（如纵隔镜、EBUS、EUS）证实纵隔淋巴结阴性的患者，方可省略系统性清扫这一步骤。如果没有条件完成这些有创纵隔分期（invasive mediastinal staging，IMS）检查，系统性淋巴结清扫仍然是有必要的。

尽管这些研究做得都非常得出色，但距离得出一个确定性的、具有最终说服力的答案还有一定距离。今后的RCT研究方向应该是序贯性的结合PET-CT与有创纵隔分期检查，为每一位患者提供个性化的治疗方案。目前尚在进行阶段的Japanese Clinical Oncology Group trial（JCOG 1413）就是以术前PET-CT为基础，将Ⅰ和Ⅱ期的患者随机分为系统性淋巴结清扫组和纵隔淋巴结采样组，可能会为我们得出一个比较有说服力的答案[3]。在答案揭晓以前，我们仍倾向于系统性淋巴结清扫可以实现更准确的N分期并指导术后治疗的观点，尽管Z0030研究倾向于T1和T2的患者只行纵隔淋巴结采样。

IMS包括纵隔镜、超声支气管镜引导下经支气管针吸活检术（endobronchial ultrasound transbronchial needle aspiration，EBUS-TBNA）和EUS等检查手段，指南推荐其应用于除周围型T1以外的非小细胞肺癌[4]。IMS在实际临床工作中的使用率仍不尽人意[5]，也正因为如此，系统性淋巴结清扫在当前看来仍是有必要的。

参考文献

[1] Mokhles S, Macbeth F, Treasure T, et al. Systematic lymphadenectomy versus sampling of ipsilateral mediastinal lymph-nodes during lobectomy for non-small-cell lung cancer: a systematic review of randomized trials and a meta-analysis. Eur J Cardiothorac Surg, 2017, 51: 1149–1156.

[2] Darling GE, Allen MS, Decker PA, et al. Randomized trial of mediastinal lymph node sampling versus complete lymphadenectomy during pulmonary resection in the patient with N0 or N1 (less than hilar) non-small cell carcinoma: results of the American College of Surgery Oncology Group Z0030 Trial. J Thorac Cardiovasc Surg, 2011, 141: 662–670.

[3] A randomized phase III trial of lobe-specific vs. systematic nodal dissection for clinical stage I-II non-small cell lung cancer (Japan Clinical Oncology Group 1413). Available online: https://upload.umin.ac.jp/cgi-open-bin/ctr/ctr_view.cgi?recptno=R000028940

[4] Darling G, Dickie J, Malthaner R, et al. Invasive Mediastinal Staging of Non-Small Cell Lung Cancer. Cancer Care Ontario Program in Evidence Based Care #17-6. 2010. Available online: http://www.cancercare.on.ca/toolbox/ qualityguidelines/clin-program/surgery-ebs/

[5] Bendzsak A, Waddell TK, Yasufuku K, et al. Invasive mediastinal staging guideline concordance. Ann Thorac Surg 2017, 103: 1736–1741.

译者：张敏，重庆医科大学附属第一医院胸外科

第2节　应用近红外线前哨淋巴结成像在非小细胞肺癌的远期疗效

原文标题：Long-term outcomes after near-infrared sentinel lymph node mapping in non-small cell lung cancer

原文作者：Christopher S. Digesu[1], Krista J. Hachey, Denis M. Gilmore, Onkar V. Khullar, Hisashi Tsukada, Brian Whang, Lucian R. Chirieac, Robert F. Padera, Michael T. Jaklitsch, Yolonda L. Colson

Division of Thoracic Surgery, Brigham and Women's Hospital, Boston, Mass

刊载信息：J Thorac Cardiovasc Surg 2017, 1-12.

1　研究背景

前期工作证实了术中应用微创近红外线（near-infrared，NIR）成像肺癌前哨淋巴结（sentinel lymph node，SLN）的安全性和可行性。应用合适剂量的ICG染色，经胸膜肿瘤旁注射ICG后100%患者NIR可识别出SLN，经支气管ICG注射后80%患者NIR可以识别出SLN，随后所有患者均进行MLNS，患者SLN与总淋巴结状态相一致。本研究在前期工作的基础上，探讨Ⅰ期试验中应用NIR指导SLN成像的NSCLC患者远期复发率和生存率。

2　研究方法

回顾性分析前期2个前瞻性Ⅰ期试验入组的NIR指导SLN成像NSCLC患者，包括吲哚菁绿剂量递增试验。全部患者均进行NIR，随后进行多站MLNS和病理学评估，根据是否识别出SLN并成像，分成SLN组和non-SLN组，比较SLN组与non-SLN组之间的DFS和OS。

3　研究结果

评估接受术中肿瘤旁注射ICG、NIR成像和MLNS的42例NSCLC患者的SLN识别及复发情况、DFS、OS。NIR+SLNs在23例患者中被识别出（SLN组），19例患者中SLNs未识别出（non-SLN组），这些患者均是在ICG剂量和SLN成像优化之前入组的。中位随访时间为44.5个月。NIR+SLNs病理诊断在全部23例患者中与总淋巴结转移状况相一致。SLN组的16例pN0患者没有出现复发，而non-SLN组的15例pN0患者中4例出现淋巴结或远处复发。比较SLN组与non-SLN组的pN0患者，5年OS分别为100% *vs.* 70.0%（*P*=0.036）。在11例pN+患者中，7例为SLN组，pN+SLN患者超过40%出现转移。

4　研究结论

pN0 SLN患者具有更好的DFS和OS。初步研究表明NSCLC患者应用NIR指导SLN成像，pN0 SLN能更真实地反映N0状态。更大规模的临床研究正在进行，以进一步验证这一发现。

总结：薛志强，中国人民解放军总医院胸外科

[点 评]

应用近红外线前哨淋巴结成像在非小细胞肺癌的临床意义

肺癌是头号肿瘤杀手,即使早期肺癌仍有30%左右可能复发,其5年生存率为60%~80%[1-2]。肺癌预后与局部和区域淋巴结转移密切相关,即使出现隐匿性微转移病灶,生存率也会显著下降[3-4]。淋巴引流通路的多样性和外科医生淋巴结清扫的差异性,是NSCLC淋巴结分期不准确的主要原因。淋巴结分期不准确常常是分期偏低和异常淋巴结残留。另一方面,广泛纵隔淋巴结清扫可能会导致病理阴性淋巴结(pN0)的不必要切除。

SLN是原发肿瘤引流区域淋巴结中的特殊淋巴结,是原发肿瘤发生淋巴结转移必经的第一站淋巴结。由于肺癌淋巴转移的机制仍不完全清楚,对原发肿瘤与SLN之间关系的认识也在不断深入和发展。目前已证实NSCLC患者的SLNs能够被识别,从而可以进一步研究原发肿瘤最先转移肿瘤细胞的基因表达特点、肿瘤生长和转移相关关键基因的突变状态[5]。SLN内转移病灶的基因特征对于寻找肺癌早期转移的特异性突变、生物标志物以及原发肿瘤的生物学特征很有意义。应用ICG术中NIR是一项新的技术,已被应用于胸外科领域。NIR可应用在前哨淋巴结成像、微创肺手术肿瘤定位、肺段切除手术中段间平面识别等[6-8]。尽管目前SLN成像有多种技术方法,ICG注射仍是最有前景和吸引力的技术,因为ICG可以避免放射性暴露、信号/背景比较高、能够在微创手术时即时将图像整合到NIR屏幕[6-7]。SLN技术能够帮助发现隐匿异常淋巴结,术后给以必要的辅助化疗,提高远期疗效。

既往研究重点关注的是技术细节、方法和LSN识别范围,没有研究识别出的SLNs是否能够预测早期NSCLC的OS和DFS。该研究首次回顾性分析了NIR指导下SLN成像NSCLC患者的远期预后,结果显示病理阴性SLN患者比MLNS的pN0患者具有较低的复发率、更

好的OS和PFS。这一研究也初步表明应用目标SLN图谱比标准MLNS有利于识别真正的pN0患者。如果下一步的前瞻性多中心研究支持病理阴性SLN能反映全部淋巴结为pN0,未来小病灶患者就可以避免不必要的过度淋巴结清扫。相反,SLN中发现转移性病灶则表明肿瘤更具侵袭性,从而改变策略行新辅助治疗或行根治性淋巴结清扫。如果术中病理前哨淋巴结为阳性,建议选择标准的肺叶切除术,而不是亚肺叶切除。但是这一研究也存在不足,如样本量较小、随访期相对较短、亚肺叶切除比例偏高、女性和吸烟者占优势,而且SLN组与non-SLN组之间的患者不是随机分组。下一步需要开展应用NIR指导SLN图谱治疗早期肺癌的多中心临床研究,验证SLN图谱的准确性和可重复性;开展肿瘤特异性SLN的分子标记和生化分析,更好地理解肿瘤-淋巴结的关系并能早期阻断淋巴结转移。

参考文献

[1] Su S, Scott WJ, Allen MS, et al. Patterns of survival and recurrence after surgical treatment of early stage non-small cell lung carcinoma in the ACOSOG Z0030 trial. J Thorac Cardiovasc Surg, 2014, 147: 747–752; Discussion 752–753.

[2] Lee PC, Nasar A, Port JL, et al. Long-term survival after lobectomy for non-small cell lung cancer by video-assisted thoracic surgery versus thoracotomy. Ann Thorac Surg, 2013, 96: 951–960; discussion 960–961.

[3] Martin LW, DCunha J, Wang X, et al. Detection of Occult Micrometastases in Patients With Clinical Stage I Non-Small-Cell Lung Cancer: A Prospective Analysis of Mature Results of CALGB 9761 (Alliance). J Clin Oncol, 2016, 34: 1484–1491.

[4] He Z, Xia Y, Tang S, et al. Detection of occult tumor cells in regional lymph nodes is associated with poor survival in Pn0 non-small cell lung cancer: a meta-analysis. J Thorac Dis, 2016, 8: 375–385.

［5］ MonacoSE，Nikiforava MN，Cieply K，et al. A comparison of EGFR and Kras status in primary lung carcinoma and matched metastases. Hum Pathol，2010，41：94–102.

［6］ Gilmore DM，Khulla OV，Jaklitsch MT，et al. Identification of metastatic nodal disease in a phase I dose escalation trial of intraoperative sentinel lymph node mapping in non-small cell lung cancer using near-infraed imaing. J Thorac Cardiovasc Surg，2013，146：562–570.

［7］ Hachey KJ，Digesu CS，Armstrong KW，et al. A novel technique for tumor localization and targeted lymphatic mapping in early stage lung cancer. J Thorac Cardiovasc Surg，2017，154：1110–1118.

［8］ Keating J，Newton A，Venegas O，et al. Near-infrared intra-operative molecular imaging can locate metastases to the lung. Ann Thorac Surg，2017，103：390–398.

作者：薛志强，中国人民解放军总医院胸外科

第3节　手术切除范围和淋巴结评估在临床I期鳞屑样生长型腺癌中的意义：1991例病例分析

原文标题：The role of extent of surgical resection and lymph node assessment for clinical stage I pulmonary lepidic adenocarcinoma: An analysis of 1,991 patients

原文作者：Cox ML[1], Yang CJ, Speicher PJ, et al.

[1]Department of Surgery, Duke University Medical Center, Durham, North Carolina

Correspondence: Mark F. Berry, MD 300 Pasteur Drive, Falk Cardiovascular Research Institute ,Stanford, CA 94305

刊载信息：J Thorac Oncol 2017,12(4):689-696.

　　肺腺癌新分类对于临床具有更好的指导意义。新分类中的鳞屑样生长型（贴壁生长型）腺癌是一种组织学分化程度高，沿着完整的肺泡壁非侵袭性生长的肿瘤，之前被称之为细支气管肺泡癌（bronchioloalveolar carcinoma，BAC）。该类型包括两种：原位腺癌（adenocarcinoma in situ，AIS），被定义为局限性，肿瘤细胞沿肺泡壁呈鳞屑样生长，无间质、血管或胸膜浸润的小腺癌（≤3 cm）；微浸润腺癌（minimally invasive adenocarcinoma，MIA），被定义为孤立性、以鳞屑样生长方式为主且浸润灶≤5 mm的小腺癌（≤3 cm）。在美国SEER数据库中，鳞屑样生长型肺腺癌所占比例不到4%。鳞屑样生长型肺腺癌影像学特点表现为GGO，相对于其他类型的肺腺癌预后较好，手术切除后疾病特异性生存率接近100%。通常情况下，解剖性切除加系统性淋巴结清扫是早期肺癌的标准治疗方式，但对于纯GGO及MIA的病灶，亚肺叶切除是否与肺叶切除有同等效果，尚无定论。

　　为此，来自斯坦福大学医学中心胸外科Mark F. Berry教授等回顾分析了美国NCDB中经手术治疗的鳞屑样生长型肺腺癌病例资料，对于临床Ⅰ期（cT1-2N0M0）的该类患者，对比分析了手术方式（肺叶切除对亚肺叶切除）对预后的影响，以及在亚肺叶切除的患者，淋巴结采样是否影响预后结果。该研究收纳了NCDB数据库中2003年—2006年登记的cT1-2N0M0基于第六版TNM分期）经手术治疗的患者，排除接受诱导放化疗及全肺切除的病例。最终，共有1991例病例纳入分析，然后按照手术方式（肺叶切除 *vs.* 亚肺叶切除）及亚肺叶切除患者中淋巴结评估方式（有无淋巴结采样）进一步分层分析。1 544例患者接受了叶切，447人接受了亚肺叶切除。

　　肺叶切除组，6%的患者由于术后淋巴结病理阳性而分期被上调[中位淋巴结采样数（IQR：4，10）]。

　　该研究指出，在cT1-2N0M0病例中，相较于亚肺叶切除，肺叶切除的患者预后更好[单因素分析：中位生存时间9.2年 *vs.* 7.5年 *P*=0.022；五年生存率：70.5% *vs.* 67.8%及多因素分析HR：0.81；95% CI：0.68~0.95，*P*=0.011]。但是，进一步分层分析显示，在亚肺叶切除并实施淋巴结采样的患者中，其预后和肺叶切除的患者预后无显著差异[HR：0.99（95% CI：0.77~1.27），*P*=0.905]。

　　该研究结论指出，外科治疗具有鳞屑样生长特征的肺癌患者，外科医生应谨慎使用亚肺叶切除，必须进行充分的淋巴结病理学评估。

　　　　总结：姚烽，上海市胸科医院胸外科

[点 评]

早期肺癌，手术切除为首选，但在方式的选择上一直无定论[1-3]。尤其是以GGO为主、非浸润性肺癌病灶，肺叶切除 *vs.*亚肺叶切除孰优孰劣是研究热点[4-5]。但大多数研究都是基于单中心的小样本研究，而且随访时间相对较短。而Mark F. Berry等研究的一大优点就是基于国家数据库的、大样本、长期随访结果的研究，有效地减少了样本量的偏倚，为该类患者手术方式的选择提供更为可靠的证据支撑。该研究另一优点是，研究聚焦在鳞屑样生长型肺腺癌，一方面这类病灶侵袭性不强、预后较好，手术方式争议最大；另一方面使得研究目的性更强，有效排除其他病理类型因素的混杂影响，使得结论更可靠。更为重要的是，该研究发现有效分层方式，强调了淋巴结评估在亚肺叶切除的重要性[6]，选择能从创伤更小的亚肺叶切除方式中潜在获益人群，是本研究的一大亮点。该研究的不足之处包括缺少对亚肺叶切除患者的进一步分层分析（肺段切除 *vs.* 肺楔形切除）[7]。另外，该研究纳入的肺叶切组和亚肺叶切除组在样本量以及病例基本资料分布上存在较大的失衡，如果能使用倾向性匹配评分统计方法平衡两组间的病例基线资料后再进行比较[2]，可进一步增强结论的有效性。

参考文献

[1] Sihoe AD, Van Schil P. Non-small cell lung cancer: when to offer sublobar resection. Lung Cancer, 2014, 86: 115–120.

[2] Gu C, Wang R, Pan X, et al. Sublobar resection versus lobectomy in patients aged ≤35 years with stage IA non-small cell lung cancer: a SEER database analysis. J Cancer Res Clin Oncol, 2017, 143: 2375–2382.

[3] Shirvani SM, Jiang J, Chang JY, et al. Lobectomy, sublobar resection, and stereotactic ablative radiotherapy for early-stage non-small cell lung cancers in the elderly. JAMA Surg, 2014, 149: 1244–1253.

[4] Tsutani Y, Miyata Y, Nakayama H, et al. Appropriate sublobar resection choice for ground glass opacity-dominant clinical stage IA lung adenocarcinoma: wedge resection or segmentectomy. Chest, 2014, 145: 66–71.

[5] Cho JH, Choi YS, Kim J, et al. Long-Term Outcomes of Wedge Resection for Pulmonary Ground-Glass Opacity Nodules. Ann Thorac Surg, 2015, 99: 218–222.

[6] Speicher PJ, Gu L, Gulack BC, et al. Sublobar Resection for Clinical Stage IA Non-small-cell Lung Cancer in the United States. Clin Lung Cancer, 2016, 17: 47–55.

[7] Zhang Y, Sun Y, Wang R, et al. Meta-analysis of lobectomy, segmentectomy, and wedge resection for stage I non-small cell lung cancer. J Surg Oncol, 2015, 111: 334–340.

作者：姚烽，上海交通大学附属胸科医院胸外科

第4节　忽略肺内淋巴结分检可影响对早期非小细胞肺癌患者预后的评价
——一项倾向评分匹配研究

原文标题：Impact of Omission of Intrapulmonary Lymph Node Retrieval on Outcome Evaluation of Lung Cancer Patients Without Lymph Node Metastasis: A Propensity Score Matching Analysis

原文作者：Xing Wang, Shi Yan, Chao Lv, Yuzhao Wang, Jia Wang, Shaolei Li, Lijian Zhang, Yue Yang, Nan Wu

Key Laboratory of Carcinogenesis and Translational Research (Ministry of Education), Department of Thoracic Surgery II, Peking University Cancer Hospital and Institute, Beijing, China

Address for correspondence: Nan Wu, MD, Department of Thoracic Surgery II, Peking University Cancer Hospital and Institute, No. 52, Fucheng Avenue, Haidian District, Beijing 100142, China

刊载信息：Clin Lung Cancer 2017,18(6):e411-e416.

1　研究背景与目的

对于肺癌手术中第一站淋巴结（N1）的清扫，目前尚无统一的标准。多数学者仅清扫第10、11、12组淋巴结，而忽略位于肺内的肺段淋巴结（第13组）和亚段淋巴结（第14组）。虽然已有一系列研究发现肺内淋巴结分检可发现更多的转移淋巴结，但对患者预后的影响尚不十分清楚。本研究旨在探索在早期非小细胞肺癌患者中不进行这项分检工作是否会影响患者的预后。

2　方法

该研究纳入了442例R0切除并经病理证实为N0（pN0）的非小细胞肺癌患者。所有患者分为两组，研究组为分检了10~14组的患者，对照组为仅含10~12组的患者。两组之间进行倾向评分匹配来平衡组间偏倚，之后进行生存分析。

3　结果

共435例患者进入最终分析，其中研究组170例，对照组265例。在研究组中，13组和14组平均分检淋巴结数量为（5.0±3.0）枚。在进行倾向评分匹配之后，每组各含143例患者。研究组患者的预后显著优于对照组（5年总生存率，$P=0.027$；5年无疾病进展生存率，$P=0.021$）。分检了第13和14两组患者的预后明显优于对照组，而仅分检其中一组者的预后虽优于对照组，但差异没有统计学意义。多因素分析证实，T分期及肺内淋巴结是否分检是影响pN0患者预后的独立预测因素。

4　结论

没有进行肺内淋巴结分检的pN0患者预后相对较差，提示肺内淋巴结（13组和14组）的分检工作在早期非小细胞肺癌患者的预后评估中可能具有一定价值。淋巴结分检是在标本离体后进行的额外工作，它本身并不能改善预后，但能够帮助进一步准确地明确N分期，使分检之后的N0患者更趋近于真实的N0患者，忽略这项工作可能让原本N1的患者被遗漏，丧失术后辅助化疗带来的生存获益。

总结：张敏，重庆医科大学附属第一医院胸外科

[点 评]

肺癌的N1淋巴结清扫：肺段淋巴结和亚段淋巴结

原文标题：Pathologic N1 disease in lung cancer: the segmental and subsegmental lymph nodes

原文作者：Marc Riquet, Ciprian Pricopi, Giuseppe Mangiameli, Alex Arame, Alain Badia, Françoise Le Pimpec Barthes

General Thoracic Surgery Department, Georges Pompidou European Hospital, Paris, France

Correspondence to: Marc Riquet. Georges Pompidou European Hospital, 20 rue Leblanc, Paris 75908, France. Email: marc.riquet@egp.aphp.fr.

Provenance: This is an invited Editorial commissioned by the Section Editor Laura Chiara Guglielmetti (Cantonal Hospital Winterthur, Kantonsspital Winterthur, Switzerland).

Comment on: Wang X, Yan S, Lv C, et al. Impact of omission of intrapulmonary lymph node retrieval on outcome evaluation of lung cancer patients without lymph node metastasis: a propensity score matching analysis. Clin Lung Cancer 2017;18:e411-e416.

 刊载信息：J Thorac Dis 2017,9(11):4286-4290. doi: 10.21037/jtd.2017.10.119

View this article at: http://dx.doi.org/10.21037/jtd.2017.10.119

肺癌的N1淋巴结清扫标准仍是一个有待商榷的问题。Mountain等[1]将N1淋巴结分为以下五站：肺门淋巴结、叶间淋巴结、肺叶淋巴结、肺段淋巴结和亚段淋巴结，分别对应编号第10、11、12、13、14组；第7版TNM分期又将N1淋巴结分为两个区域，即肺门/叶间区域（包括第10组，11组）和外周区域（包括第12，13，14组）[2]。对于早期NSCLC的N1清扫，比较普遍的做法是清扫第10~12组，而肺段淋巴结（13组）和亚段淋巴结（14组）的清扫由于是标本离体以后的额外工作，分检与否主要是根据外科医生的习惯，是否会带来患者的生存获益尚不清楚；国际上也一直有少数单位在进行这方面的研究，但并未得出明确结论。Wang等[3]就这一问题展开了研究。他们回顾性地分析了435例pN0的患者，其中分检清扫了第13组的患者有163例（95.9%），分检清扫了第14组的患者有103例（60.6%），比较OS和DFS，研究发现分检清扫了第13、14组淋巴结的患者预后显著优于未分检组（5年OS，89.3% *vs.* 77.4%，*P*=0.027；5年DFS，81.4% *vs.* 67.4%，*P*=0.021）。这项研究非常有意义，它提示我

们肺内淋巴结分检虽然并不能改善预后，但有助于进一步明确N分期，使分检之后的N0患者更趋近于真实的N0患者；而忽略这项工作可能让原本N1的患者被遗漏，进而丧失术后辅助化疗带来的生存获益。

通过文献检索我们还发现了其他几篇关于肺内淋巴结清扫的代表性文章[4-5]。Li等[4]分析了113例患者（pN0 *n*=68，pN1 *n*=16和pN2 *n*=29），发现由于未做肺内淋巴结分检清扫，有6例实际为pN1患者被误诊为pN0，2例多站转移的pN1患者误诊为单站pN1。Huang等[5]的研究也发现在370例患者（pN0 *n*=238，pN1 *n*=62和pN2 *n*=69）中有16例pN1患者被误诊为pN0，5例多站转移的pN1患者误诊为单站pN1。肺内淋巴结具有独特的解剖学及病理学特点，其转移情况与NSCLC患者的预后密切相关，应该引起我们高度的重视。

1 pN1 NSCLC患者的预后

肺癌的淋巴结转移情况对患者预后有重要影响。早在1999年，我们报道了不同N分期患者的5年生存

率大有不同（改为"pN0为50.25%，pN1为21.8%，pN2为27.95%"）[6]。N1患者中，又以累及第12、13组淋巴结的"叶内型"患者预后优于累及第10、11组的"叶外型"患者（53.6% vs.38.5%，P=0.02）。在笔者发表文章10年后，Demir也回顾了540例pN1患者，发现虽然同为pN1，但淋巴结转移位置不同，患者预后也不尽相同，其中第10组淋巴结转移、第11组转移和第12~14组转移的5年生存率分别为39%、51%和53%（P=0.02）[7]。Maeshima等[8]也报道13/14 pN1，12 pN1，11pN1，10 pN1的5年DFS分别是90.5%、69.4%，46.4%，46.7%和37%[8]。通过对stage Ⅱ（T1a-T2bN1M0）NSCLC患者的回顾性分析，Li等发现外周区域的pN1是患者获得较好的OS及DFS的独立预测因子[9]。Liu等[10]也发现肺门/叶间区域的pN1是患者较差OS和DFS的独立预测因子（P=0.001）[10]。Rena等发现pN0，13+14 pN1，level 11+12 pN1，10 pN1，pN2患者的5年生存率分别是93%，81%，58%，48%，25%。

前面提到的几个研究[8-11]中，13/14 pN1患者的5年DFS似乎介于pN0和pN1之间。笔者观察到的数据是外周区域pN1的5年生存率与pN0相当（53.6% vs. 56.5%，P=0.01），肺门/叶间区域pN1的5年生存率仅与单站转移的pN2类似（38.5 vs. 28.3%，P=0.01）[6]。Wang等[3]研究发现，在pN1的患者中分检清扫第13和14两组淋巴结的预后明显优于未分检清扫组（5年OS，90.3% vs. 77.3%，P=0.010），而仅分检清扫其中一组者的预后虽优于未清扫组，但差异没有统计学意义（85.5% vs. 77.3%，P=0.147）。最近的一项研究中，笔者分析了450例pN1的患者[12]，其中单站转移340例（75.6%），多站转移110例（24.4%），发现单纯的外周区域淋巴结（第12~14组）转移并不影响术后5年生存率（P=0.71）；只有在pN1多站转移且第10组同时受累的情况下，第12~14组淋巴结转移与否才与预后有关。因此，我们提出pN1可以分为两个亚组：位于肺叶周边的常常处于未受累状态的淋巴结亚组（pN0）和位于叶间/肺门的可理解为早期pN2的淋巴结亚组，这两个亚组分别对应前面提到的N1淋巴结的两个区域，即外周区域（包括第12，13，14组）和肺门/叶间区域（包括第10，11组）[2]。外周区域淋巴结（第12，13，14组）之所以具有这样的特点，与其解剖学、胚胎学和病原学上的特殊性有关。

2　外周区域淋巴结：关于解剖，胸膜下LN，病原学

外周区域淋巴结的数目并不恒定，Wang等[3]得出的数据是（5.0±3.0）枚，包括第13组的（3.1±1.9）枚和第14组的（2.0±2.2）枚，转移率为60%。Rena等[11]得出的数据13组+14组平均淋巴结数目为2.0（0~6）枚，转移率为57%。Maeshima[8]发现的13组+14组平均淋巴结数目为3（0~22）枚，转移率为61%，但也有文献报道肺段淋巴结的转移率可能并没有那么高。Huang等[5]报道肺门、叶间、肺叶、肺段淋巴结的发现率分别为69.7%，86.8%，84.0%，67.0%，转移率分别为6.5%，10.8%，15.7%，10.3%[5]。Li等[4]报道肺门、叶间、肺叶、肺段淋巴结的发现率分别为61.1%，85.0%，75.2%，80.5%，转移率分别为5.3%，10.5%，16.8%，14.2%[6]。因此，淋巴结数目的个体差异较大，甚至有些组根本就找不到一枚淋巴结[13]。然而，所有这些文章都忽略了胸膜下淋巴结这个问题。Greenberg在1961年首先提出胸膜下淋巴结的概念[14]，随着医学影像技术的进步，这类淋巴结越来越为人们所熟悉[15-16]，它往往表现为1个或多个实性结节，易与肺转移癌混淆。这类胸膜下小淋巴结也可能转移受累[17]。

从病原学的角度，外周区域淋巴结还有一些特点。Wang等[3]发现肿瘤所在肺段的淋巴结数目平均为（2.8±2.2）枚，非肿瘤所在肺段淋巴结数量为（2.2±2.3）枚，两组之间有显著性差异（P=0.006）。造成这一现象的原因目前尚不清楚，可能与免疫应答和炎症反应等有关。也有研究发现一旦发生转移，该组淋巴结清扫的数量比没有转移时更多[13]。"三级淋巴器官/组织"的理论可以部分解释上述现象[18]。三级淋巴器官/组织是通常伴随着慢性感染和炎症反应而产生的一类异位淋巴组织[19]，由于在大多数实体瘤中也发现了同样的新生淋巴组织[20]，因而推测这些新生的"三级"淋巴结也可能由转移性淋巴结诱导产生，因而可以解释为什么肿瘤所在肺段的淋巴结数目更多。Wang等[3]还发现左肺下叶的肺内淋巴结数量最多，平均为（5.7±2.9）枚，其余依次为右肺下叶（4.7±2.8）枚、左肺上叶（5.1±3.1）枚、右肺上叶（4.7±2.8）枚。右肺中叶（1.7±0.6）枚。72%的胸膜下淋巴结都位于双下肺[15]，多发性的比例占到25%[21]。

参考文献

[1] Mountain CF, Dresler CM. Regional lymph node classification for lung cancer staging. Chest, 1997, 111: 1718–1723.

[2] Rush VW, Asamura H, Watanabe H, et al. The IASLC lung cancer staging project: a proposal for a New Internationnal Lymph Node Map in the forthcoming seventh edition of the TNM classification for lung cancer. J Thorac Oncol, 2009, 4: 568–577.

[3] Wang X, Yan S, Lv C, et al. Impact of omission of intrapulmonary lymph node retrieval on outcome evaluation of lung cancer patients without lymph node metastasis: a propensity score matching analysis. Clin Lung Cancer, 2017, 18: e411–e416.

[4] Li ZX, Yang H, She KL, et al. The role of segmental nodes in the pathological staging of non-small cell lung cancer. J Cardiothorac Surg, 2013, 8: 225.

[5] Huang JD, Li XD, Wang RQ, et al. Importance of segmental lymph nodes in the pathological staging of non-small cell lung cancer. Zhonghua Yi Xue Za Zhi, 2017, 97: 1714–1718.

[6] Riquet M, Manac'h D, Le Pimpec-Barthes F, et al. Prognostic significance of surgical-pathologic N1 disease in non-small cell carcinoma of the lung. Ann Thorac Surg, 1999, 67: 1572–1576.

[7] Demir A, Turna A, Kocaturk C, et al. Prognostic significance of surgical-pathologic N1 lymph node involvement in non-small cell lung cancer. Ann Thorac Surg, 2009, 87: 1014–1022.

[8] Maeshima AM, Tsuta K, Asamura H, et al. Prognostic implication of metastasis limited to segmental (level 13) and/or subsegmental (level 14) lymph nodes in patients with surgically resected nonsmall cell lung carcinoma and pathologic N1 lymph node status. Cancer, 2012, 118: 4512–4518.

[9] Li ZM, Ding ZP, Luo QQ, et al. Prognostic significance of the extent of lymph node involvement in stage II-N1 non-small cell lung cancer. Chest, 2013, 144: 1253–1260.

[10] Liu CY, Hung JJ, Wang BY, et al. Prognostic factors in resected pathological N1-stage II nonsmall cell lung cancer. Eur Respir J, 2013, 41: 649–655.

[11] Rena O, Boldorini R, Papalia E, et al. Metastasis to subsegmental and segmental lymph nodes in patients resected for non-small cell lung cancer: prognostic impact. Ann Thorac Surg, 2014, 97: 987–992.

[12] Mordant P, Pricopi C, Legras A, et al. Prognostic factors after surgical resection of N1 non-small cell lung cancer. Eur J Surg Oncol, 2015, 41: 696–701.

[13] Riquet M, Legras A, Mordant P, et al. Number of mediastinal lymph nodes in non-small cell lung cancer: a Gaussian curve, not a prognostic factor. Ann Thorac Surg, 2014, 98: 224–231.

[14] GREENBERG HB. Benign subpleural lymph node appearing as a pulmonary "coin" lesion. Radiology, 1961, 77: 97–99.

[15] Yokomise H, Mizuno H, Ike O, et al. Importance of intrapulmonary lymphnodes in the differential diagnosis of small pulmonary nodular shadows. Chest, 1998, 113: 703–706.

[16] Takenaka M, Uramoto H, Shimokawa H, et al. Discriminative features of thin-slice computed tomography for peripheral intrapulmonary lymph nodes. Asian J Surg, 2013, 36: 69–73.

[17] Boubia S, Barthes FL, Danel C, et al. Peripheral intrapulmonary lymph node metastases of non-small-cell lung cancer. Ann Thorac Surg, 2004, 77: 1096–1098.

[18] Kirsh AL, Cushing SL, Chen EY, et al. Tertiary lymphoid organs in lymphatic malformations. Lymphat Res Biol, 2011, 9: 85–92.

[19] Aloisi F, Pujol-Borrell R. Lymphoid neogenesis in chronic inflammatory diseases. Nat Rev Immunol, 2006, 6: 205–217.

[20] Dieu-Nosjean MC, Giraldo NA, Kaplon H, et al. Tertiary lymphoid structures, drivers of the anti-tumor responses in human cancers. Immunol Rev, 2016, 271: 260–275.

[21] Kradin RL, Spirn PW, Mark EJ. Intrapulmonary lymph nodes: clinical, radiologic, and pathologic features. Chest, 1985, 87: 662–667.

译者：张敏，重庆医科大学附属第一医院胸外科

第三部分
胸腺瘤及其他胸部疾病

第11章 胸腺瘤治疗新进展

第1节 外科手术在Masaoka Ⅳa期胸腺瘤治疗中的作用

原文标题：Role of Surgery in the Treatment of Masaoka Stage IVa Thymoma

原文作者：Erkan Kaba[1], MD, Berker Ozkan, MD, Suat Erus, MD, Salih Duman, MD, Berk Cimenoglu, MD, Alper Toker, MD

[1]Department of Thoracic Surgery, Istanbul Bilim University Medical Faculty, Istanbul, Turkey

Corresponding author: Erkan Kaba, MD. Department of Thoracic Surgery, Istanbul Bilim University Medical Faculty, 34381 Sisli, Istanbul, Turkey. Email: erkankaba@hotmail.com.

刊载信息：Ann Thorac Cardiovasc Surg 2018,24(1):6-12.

1 引言

胸腺瘤Masaoka Ⅳa期被定义为胸腺瘤伴有显微镜下证实的脏层或壁层胸膜、心包或心外膜的转移。Ⅳa期胸腺瘤往往难以达到完全手术切除，针对此类病变的治疗方案尚无定论。有学者提出了联合化疗、RT和外科手术的综合治疗模式。然而，其中外科手术的方式仍然存在争议；全肺全胸膜切除术（pleuropneumonectomy，PP）、根治性的胸膜切除术/胸膜剥脱术（pleurectomy/decortication，P/D），和胸膜、心包、膈肌转移灶的局部切除术（local excision，LE）都是可选的手术方式。

2 目的

分析外科手术在Masaoka分期Ⅳa期胸腺瘤患者综合治疗中的作用。

3 方法

回顾性分析了2002年1月—2015年12月，接受外科手术治疗的Masaoka Ⅳa期患者39例。统计了患者肿瘤组织病理学类型、重症肌无力症状的Osserman-Genkins评分、初次手术时的Masaoka分期、新辅助治疗方案、外科手术的类型和次数、切口选择、手术并发症、围手术期病死率、术后住院时间、辅助治疗方案，以及远期生存情况。

4 结果

（1）手术次数：本组病例中，26例（66.7%）为初次手术，其余患者是因为胸膜和心包转移接受再次手术治疗，其中9例（23.1%）为第二次手术，4例（10.3%）为第三次手术。

（2）手术方式：3例（7.7%）为PP，19例（48.7%）为P/D，17例（43.6%）为LE；所有手术都进行淋巴结清扫。

（3）初次手术即为Ⅳa期的31例，其余8例为手术后复发的Ⅳa期病例（初次手术<Ⅲ期）。

（4）病理类型：最常见的组织病理学类型是B2型胸腺瘤16例（41%），其次为C型胸腺瘤9例

（23.1%），B1型胸腺瘤8例（20.5%），B3型胸腺瘤6例（15.4%）。18例患者（46.2%）合并重症肌无力症状。

（5）手术并发症12例（30.8%），死亡1例，最常见的并发症为乳糜胸4例。

（6）术前新辅助化疗（2~4个周期的含铂方案）25例（64.1%），术后辅助治疗35例（89.7%），其中化疗13例，放疗8例，化疗+放疗14例。

（7）生存分析：全组患者中位生存时间为132个月（95% CI：82~181），3年、5年和10年生存率分别为93%、93%和56%。

1）初次手术组、第二次手术组和第三次手术组的远期生存无显著性差异（P=0.81）。

2）PP组、P/D组和LE组的远期生存无显著性差异（P=0.77）。

3）术前新辅助化疗组与未行新辅助化疗组的远期生存无显著性差异（P=0.80）。

4）相比于术后辅助化疗和辅助放疗组，辅助化疗+放疗组的远期生存有改善的趋势，但是尚未达到有统计意义的差异（P=0.08）。

5）不同病理类型、是否合并重症肌无力对患者远期生存没有影响。

5　结论

外科手术是治疗Masaoka Ⅳa期胸腺瘤患者的有效方法，并且有可能帮助患者获得长期生存。具体手术方式的选择应该根据病变的侵袭范围来确定。对于适合采用P/D或LE的患者，PP是过度且无益的。

总结：黄海涛，苏州大学附属第一医院胸外科

[点 评]

临床上Ⅳa期胸腺瘤并不少见，Kondo等[1]统计1 320例胸腺瘤中Ⅳa期比例可达6.8%，而在本研究中这一比例更是高达20.4%（39/191）[2]。对于早期胸腺瘤，根治性手术切除是主流的治疗手段，但对于Ⅳa期患者，外科手术的治疗意义存在一些争议[3]。部分学者则认为Ⅳa期胸腺瘤已出现广泛胸膜腔内转移，手术不可能完全切除肿瘤，应列为手术禁忌证[4]。但是也有一些临床研究发现外科手术最大程度地切除肿瘤后再辅助放化疗，可延长Ⅳa期胸腺瘤患者的生存期[5-6]。另外，胸腺瘤的进展多为局部复发，较少远处转移，即使复发仍有机会接受再次手术切除。

本研究纳入接受外科手术治疗的Ⅳa期患者39例[2]。其中26例为初次手术，其余患者是因为胸膜和心包转移接受再次或者第三次手术治疗；3例行PP，19例行P/D，17例行LE，所有手术均行淋巴结清扫；25例行术前新辅助化疗，35例行术后辅助治疗。结果显示，全组病例中位生存时间为132个月（95% CI：82~181），5年和10年生存率分别为93%和56%；不同手术方式和手术次数的亚组远期生存均无显著性差异；术后辅助化疗+放疗有改善远期生存的趋势。

基于该研究的结果，有以下几个问题值得进一步讨论：

（1）本组数据中，Ⅳa期胸腺瘤患者术后的生存期是比较令人满意的，即使肿瘤复发后的二次手术、三次手术依然可以获得长期生存。因此，即使有可能无法完整切除肿瘤，外科手术仍应该成为Ⅳa期胸腺瘤治疗的重要选项，这也得到了大量研究的支持[5-8]。

（2）近年来，多篇文献报道采用全肺全胸膜切除术治疗Ⅳa期胸腺瘤取得良好的疗效，5年生存率可达60.0%~75.0%[9-10]。但是，本研究发现，相较于胸膜切除术和转移瘤切除术，全肺全胸膜切除术并未获得生存优势，反而并发症发生率较高。Fabre等[11]也报道17例Ⅳa期胸腺瘤患者行全肺全胸膜切除术后有47%出现严重并发症，术后30天病死率为17.6%，术后3个月病死率为29.4%。如何在术前准确地评估患者病变侵犯范围和身体条件，并选择恰当的手术方案，从而平衡手术根治性和手术创伤的矛盾，这仍然是一个很有挑战的问题。

（3）Ⅳa期胸腺瘤术后辅助放化疗的价值仍有争议。本研究提示术后辅助化疗+放疗有改善远期生存的趋势，但是差异尚未达到统计学意义。多数研究认为对于局部晚期或者有肿瘤残留的患者，辅助放化疗对延长生存期有一定作用[5-7]。但是，Okuda等[8]对118例Ⅳa期胸腺瘤进行分析发现，根治手术后无论放疗、化疗，还是放化疗联合均不能提高患者远期生存率和无病生存期。Kondo等[1]对115个医疗中心治疗的1 320例胸腺瘤分析后发现，术后放疗或术后化疗不能改善Ⅲ期/Ⅳ期根治性切除的胸腺瘤患者预后。马可等[12]基于中国胸腺瘤研究协作组（Chinese Alliance of Research for Thymomas，CHART）数据库的回顾性分析了665例Masaoka Ⅲ期/Ⅳ期胸腺瘤数据，结果显示术后化疗并未给Ⅲ期/Ⅳ期胸腺瘤患者带来生存获益。

本研究是一组小样本的回顾性研究，该研究存在以下几点局限：首先，样本量太小，各组病例数不平衡，例如PP组仅为3例，且有1例术后早期死亡，因此得出的远期生存数据缺乏说服力；其次，淋巴结转移被认为是影响预后的重要因素[13]，本组所有手术均行淋巴结清扫，但是作者未报告淋巴结转移情况及其与预后的关系；另外，由于胸腺瘤常常表现为惰性肿瘤，进展减慢，无进展生存率可以更好地反映肿瘤控制情况，可能较总生存率更有价值，而本研究只统计了患者的总生存率。

综合本研究及近期其他文献资料可以发现，对于可切除的Ⅳa期胸腺瘤患者，外科手术是安全、有效的治疗方法，可明显延长患者生存期，即使肿瘤复发也有机会通过再次手术获得较长的生存时间。手术方式的选择和术后辅助治疗的价值仍有待进一步的研究来加以探讨。

参考文献

[1]　Kondo K , Monden Y. Therapy for thymic epithelial tumors : A clinical study of 1 , 320 patients fromJapan. Ann Thorac Surg, 2003 , 76 : 878–884.

[2]　Kaba E , Ozkan B , Erus S , et al. Role of Surgery in the Treatment of Masaoka Stage IVa Thymoma. Ann Thorac Cardiovasc Surg, 2018 , 24 : 6–12.

[3]　Murakawa T , Karasaki T , Kitano K et al. Invasive thymoma disseminated into the pleural cavity : Mid─term results of surgical resection. Eur J Cardiothorac Surg, 2015 , 47 : 567–572.

[4]　Ichinose Y , Ohta M , Yano T , et al. Treatment of invasive thymoma with pleural dissemination. J Surg Oncol, 1993 , 54 : 180–183.

[5]　Okada Y , Kondo Y , Handa M , et al. Surgical treatment of stage IVa Thymoma. Kyobu Geka , 1993 , 46 : 35–40.

[6]　Tan LJ , Qiu DH , Wang Q , et al. Preoperative chemotherapy and operation for invasive Masaoka stage III and IVa thymoma. Chin J Oocol , 2000 , 22 : 27–329.

[7]　Rena O , Mineo TC , Casadio C. Multimodal treatment for stage IV A thymoma : A proposable strategy. Lung Cancer, 2012 , 76 : 89–92.

[8]　Okuda K , Yano M , Yoshino I , et al. Thymoma patients with pleural dissemination : Nationwide retrospective study of 136 cases in Japan. Ann Thorac Surg , 2014 , 97 : 1743–1748.

[9]　Huang J , Rizk NP , Travis WD , et al. Feasibility of multimodality therapy including extended resections in stage IVA thymoma. J Thorac Cardiovasc Surg , 2007 , 134 : 1477–1483.

[10]　Ishikawa Y , Matsuguma H , Nakahara R , et al. Multi¬modality therapy for patients with invasive thymoma disseminated into the pleural cavity : the potential role of extrapleural pneumonectomy. Ann Thorac Surg , 2009 , 88 : 952–957.

[11]　Fabre D , Fadel E , Mussot S , et al. Long-term outcome of pleuropneumonectomy for masaoka stage IVA thymoma. Eur J Cardiothorac Surg , 2010 , 39 : e133–e138.

[12]　马可 , 谷志涛 , 韩泳涛等. 术后化疗胸腺肿瘤中的应用及对其预后的影响. 中国肺癌杂志 , 2016 , 19 : 473–482.

[13]　Weksler B , Pennathur A , Sullivan JL , et al. Resection of thymoma should include nodal sampling. J Thorac Cardiovasc Surg , 2015 , 149 : 737–742.

作者：黄海涛，苏州大学附属第一医院胸外科

第2节　对于不伴肌无力的胸腺瘤患者，胸腺切除术是否合理？

原文标题：Could thymomectomy be a reasonable option for non-myasthenic thymoma patients?

原文作者：Valentina Tassi[1,2], Silvia Ceccarelli[2], Cristina Zannori[3], Alessio Gili[4], Niccolò Daddi[1], Guido Bellezza[5], Stefano Ascani[6], Anna Marina Liberati[3], Francesco Puma[2]

[1]Department of Medical and Surgical Sciences (DIMEC), Alma Mater Studiorum, University of Bologna, Policlinico Sant'Orsola Malpighi, Bologna, Italy; [2]Division of Thoracic Surgery, Department of Surgical and Biomedical Sciences, S. Maria della Misericordia Hospital, University of Perugia Medical School, Perugia, Italy; [3]Division of Onco-Hematology, S. Maria Terni Hospital, Department of Surgery and Medical Sciences, University of Perugia, Terni, Italy; [4]Public Health Section, Department of Experimental Medicine, University of Perugia, Perugia, Italy; [5]Section of Anatomic Pathology and Histology, Department of Experimental Medicine, University of Perugia Medical School, Perugia, Italy; [6]Section of Anatomic Pathology and Histology, S. Maria Terni Hospital and University of Perugia, Terni, Italy

Correspondence to: Silvia Ceccarelli, MD. Division of Thoracic Surgery, S. Maria della Misericordia Hospital, University of Perugia Medical School, Sant'Andrea delle Fratte, 06156 Perugia, Italy. Email: s.ceccarelli1983@gmail.com.

刊载信息：J Thorac Dis. 2017;9(10):3817-3824. doi: 10.21037/jtd.2017.09.109

View this article at: http://dx.doi.org/10.21037/jtd.2017.09.109

胸腺瘤是最常见的前纵隔肿瘤，手术切除是其主要的治疗方式。胸腺瘤和重症肌无力（myasthenia gravis，MG）之间潜在的联系使得胸腺瘤患者的手术方式具有一些特殊性。很多研究推荐扩大性胸腺切除，因为该方式可以同时切除肿瘤以及治疗肌无力，甚至在不伴有肌无力的胸腺瘤患者中也推荐扩大性切除。实际上，迟发型MG可发生于胸腺瘤术后数年并无肿瘤复发的患者中。因此，切除全部胸腺组织的目的通常是为了预防MG的发生，而不仅是预防肿瘤复发。但是，对于不伴有肌无力的胸腺瘤患者，扩大性胸腺切除是否能预防MG并不确切。对于该类患者，是否应切除正常胸腺组织，相关研究甚少。

为此，来自意大利Maria della Misericordia医院胸外科的Silvia Ceccarelli教授开展了一项研究，在不伴有肌无力的胸腺瘤患者中，比较扩大性胸腺切除（extended thymectomy）和胸腺瘤（thymomectomy）切除术后患者的术后肿瘤治疗结果以及MG的发生情况。对无MG症状但呈现单独的高血ARAb（>0.4 mmol/L）或重复性神经刺激实验阳性患者被定义为非肌无力胸腺瘤患者。扩大性胸腺切除定义为：切除胸腺瘤以及胸腺与整个双侧膈神经之间的纵隔脂肪和无名静脉到膈肌的整个纵隔脂肪组织。胸腺瘤切除定义为：完整切除肿瘤，保留残留的胸腺组织。该研究收纳了1996年3月—2015年9月收治的160例胸腺瘤患者的资料，研究排除胸腺癌、外科活检、R2切除以及合并有MG的患者。

最终，共有92例患者纳入分析。70例扩大胸腺切除，22例胸腺瘤切除。扩大切除组69例胸骨正中切口，1例胸骨劈开联合开胸术；胸腺瘤切除组，14/22接受剖胸术，14例中有14例患者的肿块较大[平均12.5（8~20）cm]，12例中有2例同时合并肺癌；6例接受VATS切除；其他切除2例。总的中位随访时间77.4个月，扩大切除组中位随访时间84.0个月，胸腺瘤切除组中位随访时间43.0个月。研究发现，两组5年局部无复发生存率、5年总生存率差异均无统计学意义。对胸腺瘤相关死亡、术后MG的发生率而言，扩大性胸腺切除与单纯的胸腺瘤切除之间也无显著性差异。

结论

胸腺瘤切除术对不伴有肌无力的胸腺瘤是有效、可行的。

总结：姚烽，上海市胸科医院胸外科

[点 评]

无论胸腺瘤患者有无合并MG，扩大性胸腺切除被认为是治疗该类疾病的标准方法。对伴有肌无力的患者，扩大性胸腺切除术的指征很强，但对不伴有肌无力的胸腺瘤患者，是否应该同样行扩大性胸腺切除，临床证据并不充分[1-4]。在几项大型研究中，不伴MG的胸腺瘤患者，在保证充分干净切缘距离的前提下，术后未见肿瘤复发和MG的发生[5-7]。为此，来自意大利的Silvia Ceccarelli教授提供的临床证据表明，对于不伴有肌无力的胸腺瘤患者，单纯的胸腺瘤切除并不影响患者的术后肿瘤学相关结果（复发及胸腺瘤相关的死亡）以及MG的发生，而MG的发生和术前血中的ARAb浓度有关，其意义在于，对于无肌无力的胸腺瘤患者，治疗上选择创伤更小的胸腺瘤切除术或许足够。

该研究美中不足在于，这是一项回顾性研究；样本量过小；难以避免存在选择性偏倚；对于胸腺瘤这种惰性肿瘤而言，随访时间稍短。另外，探究如何有效分层筛选患者，进而实施个体化手术，这一点更是至关重要[8]。正如该作者建议的那样，期待国际胸腺肿瘤协会（international thymic malignancy interest group，ITMIG）和欧洲胸外科医师协会（european society of thoracic surgeons，ESTS）胸腺协作组提供样本量更大、数据质量更高的临床资料说明这个问题。

参考文献

[1] Tseng YC, Hsieh CC, Huang HY, et al. Is thymectomy necessary in nonmyasthenic patients with early thymoma? J Thorac Oncol, 2013, 8: 952-958.

[2] Rusidanmu A, Huang S, Lv X. Is thymomectomy sufficient for non-myasthenic early stage thymoma patients? A retrospective, single center experience. Thorac Cancer, 2018, 9: 88-93.

[3] Gu Z, Fu J, Shen Y, et al. Thymectomy versus tumor resection for early-stage thymic malignancies: A Chinese Alliance for Research in Thymomas retrospective database analysis. J Thorac Dis, 2016, 8: 680-686.

[4] Nakagawa K, Yokoi K, Nakajima J, et al. Is Thymomectomy Alone Appropriate for Stage I (T1N0M0) Thymoma? Results of a Propensity-Score Analysis. Ann Thorac Surg, 2016, 101: 520-526.

[5] Regnard JF, Magdeleinat P, Dromer C, et al. Prognostic factors and long-term results after thymoma resection: a series of 307 patients. J Thorac Cardiovasc Surg, 1996, 112: 376-384.

[6] Blumberg D, Port JL, Weksler B, et al. Thymoma: a multivariate analysis of factors predicting survival. Ann Thorac Surg, 1995, 60: 908-913.

[7] Maggi G, Casadio C, Cavallo A, et al. Thymoma: results of 241 operated cases. Ann Thorac Surg 1991, 51: 152-156.

[8] Onuki T, Ishikawa S, Iguchi K, et al. Limited thymectomy for stage I or II thymomas. Lung Cancer, 2010, 68: 460-465.

作者：姚烽，上海市胸科医院胸外科

第3节　胸腺上皮性肿瘤术后放疗的多学科肿瘤委员会决策：来自RYTHMIC前瞻性队列的思考

原文标题：Multidisciplinary tumor board decision-making for postoperative radiotherapy in thymic epithelial tumors: Insights from the RYTHMIC prospective cohort Postoperative radiotherapy for thymic tumors in RYTHMIC

原文作者：Clémence BASSE[1], Sébastien THUREAU[2], Suzanna BOTA[3], Eric DANSIN[4], Pascal-Alexandre THOMAS[5], Eric PICHON[6], Hervé LENA[7], Carole MASSABEAU[8], Christelle CLEMENT-DUCHENE[9], Gilbert MASSARD[10], Virginie WESTEEL[11], Xavier QUANTIN[12], Youssef OULKHOUIR[13], Serge DANHIER[14], Delphine LEROUGE[14], Ronan TANGUY[15], François THILLAYS[16], Cécile LE PECHOUX[17], Bernard DUBRAY[2], Luc THIBERVILLE[3], Benjamin BESSE[18], Nicolas GIRARD[19]

刊载信息：Journal of Thoracic Oncology 2017,12(11):1715-1722.

1　背景

胸腺上皮性肿瘤（thymic epithelial tumors，TETs）是罕见的胸内恶性肿瘤，目前WHO分类法将胸腺瘤分为A、AB、B1、B2、B3和C型，C型即胸腺癌。临床分期历史上应用最广泛的是Masaoka-Koga分期系统，目前已经被第八版TNM分期所取代。手术是TET治疗的主要手段，由于临床上缺乏前瞻性随机对照研究，术后放疗能否获益一直存在争议。RYTHMIC是2012年法国成立的TET全国性网络，前瞻性地收集所有TET患者的数据，通过全国多学科肿瘤委员会（multidisciplinary tumor board，MTB）对其管理并进行系统讨论，其决策是基于国家的建议以及来自欧洲医学肿瘤学会（european society for medical oncology，ESMO）的临床实践指南。在这项研究中，我们评估了MTB术后放疗（postoperative radiotherapy，PORT）决策是否符合ESMO/RYTHMIC指南，并是否最终能在患者中实施。我们还验证了ITMIG在剂量–体积方面的剂量限制在实际操作中是如何遵循的。

2　方法

根据ESMO/RYTHMIC指南，Masaoka-Koga Ⅰ期胸腺瘤完全切除术后不建议PORT，Ⅱ期胸腺瘤患者组织学类型为侵袭性的（B2型、B3型）或有广泛的包膜侵犯（ⅡB期）的情况下建议PORT，Ⅲ/ⅣA期胸腺瘤即使完全切除也推荐PORT。对于完全切除的胸腺癌，Ⅰ期可选PORT，Ⅲ~ⅤA期推荐PORT。如果切除不完全，也建议使用PORT。在RYTHMIC前瞻性数据库中确定了所有在2012年—2015年MTB讨论过PORT的TES患者，并对病历进行了全面评估，并根据Masaoka-Koga分期和TNM分期（第八版）对患者进行分期。

3　结果

研究期间共纳入274例患者，其中胸腺瘤243例，胸腺癌31例。同时应用第八版TNM分期，15例Masaoka-Koga Ⅲ期被重新分类到Ⅰ~Ⅱ期。无论采用何种分期系统，B3型胸腺瘤以及胸腺癌更常被诊断为Ⅲ~Ⅳ期。RYTHMIC MTB对117例（43%）患者（其中包括91例Ⅰ~Ⅲ期TET患者和26例Ⅳ期TET患者）决定实施PORT，157例（57%）患者未实施PORT。与PORT决策相关的因素包括：胸腺癌和B3型胸腺瘤，更高的Masaoka-Koga分期和第八版TNM分期，以及不完全切除者。由于一些Masaoka-Koga Ⅱ期和Ⅲ期肿瘤切换到第八版TNM Ⅰ期，一些Ⅲ期切换到第八版TNM Ⅱ期，TNM Ⅰ期肿瘤进行PORT的比率显著增加。在ESMO/RYTHMIC指南中对Ⅳ期TET没有关于PORT的建议，我们对指南和MTB决策之间的一致性评估仅限于241例Ⅰ~Ⅲ期TET患者。MTB决策与ESMO/RYTHMIC指南相符的患者有221例（92%），不相符的有20例。ESMO/RYTHMICPORT指南术后放疗指征主要基于Masaoka-Koga分期，而第八版TNM分期实施放疗主要取决于组织学类型。与Masaoka-Koga分期相比，第八版TNM Ⅰ期和Ⅱ期患者进行PORT的更多。在

RHYTHMIC MTB决定PORT的117例患者中，实际上只有101例患者实施了PORT。15例患者未实施PORT的主要原因为：手术切除后时间延迟8例（>3个月）、术后并发症4例、一般状况差2例、同时合并其他恶性肿瘤1例。此外由于一般状况和合并症的原因，5例患者未完成PORT。96例患者完成了PORT，其中29例使用三维适形技术，67例患者使用了调强放疗技术。R0切除后中位放疗剂量为50Gy，R1/2切除则为56 Gy。除了4例（4%）的患者外，其他均遵循ITMIG标准给出的剂量学限制。

4　讨论

本研究是利用RYTHMIC网络对TETs术后放疗决策选择而进行的首次评估。虽然ESMO指南推荐是基于大型回顾性研究中的复发和生存数据，但ESMO得不到这些数据的详细信息。这些研究中术后放疗多应用于非完整切除者且较晚的分期和高级别肿瘤者，但驱动这些患者采用术后放疗的证据来源仍不明确，实际上术后放疗未显示出两组复发和生存上的差异。患者在Masaoka-Koga分期与第八版TNM中有不同切换，术后放疗的指征选择有所不同。在得到更多的数据支持之前，ESMO术后放疗的推荐主要依赖于Masaoka-Koga分期。虽然所有TETs患者均经过MTB的专家决策，但RYTHMIC模型显示尽管治疗执行情况仍面临挑战。274例患者中，有117例经MTB决策建议术后放疗，只有101例（86%）患者真正实施，仅96例（82%）完成术后放疗，分析原因诸多。基于专家共识，ESMO指南推荐放射治疗在术后3个月内进行，本研究中位时间为71 d，考虑不仅与术后并发症、病理报告完成时间、患者到放疗科就诊时间有关，还可能与RYTHMIC工作流程相关，每月进行两次讨论可能并不足够，另外MTB也应尽快进行。

5　结论

本研究为胸腺上皮肿瘤术后放疗的决策过程提供了深入的见解，强调了MTB专家进行系统讨论的必要性，同时强调当前现有指南的价值。

总结：王军、杨从容，河北医科大学第四医院放疗科

[点 评]

"胸腺上皮肿瘤术后放疗的多学科肿瘤委员会决策：RYTHMIC前瞻性队列研究"的评论

原文标题：Commentary on "Multidisciplinary tumor board decision-making for postoperative radiotherapy in thymic epithelial tumors: insights from the RYTHMIC prospective cohort"

原文作者：Brett W. Carter[1], Edith M. Marom[2]

[1]Department of Diagnostic Radiology, The University of Texas MD Anderson Cancer Center, Houston, TX, USA; [2]Department of Radiology, Chaim Sheba Medical Center, Tel Aviv, Israel

Correspondence to: Brett W. Carter, MD. Department of Diagnostic Radiology, The University of Texas MD Anderson Cancer Center, Houston, TX, USA. Email: BCarter2@mdanderson.org.

Provenance: This is an invited editorial commissioned by Section Editor Xiaomin Niu (Department of Shanghai Lung Cancer Center, Shanghai Chest Hospital, Shanghai Jiao Tong University, Shanghai, China).

Comment on: Basse C, Thureau S, Bota S, et al. Multidisciplinary Tumor Board Decision Making for Postoperative Radiotherapy in Thymic Epithelial Tumors: Insights from the RYTHMIC Prospective Cohort. J Thorac Oncol 2017;12:1715-22.

关键词：胸腺上皮肿瘤，RYTHMIC

刊载信息：Mediastinum 2018,2:18. doi: 10.21037/med.2018.03.11

View this article at: http://dx.doi.org/10.21037/med.2018.03.11

胸腺上皮肿瘤是发生在胸腔内少见的恶性肿瘤，其行为具有侵袭性，包括胸腺瘤、胸腺癌以及胸腺神经内分泌肿瘤[1-2]。对于胸腺上皮肿瘤，已经提出了至少15种用于这些病变不同阶段的分类分期系统并且在临床上不同程度地使用，但大多数系统来自小数据[3]。直到最近，最广泛使用的是Masaoka和Masaoka-Koga分期系统，但均基于单中心队列，病例数<100例。

ITMIG[4]曾经推荐Masaoka-Koga分期用来进行胸腺上皮肿瘤的分期。最近TNM分期系统已经被AJCC/UICC推荐应用。这个分期系统是基于ITMIG和国际肺癌研究协会（international association for the study of lung cancer，IASLC）创建的基于10 000例患者的大型回顾性数据库上进行分析的结果[5-6]。这种罕见疾病的前瞻性数据收集只能通过多家机构共同协作才能完成。没有单一机构可以收集足够多的胸腺上皮恶性肿瘤患者队列，从而建立有价值的、在统计学分析基础上的关于生存预测的认知。

治疗这些罕见的恶性肿瘤，手术切除仍然是治疗的首选，但这些肿瘤往往治疗困难，当无法进行完整切除时，可以使用新辅助化疗[1-2]。根据Masaoka-Koga分期系统，术后复发率在Ⅰ~Ⅱ期胸腺瘤中为10%，在Ⅲ期胸腺瘤和Ⅰ~Ⅱ期胸腺癌中为30%，在Ⅳ期胸腺瘤和Ⅲ期胸腺癌中为60%[7]。放射治疗在胸腺上皮瘤治疗中的作用不断发展。以往建议切除术后对瘤床及前纵隔进行放疗，然而由于缺乏随机或前瞻性的临床研究来评估复发率或生存率，现有的指南仍是低水平的证据[8]。最近数据库和回顾性研究分析显示Ⅰ期胸腺瘤放疗后无生存获益，Ⅱ~Ⅲ期胸腺瘤完全手术切除（R0）后生存获益受到质疑，且胸腺瘤完全切除术后无论患者是否接受术后放疗，复发率也无明显差异[9-16]。但对于胸腺癌患者，术后放疗可提高无复发生存率和总生存率。

为了克服较小机构在治疗罕见疾病方面缺乏专业知识以及治疗决策不稳定的情况，国家、国际和亚专科肿瘤指南建议设置多学科肿瘤委员会来决定治疗决策。Schmidt等[17]前瞻性地评估了病例报告在专门的肿瘤委员会对肺癌和食管癌患者治疗决策的实际影响。在对479例患者（包括食管癌85例、肺癌294例）的724次评估中，26%的食管癌和40%的肺癌患者多学科肿瘤委员会的建议与初使治疗方案不同，总共涉及46%的病例。研究者认为对大多数患者在治疗起始阶段治疗决策可以成功建议。胸部肿瘤患者病情复杂，可以从多学科肿瘤委员会的讨论中受益。Foster等[18]评估了乳腺良恶性疾病在多学科讨论中的价值。在76例患者中（43例为恶性诊断、33例为良性诊断），由于提供了新的和/或明确的诊断信息，治疗建议与最初差异可达41%。作者认为应该鼓励在多学科会议上进行病例讨论，尤其是对于诊断和治疗存在困难的病例。

尽管在治疗实施之前进行多学科讨论存在优势，但也有其局限性。在单一的机构中，决策往往受个人因素的影响，与治疗医生的个人能力、偏好以及患者个人因素有关。这样的会议不会前瞻性收集到选择某种治疗方式的数据，因此关于患者及其治疗的回顾性讨论其发挥作用仍有限。此外，化疗或放疗在治疗胸腺上皮恶性肿瘤方面的决策不是基于高水平的证据，迄今为止尚未有前瞻性随机研究的结果。正如本期出版的Basse等[19]所指出的那样，基于回顾性研究，不能得出放疗是否有益于患者的明确结论。

在着手开展胸腺瘤治疗的随机研究之前，对每位患者选择哪种治疗是正确的仍然是目前的问题所在。要回答这个问题，我们必须收集所有患者信息和所有的决策信息，积极实施一个与分期类似的治疗系统，这种数据收集将不得不大规模、多机构参与。这样的方法将使未来的治疗见解不是通过回顾性研究和单一机构多学科会议取得，也不从昂贵的多中心随机试验结果出来之前获得。

在法国建立的一个名为（Réthautumeurs THYMiques et Cancer，RYTHMIC）的全国性网络使我们对这一罕见疾病的认识有了一次飞跃，并为全世界开启了机会之窗。RHYTHMIC成立于2012年，旨在收集所有在国家多学科肿瘤委员会讨论的患者数据[20]。从局部层次上讲，它解决了在一个国家在治疗罕见疾病存在大城市主要治疗中心和偏远地区医生专业认知有所不同的问题。对于这些肿瘤患者，临床管理决策是基于国家和ESMO临床实践指南[2]的建议。在更高层次上，严格遵守指南，创建更加同质的治疗方法，同时前瞻性收集所有患者信息和治疗决策信息，为特定患者研究特定治疗开辟了可能性。另一个好处是更容易量化坚持治疗决策的成功率，并评估未能如此做的原因。对治疗失败的研究有助于大规模执行未来针对广大人群的治疗指南，而不仅限于专科大医院。Basse等[19]评估了多学科肿瘤委员会对于术后放疗的决策是否符合ESMO/RYTHMIC指南。此外作者还判断了在实际操作中是否遵循了ITMIG对剂量-体积因素限制的定义和建议。RYTHMIC数据库对2012年—2015年274例患者进行了前瞻性评估，其中胸腺瘤243例（89%），胸腺癌31例（11%）。全国多学科肿瘤委员会的最终治疗决策符合既定的指导原则，241例Ⅰ~Ⅲ期患者中有221例（92%）符合既定指南。建议117例（43%）患者在手术切除后接受放射治疗，最终在101例患者中实施。发现几例未接受放射治疗的病例，其中最常见的原因是手术切除后延迟（>3个月）。除4例患者外，对所有接受放射治疗的患者进行了ITMIG定义的剂量-体积限制。总之，Basse及其同事的这项研究为胸腺上皮肿瘤术后放疗的决策过程提供了深入的见解，并且强调了在目前专家指导的背景下，多学科肿瘤委员会进行系统讨论的必要性。我们期待来自RYTHMIC更多的研究结果，其全面和良好的质控工作终将会给我们带来更多的知识，给每一位患者带来最适合的治疗措施。

参考文献

[1] Girard N，Mornex F，Van Houtte P，et al. Thymoma：a focus on current therapeutic management. J Thorac Oncol，2009，4：119-126.

[2] Girard N，Ruffini E，Marx A，et al. Thymic epithelial tumours：ESMO Clinical Practice Guidelines for diagnosis，treatment and follow-up. Ann Oncol，2015，26 Suppl 5：v40-v55.

[3] Filosso PL，Ruffini E，Lausi PO，et al. Historical perspectives：the evolution of the thymic epithelial tumors staging system. Lung Cancer，2014，83：126-132.

[4] Detterbeck FC，Nicholson AG，Kondo K，et al. The Masaoka-

Koga Stage Classification for Thymic Malignancies: Clarification and Definition of Terms. J Thorac Oncol, 2011, 6: S1710–S1716.

[5] Brierly JD, Gospodarowicz MK, Wittekind C. Thymic Tumors. In: TNM classification of malignant tumors. 8th Edition. Oxford: John Wiley & Sons, 2017: 74.

[6] Detterbeck FC, Stratton K, Giroux D, et al. The IASLC/ITMIG Thymic Epithelial Tumors Staging Project: proposal for an evidence based stage classification system for the forthcoming (8th) edition of the TNM classification of malignant tumors. J Thorac Oncol, 2014, 9: S65–S672.

[7] Detterbeck FC. Towards a TNM based prognostic classification for thymic tumours. J Thorac Oncol, 2013, 8: S68.

[8] NCCN Clinical Practice Guidelines in Oncology. Thymic malignancies. Available online: http://www.nccn.org; 2017. Accessed 14.10.2017.

[9] Ruffini E, Detterbeck F, Van Raemdonck D, et al. European Association of Thoracic Surgeons (ESTS) Thymic Working Group. Tumours of the thymus: a cohort study of prognostic factors from the European Society of Thoracic Surgeons database. Eur J Cardiothorac Surg, 2014, 46: 361–368.

[10] Omasa M, Date H, Sozu T, et al. Postoperative radiotherapy is effective for thymic carcinoma but not for thymoma in stage II and III thymic epithelial tumors: the Japanese Association for Research on the Thymus Database Study. Cancer, 2015, 121: 1008–1016.

[11] Forquer JA, Rong N, Fakiris AJ, et al. Postoperative radiotherapy after surgical resection of thymoma: differing roles in localized and regional disease. Int J Radiat Oncol Biol Phys, 2010, 76: 440–445.

[12] Ahmad U, Yao X, Detterbeck F, et al. Thymiccarcinoma outcomes and prognosis: results of an international analysis. J Thorac Cardiovasc Surg, 2015, 149: 95–100.

[13] Ruffini E, Detterbeck F, Van Raemdonck D, et al. Thymic carcinoma: a cohort study of patients from the European society of thoracic surgeons database. J Thorac Oncol, 2014, 9: 541–548.

[14] Korst RJ, Kansler AL, Christos PJ, et al. Adjuvant radiotherapy for thymic epithelial tumors: a systematic review and meta-analysis. Ann Thorac Surg, 2009, 87: 1641–1647.

[15] Rimner A, Yao X, Huang J, et al. Postoperative radiation therapy is associated with longer overall survival in completely resected stage II and III thymoma - an analysis of the International Thymic Malignancy Interest Group retrospective database. J Thorac Oncol, 2016, 11: 1785–1792.

[16] Liu Q, Gu Z, Yang F, et al. The role of postoperative radiotherapy for stage I/II/III thymic tumor-results of the ChART retrospective database. J Thorac Dis, 2016, 8: 687–695.

[17] Schmidt HM, Roberts JM, Bodnar AM, et al. Thoracic multidisciplinary tumor board routinely impacts therapeutic plans in patients with lung and esophageal cancer: a prospective cohort study. Ann Thorac Surg, 2015, 99: 1719–1724.

[18] Foster TJ, Bouchard-Fortier A, Olivotto IA, et al. Effect of multidisciplinary case conferences on physician decision making: breast diagnostic rounds. Cureus, 2016, 8: e895.

[19] Basse C, Thureau S, Bota S, et al. Multidisciplinary Tumor Board Decision Making for Postoperative Radiotherapy in Thymic Epithelial Tumors: Insights from the RYTHMIC Prospective Cohort. J Thorac Oncol, 2017, 12: 1715–1722.

[20] Girard N, Dansin E, Léna H, et al. Systemic Treatment in Advanced Thymic Epithelial Tumors. Insights From a Prospective Cohort of 1000 Patients enrolled in RYTHMIC. International Association for the Study of Lung Cancer. World Conference on Lung Cancer 2015; Denver, USA. Citation: J Thorac Oncol, 2015, 10: 353.

译者：王军、杨从容，河北医科大学第四医院放疗科

第4节　胸腔热灌注化疗治疗胸腺瘤胸膜复发

原文标题：Intra-Thoracic Chemo-Hyperthermia for pleural recurrence of thymoma

原文作者：Jean Michel Maury[a,b,1], Nicolas Girard[b,c*,1], Mayeul Tabutin[a,d], Renaud Grima[a], Lara Chalabreysse[b,e], Isabelle Pavlakovic[f], Annie Sayag-Beaujard[f], Caroline Leroux[b], Pierre-Jean Souquet[g], Olivier Glehen[h], Francois Tronc[a,b]

[a]Department of Thoracic Surgery, Louis Pradel Hospital, Hospices Civils de Lyon, F-69677 Lyon, France; [b]Université de Lyon, Université Lyon 1, INRA, UMR754, UMS 3444, SFR BioSciences, F-69007 Lyon, France; [c]Department of Respiratory Medicine, Louis Pradel Hospital, Hospices Civils de Lyon, F-69677 Lyon, France; [d]Department of Surgery, Centre Léon-Berard, Cancer Research Center of Lyon 28, F-69008 Lyon, France; [e]Department of Pathology, Louis Pradel Hospital, Hospices Civils de Lyon, F-69677 Lyon, France; [f]Department of Anesthesiology and Reanimation, Louis Pradel Hospital, Hospices Civils de Lyon, F-69677 Lyon, France; [g]Department of Respiratory Medicine, Lyon Sud Hospital, Hospices Civils de Lyon, F-69495 Pierre Benite, France; [h]Departement of General Surgery, Lyon Sud Hospital, Hospices Civils de Lyon, F-69495 Pierre Benite, France.

刊载信息：Lung Cancer 2017,108:1-6.

1　研究背景和目的

胸腺瘤是胸腔内少见的恶性肿瘤，胸膜播散是胸腺瘤的典型特征之一，初诊时通常只有7%~10%存在胸膜病变，而复发则有75%出现在胸膜上。胸腔热灌注化疗（Intra-Thoracic Chemo-Hyperthermia，ITCH）最早用于间皮瘤减瘤手术后的治疗，后引入到晚期复发性胸腺瘤治疗中。作者拟通过一组复发性胸腺瘤应用ITCH治疗的资料来分析这种治疗方法的可行性并报告患者的预后情况。

2　材料和方法

这是一个单中心的回顾性研究，所有接受ITCH的患者均为晚期胸腺恶性肿瘤。1997年4月—2015年3月，有19例患者在我中心接受了胸膜切除加上ITCH治疗。在此期间，共有270例患者因胸腺肿瘤接受手术。所有患者均收录到前瞻性数据库中。ITCH的指征主要是根据外科医生的经验，并且在一个专门的多学科肿瘤平台上系统讨论。ITCH最低的纳入标准包括：年龄<75岁；之前做过胸腺瘤切除且出现了孤立胸膜转移；外科团队评估胸膜病变可切除；没有胸腔外的转移；心肺功能能够耐受必要的肺切除等，非胸腺癌的患者。组织学评估主要依据WHO分类，而分期主要依据Masaoka分期。所有患者均采用全麻、侧卧位，第5肋间后外侧切口开胸，通过胸膜次全切除、肺楔

形切除、膈肌和/或心包切除来最大限度切除全部肉眼可见病变。在关胸前，将ITCH设备置入胸膜腔：1根30 Fr的硅胶管置于胸膜顶，1根30 Fr的硅胶管置于胸腔底部，一个在流入管，一个在流出管。温度计（mallinckrodt，mulhuddart，dublin，ireland）也置入胸腔。关胸后将两根管子连接到无菌的循环装置上，4 L灌注液（travenol laboratory，norfolk，england）通过滚动泵（cobe）推动，以每分钟200 cm³灌入，灌注液含有丝裂霉素25 mg/m²，最大剂量60 mg（MMC，Kyowa，Tokyo，Japan），顺铂50 mg/m²，最大剂量100 mg。液体通过一个连接到管道上的加热器加热，胸腔内外的热探测器温度计可以每10 min一次监测并显示温度。ITCH时间>90 min，同时监测体温、呼吸和循环功能等指标。平均最大灌注温度为42 ℃。在治疗结束后患者转移到ICU拔除气管插管并监护。记录患者的不良反应。术后30 d内记录术后并发症和病死率。所有患者均进行随访和统计学分析。

3　结果

在研究期间共有19例患者接受了ITCH治疗，平均年龄44（21~68）岁，8例男性（42%）。B2型胸腺瘤最多（53%），然后是B3型（27%）和B1型（10%），B2和B3混合型2例（10%）。所有患者的美国东部肿瘤协作组（eastern cooperative oncology group，ECOG）评分为0~1，9例有重症肌无力病史（47%），6例（32%）初

诊为ⅣA期。从手术到复发的平均DFS为59（12~120）个月。在第一次胸腺切除时有5例接受了术后化疗，2例胸腺切除不完全（1例R1，1例R2），8例接受术后放疗。在ITCH之前，5例之前诊断为胸膜复发，其中3例有超过两处胸膜病变。这些患者在考虑ITCH之前均接受过化疗、楔形切除、胸膜固定和/或放疗。

手术方式包括4例胸膜切除，14例胸膜切除联合肺楔形切除，1例胸膜外全肺切除，7例切除部分膈肌但没有使用补片。所有患者均接受了ITCH治疗，整个过程90 min，术中没有出现不良反应。没有发现心脏或呼吸的异常，膈肌切除的患者没有发现胸腔向腹腔的漏液。没有术后死亡，5例出现术后并发症，其中2例与手术有关（1例脓胸，1例细菌性肺炎），3例与ITCH有关（1例可逆性1级骨髓抑制，2例自发性可逆性2级急性肾衰）。平均ICU时间和住院时间分别为1（1~26）d和10（7~36）d。

平均随访39（10~127）个月，14例存活，其中12例无肿瘤复发。7例出现复发，平均DFS为53个月。2例出现同侧淋巴结复发，给以放射治疗。1例出现心包复发，2例出现同侧胸膜复发，1例出现对侧胸膜复发。同侧胸膜复发的平均DFS为41（22~84）个月。5例在随访期间死亡，平均OS为63个月，1年和5年生存率分别为93%和86%。1例死于肿瘤进展，3例死于病毒或细菌感染，1例死于肺栓塞。

4　结论

我们的数据显示，对于一部分选择的胸腺瘤胸膜复发的患者，ITCH是可行的，它能够延长疾病局部控制时间，安全性良好。对于部分选择性患者，ITCH可以延长生存期。具体的治疗方案应在肿瘤多学科治疗平台上进行讨论。

总结：许世广，沈阳军区总医院胸外科

[点 评]

胸腺瘤胸膜复发：胸腔热灌注化疗的作用和效果

原文标题： Pleural recurrences of thymoma: role and effectiveness of intrathoracic chemohyperthermia

原文作者： Giuseppe Marulli, Marco Mammana, Giovanni Maria Comacchio, Federico Rea

Thoracic Surgery Unit, Department of Cardiologic, Thoracic and Vascular Sciences, University of Padua, Padua, Italy

Correspondence to: Giuseppe Marulli, MD, Phd. Thoracic Surgery Unit, Department of Cardiologic, Thoracic and Vascular Sciences, University of Padua, Via Giustiniani 2, 35100 Padua, Italy. Email: giuseppe.marulli@unipd.it.

Provenance: This is an invited Editorial commissioned by Section Editor Dr. Jie Dai (Department of Thoracic Surgery, Shanghai Pulmonary Hospital, Tongji University, Shanghai, China).

Comment on: Maury JM, Girard N, Tabutin M, et al. Intra-Thoracic Chemo-Hyperthermia for pleural recurrence of thymoma. Lung Cancer 2017;108:1-6.

刊载信息： J Thorac Dis 2017,9(10): 3557-3559. doi: 10.21037/jtd.2017.09.55

View this article at: http://dx.doi.org/10.21037/jtd.2017.09.55

胸腺瘤是一种前纵隔少见肿瘤，生物学行为上生长相对缓慢。胸腺瘤的治疗以外科为基础，而切除的完整性是判断预后的主要指标[1]。但是即使是完全切除的患者仍然有10%~30%会出现复发，DFS为60~80个月[2]。肿瘤复发的主要危险因素是较晚的Masaoka分期和WHO组织类型[3-4]。而在另一方面，胸腺癌则表现得更具有侵袭性且更易复发，所以被认为是完全不同的疾病。

胸腺瘤最常见的复发部位为胸膜腔内脏层或者壁层胸膜上的微小转移（占所有复发的46%~80%），然后是纵隔，最后是远处转移[5]。

目前对于复发的胸腺瘤还没有最佳的治疗方案。治疗建议包括外科切除、化疗、多学科治疗或者观察。大多数外科团队报道的复发后再次切除后患者的理想5年和10年生存率分别为（70.9%±16.2%）和（49.6%±27.4%）[6-7]。这样的生存率比非手术治疗方案要好，但是这样的回顾性分析必然是有偏差的，因为外科治疗的患者都是经过选择的，比如患者的病变都比较局限，身体状态相对较好，等等。

最近，有团队推荐了一个新的联合治疗方法：在外科切除胸膜复发胸腺瘤之后进行ITCH[8-10]。这一治疗方案最初用在间皮瘤的多学科治疗上，原理是局部用药使肿瘤的药物暴露浓度比全身用药更高[11-12]。而且热疗具有协同促进效应，药物动力学研究证实，热灌注比非热灌注造成的局部组织/灌注液浓度更高。

有研究报道了ITCH在复发性胸腺瘤治疗中的应用，但到目前为止只包括一些小样本的病例，且患者选择的差异也很大，有的包括胸腺瘤胸膜复发，也有的包括新发的Ⅳa胸腺瘤和胸膜播散的胸腺癌，而后者的预后是完全不同的。

Maury等[8]在最近的报道中收集了19个胸腺瘤胸膜复发的患者施行手术和ITCH的病例，这是同类报道中样本量最大的一组。需要特别注明的是，该组中排除了新发的Ⅳa胸腺瘤和胸膜播散的胸腺癌患者。所有患者均再次行根治性切除手术，包括胸膜次全切除肺楔形切除、膈肌和/或心包切除等，只有1例施行了胸膜外全肺切除。ITCH药物包括丝裂霉素25 mg/m^{2}和顺铂50 mg/m^2，药物通过两根胸管灌注到胸膜腔，留置90 min，平均最大灌注温度为42 ℃。没有围术期死亡，并发症发生率26%，其中3例（16%）出现化疗不良反应。中位随访时间39个月，中位DFS 42个月。5例在随访期死亡，中位OS 63个月，5年生存率86%。作者认为，ITCH是一个可行的治疗方法，它可以改善长期的局部肿瘤控制，而且没有明显的安全问题。

该文对于ITCH治疗复发性胸腺瘤的可行性提供了强有力的证据，但是和其他相似的研究一样，它仍然有一些问题需要解决。首先，这些单中心研究的病例数太少，无法有效评估并发症发生率，尤其是ITCH之后化疗相关并发症，Maury的论文中就有3例（16%）。既往的化疗，无论是在胸腺瘤初始治疗时还是在复发后，都可能导致ITCH的不良反应增大，这可能是该治疗方式一个潜在的禁忌证。其次，这些患者的预后结果难以解释，或者难以和那些单纯做了外科切除的同类患者相比较。实际上，因为疾病的惰性过程，这些患者在单纯切除后的生存率通常都是不错的，根据最新的Meta分析结果，胸腺瘤复发后的5年OS为（70.9%±16.2%）[6]。因此，需要更多的病例数才有可能获得两种治疗方法统计学上的差异。基于同样的原因，Maury报道中39个月的随访时间并不足以评估胸腺瘤患者的预后生存。第三，因为每篇报道中的用药方案都不相同，所以在该ITCH治疗中所谓最佳化疗方案是有争议的，这对于并发症发生率和生存预后的影响尚不明确。第四，对于胸膜受累的胸腺瘤的切除范围也没有统一意见。多数的研究中，切除仅限于受累的膈肌、心包或肺表面的胸膜，有些医生还施行了全胸膜切除或者胸膜外全肺切除手术[13-14]。不同的手术方法不仅可能与病死率和并发症发生率有关，还会与ITCH有关，因为部分完整的胸膜的存在能够增加化疗药物的吸收和血清浓度[10]。

总结一下，外科手术加上ITCH治疗胸腺瘤胸膜复发转移是一种新的、有前途的治疗方法，从药物动力学上讲它应该是有效的。但是，相关并发症、适应证和最佳治疗方案等一些问题仍然没有答案，且缺乏长期的生存数据。作者的观点是，因为疾病少见，所以需要一个多中心的、随机的、长期随访的研究来解决这些问题。在那之前，ITCH仍只是试验性技术，实施治疗的医生必须了解这一点而且在治疗前必须经过多学科讨论，治疗方案也必须是个体化的。为了保证每个胸腺瘤患者能够得到最有效的治疗方法，并且便于收集数据，应该设立专门的大流量的医疗中心。

参考文献

[1]　Rea F，Marulli G，Girardi R，et al. Long-term survival and prognostic factors in thymic epithelial tumours. Eur J Cardiothorac Surg，2004，26：412–418.

[2]　Lucchi M，Basolo F，Mussi A. Surgical treatment of pleural recurrence from thymoma. Eur J Cardiothorac Surg，2008，33：707–711.

[3]　Ruffini E，Mancuso M，Oliaro A. Recurrence of thymoma：analysis of clinicopathologic features，treatment，and outcome. J Thorac Cardiovasc Surg，1997，113：55–63.

[4]　Okumura M，Shiono H，Inoue M，et al. Outcome of surgical treatment for recurrent thymic epithelial tumors with reference to world health organization histologic classification system. J Surg Oncol，2007，95：40–44.

[5]　Modh A，Rimner A，Allen PK，et al. Treatment modalities and outcomes in patients with advanced invasive thymoma or thymic carcinoma：a retrospective multicenter study. Am J Clin Oncol，2016，39：120–125.

[6]　Hamaji M，Ali SO，Burt BM. A meta-analysis of surgical versus non-surgical management of recurrent thymoma. Ann Thorac Surg，2014，98：748–755.

[7]　Marulli G，Margaritora S，Lucchi M，et al. Surgical treatment of recurrent thymoma：is it worthwhile? Eur J Cardiothorac Surg，2016，49：327–332.

[8]　Maury JM，Girard N，Tabutin M，et al. Intra-Thoracic Chemo-Hyperthermia for pleural recurrence of thymoma. Lung Cancer，2017，108：1–6.

[9]　Ambrogi MC，Korasidis S，Lucchi M，et al. Pleural recurrence of thymoma：surgical resection followed by hyperthermic intrathoracic perfusion chemotherapy. Eur J Cardiothorac Surg，2016，49：321–326.

[10]　Yellin A，Simansky DA，Ben-Avi R，et al. Resection and heated pleural chemoperfusion in patients with thymic epithelial malignant disease and pleural spread：a single-institution experience. J Thorac Cardiovasc Surg，2013，145：83–87；discussion 87–89.

[11]　Rusch VW，Niedzwiecki D，Tao Y，et al. Intrapleural cisplatin and mitomycin for malignant mesothelioma following pleurectomy：pharmacokinetic studies. J Clin Oncol，1992，10：1001–1006.

[12]　Ratto GB，Civalleri D，Esposito M，et al. Pleural space perfusion with cisplatin in the multimodality treatment of malignant mesothelioma：a feasibility and pharmacokinetic study. J Thorac Cardiovasc Surg，1999，117：759–765.

[13]　Belcher E，Hardwick T，Lal R，et al. Induction chemotherapy，cytoreductive surgery and intraoperative hyperthermic pleural irrigation in patients with stage IVA thymoma. Interact CardioVasc Thorac Surg，2011，12：744–747.

[14]　Fabre D，Fadel E，Mussot S，et al. Long-term outcome of pleuropneumonectomy for Masaoka IVA thymoma. Eur J Cardiothorac Surg，2011，39：e133–e138.

译者：许世广，沈阳军区总医院胸外科

第12章　胸腺瘤研究新进展

第1节　胸腺恶性肿瘤的淋巴结转移：中国胸腺瘤协作组的回顾性分析

原文标题：Lymph node metastases in thymic malignancies: a Chinese Alliance for Research in Thymomas retrospective database analysis

原文作者：Gu Z[1], Wei Y[2], Fu J[3], Tan L[4], Zhang P[5], Han Y[6], Chen C[7], Zhang R[8], Li Y[9], Chen K[10], Chen H[11], Liu Y[12], Cui Y[13], Wang Y[14], Pang L[15], Yu Z[16], Zhou X[17], Liu Y[18], Shen Y[2], Fang W[1]; Members of the Chinese Alliance for Research in Thymomas

[1]Department of Thoracic Surgery, Shanghai Chest Hospital, Shanghai Jiao Tong University, Shanghai, China

Corresponding author: Fang W. Department of Thoracic Surgery, Shanghai Chest Hospital, Shanghai Jiao Tong University, 241 Huaihai Road West, Shanghai, China

刊载信息：Interact Cardiovasc Thorac Surg 2017,25(3):455-461.

1　研究目的

胸腺上皮肿瘤（Thymic Epithelial Tumors，TET）是最常见的原发性前纵隔肿瘤，但其发病率仍明显低于其他胸部恶性病变，而在TET中，淋巴受累又相对少见，淋巴结转移的发生率、对预后的影响尚不明确。该研究通过对中国胸腺瘤协作组的全国性回顾性数据库进行分析，旨在明确TET患者的淋巴结转移发生率，以及淋巴结转移对TET患者预后的影响。

2　方法

该研究筛选了1992年—2014年全国18个中心的2 421例胸腺肿瘤患者，其中接受了手术治疗，并且没有接受过任何其他术前治疗的患者将被纳入该研究，这些患者的病理分期均使用国际胸腺肿瘤协会推荐的新的TET分期系统重新进行分期。该研究对淋巴结转移的发生率、淋巴结转移与临床病理特征的关系，以及淋巴结转移对患者生存的影响进行了回顾性分析。

3　结果

最终有1 621例患者被纳入研究。其中35例患者出现了淋巴结转移（2.2%），A型、AB型、B1型胸腺瘤均未发现淋巴结转移，B2、B3型胸腺瘤淋巴结转移的发生率为1.3%，胸腺癌患者的淋巴结转移率为7.9%，胸腺神经内分泌肿瘤患者的淋巴结转移率最高（16.7%，$P<0.001$）。根据原发肿瘤分期进行统计，T1期的淋巴结转移发生率为0.2%，T2期为6.9%，T3期为8.5%，T4期为7.4%（$P<0.001$）。在单因素分析中，患者性别、胸膜及远处转移，以及手术切除时的情况也与淋巴结转移的发生密切相关（$P<0.05$）。多因素分析显示，存在胸腺癌或胸腺神经内分泌肿瘤特征的患者及非T1期的患者出现淋巴结转移的风险将明显升高（$P<0.001$）。该研究同时发现，无淋巴结转移的患者的总生存期明显比有淋巴结转移的患者长（$P<0.001$）。在进行R0切除后，无淋巴结转移的患者的无病生存期也明显比有淋巴结转移的患者长（$P<0.001$）。多因素分析显示，患者的总生存期与肿瘤的组织学类型（$P=0.019$）、是否行肿瘤

完全切除术（*P*=0.047）密切相关，并且总生存期有与淋巴结受累相关的趋势（*P*=0.052）。

4　结论

　　总体来说，淋巴结转移将明显影响患者的总生存期。在病理低级别、分期早的胸腺肿瘤中，淋巴结转移较为少见，但在恶性程度高、病理高级别，尤其是胸腺神经内分泌肿瘤中，淋巴结转移并不罕见。淋巴结转移、肿瘤侵袭，以及分化程度差都提示预后不良，系统的淋巴结切除或者淋巴结采样对完全切除病灶及明确分期都有重要的意义，可以考虑作为高危患者手术治疗中的一个必要环节。

　　总结：赵光强，云南省肿瘤医院胸外一科

胸腺恶性肿瘤的淋巴结转移：我们需要前瞻性研究

原文标题：Lymph nodes metastases in thymic malignancies: we need prospective studies

原文作者：Benny Weksler

Division of Thoracic Surgery, University of Tennessee Health Science Center, Memphis, TN, USA

Correspondence to: Benny Weksler, MBA, MD. Chief, Division of Thoracic Surgery, University of Tennessee Health Science Center, 1325 Eastmoreland Ave, Suite 460, Memphis, TN 38104, USA. Email: bweksler@uthsc.edu.

Provenance: This is an invited Editorial commissioned by Section Editor Dr. Zhuoqi Jia (Thoracic Department, the First Affiliated Hospital of Xi'an Jiaotong University, Xi'an, China).

Comment on: Gu Z, Wei Y, Fu J, et al. Lymph node metastases in thymic malignancies: a Chinese Alliance for Research in Thymomas retrospective database analysis. Interact Cardiovasc Thorac Surg 2017;25:455-461.

刊载信息：Mediastinum 2017,1:19. doi: 10.21037/med.2017.10.08

View this article at: http://dx.doi.org/10.21037/med.2017.10.08

　　TET是一种罕见的前纵隔恶性肿瘤，常表现广泛的生物学行为。目前普遍认为，按照WHO组织学分类，胸腺瘤发展到B2、B3型以后将具有更强的侵袭性。胸腺癌和胸腺神经内分泌肿瘤（Neuroendocrine Tumors of the Thymus，NETT）比胸腺瘤有更强的侵袭能力，而且可以更早地发生转移，所以其治疗也更为困难。胸腺瘤、胸腺癌、NETT并不是一系列逐渐恶化的恶性肿瘤，而是三种不同的病理变化，它们有不同的生物学行为，对手术、化疗、放疗的疗效也不尽相同。所以WHO将胸腺瘤、胸腺癌、NETT分为了三种不同的疾病[1]。

　　直到最近，Masaoka-Koga分期仍是TET最常用的分期方法[2]。Masaoka-Koga分期可以有效评估TET患者的预后，但该方法是通过原发肿瘤侵袭程度及是否存在局部和远处转移进行分期的，而不是基于传统的TNM分期法进行分期。最重要的一点，Masaoka-Koga分期把所有淋巴结转移都归为ⅣB期，而没有考虑到不同淋巴结转移的具体情况。这种分期方法使得外科医生在手术治疗TET患者时很少进行淋巴结清扫。基于以上情况，

我们很容易理解为什么TET淋巴结转移成为热点话题的同时却缺乏高质量的TET淋巴结转移相关数据。最近，IASLC和ITMIG[3]提出了TET的TNM分期，该分期方法同时包括了TET的淋巴结分区[4]，这将使外科医生意识到TET患者术中淋巴结取材及淋巴结清扫的重要性。

　　目前鲜有关于TET淋巴结转移的文献，Kondo是最早进行TET淋巴结转移研究的研究者之一[5-6]，通过向日本185个相关机构发放问卷，Kondo构建了一个由1 320例患者组成的数据库（其中胸腺瘤1 093例，胸腺癌186例，胸腺类癌41例）。胸腺瘤的淋巴结转移率为1.8%，胸腺癌为26.8%，胸腺类癌为27.5%。而Weksler等通过监测、流行病学和结果（Surveillance，Epidemiology，and End Results，SEER）数据库的统计显示，胸腺瘤的淋巴结转移率为13.4%[7]，胸腺癌为33.5%，NETT为62.3%[8]。不过该研究的纳入标准是"至少有1枚淋巴结行活检的患者"，所以大部分手术患者并没有纳入该研究。为什么大部分患者不进行淋巴结活检，而只有少部分患者进行了淋巴结活检呢？可能

是由于只有手术医生在术中看到了某些需要淋巴结活检的征象，如淋巴结肿大，才会进行淋巴结活检。所以TET淋巴结转移的几率可能较Weksler等报道的数据低一些。Kondo和Weksler的研究都存在一些缺陷，除了众所周知的回顾数据库的不足之外，这两项研究都只进行了数据库回顾，而没有再次进行病理确认。

Park等[9]提供了一个更为高质量的数据，他们回顾了37例胸腺癌患者，其中8例没有进行淋巴结切除（Nx），13例进行了局部淋巴结切除但未发现转移（N0），10例进行了广泛淋巴结切除但未发现转移（N0），6例有淋巴结转移（N1）。总共29例患者进行了淋巴结切除，平均切除淋巴结9.4枚，而6例有淋巴结转移的患者共有19枚淋巴结转移。同时，Park等发现，肿瘤侵犯邻近器官的TET更容易发生淋巴结转移。有趣的是，淋巴结转移大多发生在右侧气管旁，和原发肿瘤的位置并没有关系。这组患者的淋巴结转移发生率是16.2%（6/37），仅考虑进行了淋巴结切除的患者的话，淋巴结转移发生率为20.7%（6/29），该结果与Kondo的研究相似，但仍远低于Weksler的研究。

最近，Gu等[10]发表了关于TET患者淋巴结转移率的研究结果。他们通过中国胸腺瘤协作组数据库，对1 617例患者进行了回顾性研究，这些患者大多数是胸腺瘤（1310例，81.0%），265例（16.4%）胸腺癌，42例（2.6%）NETT，总体淋巴结转移发生率为2.2%，其中胸腺瘤0.5%，胸腺癌7.9%，NETT 16.7%。多因素分析显示，对于胸腺癌和NETT，T分期高于T1的患者将存在淋巴结转移风险。另外，虽然淋巴结转移的患者生存期明显较无淋巴结转移的患者短，但该研究的多因素分析显示只有采用肿瘤完全切除术及肿瘤的组织学类型可影响患者生存期，而患者淋巴结的状态在多因素分析模型中对患者生存期并没有显著影响。

在Gu等的结果中为目前TET淋巴结转移的研究提供了重要的信息，尤其是胸腺瘤患者极低的淋巴结转移发生率。该研究也有着大数据回顾性分析的各种常见问题，如术中切除的淋巴结数量以及这些淋巴结的肿瘤转移情况等数据遗失。众所周知，在胸部恶性肿瘤的手术中，随着术中淋巴结切除的数量增多，淋巴结转移的发生率也将增高。对于淋巴结镜下转移的患者（尤其是胸腺癌及NETT患者），手术医生可能无法在术中辨认该淋巴结是否存在肿瘤转移，导致未进行淋巴结切除活检，但这些微转移灶对预后的影响也尚

不明确。最后，根据先前的数据研究，并不是所有患者都可以进行病理学的再评估，而且对于B2、B3型的胸腺瘤区分以及B3型胸腺瘤与胸腺癌的区分，病理医生往往会有较大的分歧[11-12]。

要想得知确切的TET患者淋巴结转移发生率，唯一的方法就是进行前瞻性研究，所有手术患者都必须接受预置的最低限度淋巴结采样，而不考虑术前影像学检查是否为淋巴结转移，同时采用至少两名病理医生进行读片以标准化病理诊断。鉴于TET的发病率较低，这些研究应该有大型的跨国组织支持，比如ITMIG，如此才能做到前瞻性地收集患者数据并取得较大的患者样本量。而现在回顾性分析已经很难提供比已有的结论更好的数据了。

参考文献

[1] Travis WD，Brambilla E，Burke AP，et al. WHO Classification of Tumours of the Lung，Pleura，Thymus and Heart(4th edition). WHO Classification of Tumours，2015.

[2] Koga K，Matsuno Y，Noguchi M，et al. A review of 79 thymomas：modification of staging system and reappraisal of conventional division into invasive and non-invasive thymoma. Pathol Int，1994，44：359-367.

[3] Detterbeck FC，Stratton K，Giroux D，et al. The IASLC/ITMIG Thymic Epithelial Tumors Staging Project：Proposal for an Evidence-Based Stage Classification System for the Forthcoming (8th) Edition of the TNM Classification of Malignant Tumors. J Thorac Oncol，2014，9：S65-S72.

[4] Bhora FY，Chen DJ，Detterbeck FC，et al. The ITMIG/IASLC Thymic Epithelial Tumors Staging Project：A Proposed Lymph Node Map for Thymic Epithelial TUmors in the Forthcoming 8th Edition of the TNM Classification of Malignant Tumors. J Thorac Oncol，2014，9：S88-S96.

[5] Kondo K，Monden Y. Therapy for thymic epithelial tumors：a clinical study of 1，320 patients from Japan. Ann Thorac Surg，2003，76：878-884；discussion 884-885.

[6] Kondo K，Monden Y. Lymphogenous and hematogenous metastasis of thymic epithelial tumors. Ann Thorac Surg，2003，76：1859-1864.

[7] Weksler B，Pennathur A，Sullivan JL，et al. Resection of thymoma should include nodal sampling. J Thorac Cardiovasc Surg，2015，149：737-742.

[8] Weksler B，Holden A，Sullivan JL. Impact of Positive Nodal Metastases in Patients with Thymic Carcinoma and Thymic Neuroendocrine Tumors. J Thorac Oncol，2015，10：1642-1647.

[9] Park IK, Kim YT, Jeon JH, et al. Importance of lymph node dissection in thymic carcinoma. Ann Thorac Surg, 2013, 96: 1025–1032; discussion 1032.

[10] Gu Z, Wei Y, Fu J, et al. Lymph node metastases in thymic malignancies: a Chinese Alliance for Research in Thymomas retrospective database analysis. Interact Cardiovasc Thorac Surg, 2017, 25: 455–461.

[11] Roden AC, Yi ES, Cassivi SD, et al. Clinicopathological features of thymic carcinomas and the impact of histopathological agreement on prognostical studies. Eur J Cardiothorac Surg, 2013, 43: 1131–1139.

[12] Verghese ET, den Bakker MA, Campbell A, et al. Interobserver variation in the classification of thymic tumours--a multicentre study using the WHO classification system. Histopathology, 2008, 53: 218–223.

译者：赵光强，云南省肿瘤医院胸外一科

第2节　伴重症肌无力的微小胸腺瘤的临床病理特征及文献回顾

原文标题：Clinical and pathological aspects of microscopic thymoma with myasthenia gravis and review of published reports

原文作者：Mitsuro Fukuhara, Mitsunori Higuchi, Yuki Owada, Takuya Inoue, Yuzuru Watanabe, Takumi Yamaura, Satoshi Muto, Takeo Hasegawa, Hiroyuki Suzuki

Department of Chest Surgery, Fukushima Medical University School of Medicine, Fukushima, Japan

Correspondence to: Mitsuro Fukuhara, MD. Department of Chest Surgery, Fukushima Medical University School of Medicine, 1-Hikarigaoka, Fukushima 960-1295, Japan. Email: fuku225@fmu.ac.jp.

刊载信息：J Thorac Dis 2017,9(6):1592-1597. doi: 10.21037/jtd.2017.05.22

View this article at: http://dx.doi.org/10.21037/jtd.2017.05.22

1　研究背景和目的

1976年，Rosai等首先描述了微小胸腺瘤，但到目前只有13例病例报道。微小胸腺瘤定义为直径<1 mm的胸腺上皮增生，常见于没有肉眼可见胸腺肿瘤的重症肌无力患者，但是其临床和病理特征仍不清楚。我们在施行胸腺切除的患者中发现了5例这样的患者并对其进行评估，目的是揭示微小胸腺瘤的临床和病理特征，并对既往文献进行回顾分析。

2　方法

这是一个回顾性的研究，收录了作者中心2007年4月—2016年3月共5例因重症肌无力行胸腺扩大切除的患者，所有病例术前均未诊断胸腺瘤，手术切除标本经术后组织学检查证实为微小胸腺瘤。同期，笔者团队共为32例重症肌无力患者施行了经胸骨胸腺瘤/胸腺扩大切除术（包括上述5例）。将所有病例分成3组，微小胸腺瘤组（M组）、胸腺瘤组（T组）和非胸腺瘤组（N组），N组患者除了增生，不合并其他上皮肿瘤。这里一共复习18例微小胸腺瘤的病例，包括上述的5例和之前报道的13例。M组5例患者包括3例男性2例女性，年龄（53.8±14.2）岁。患者的ECOG评分为0~1，研究在学校伦理委员会获得通过。研究遵循赫尔辛基临床实践指南。32例重症肌无力患者在施行了扩大胸腺切除或胸腺瘤切除后标本经过40%的甲醛溶液固定，石蜡包埋，5 μm切片，常规HE染色，并全面取材行组织学检查。组间临床病理因素应用Student's *t*-test比较分析。检验均为双侧，并以$P<0.05$为差异有统计学意义。应用SPSS 21.0进行统计学分析。

3　结果

32例中发现有5例微小胸腺瘤，占总入组患者的比例为15.6%，M组所有5例患者术前的抗乙酰胆碱受体（anti-acetylcholine receptor，AchR）抗体滴度均较高[（74.4±53.3）nmol/L]，而手术后均显著下降[（11.7±13.5）nmol/L，$P=0.037$]。三组术前和术后平均抗AhR抗体滴度分别为：M组（74.4±53.3）nmol/L和（11.7±13.5）nmol/L，T组（26.5±30.5）nmol/L和（9.6±15.2）nmol/L，N组（368±709）nmol/L和（89.6±164.5）nmol/L。值得注意的是M组和N组的平均抗AhR抗体滴度显著高于T组（$P=0.034$和$P=0.005$）。术后病理检查发现5例微小胸腺瘤均为多灶性，其中1例伴有淋巴增生。根据WHO分类，所有5例均为A型胸腺瘤。M组患者中有1例术后5年复发。

4　结论

微小胸腺瘤多为多灶性A型胸腺瘤，术后所有患者抗AhR抗体滴度均下降。对于重症肌无力患者要施行扩大的胸腺完全切除术，包括切除整个胸腺和所有胸腺旁的脂肪组织，手术后应该对手术切除的组织中所有肉眼可见部分进行全面的组织学检查以详细评估微小胸腺瘤的发生、病因、功能特点等。

总结：许世广，沈阳军区总医院胸外科

[点 评]

胸腺的罕见病：微小胸腺瘤

原文标题：A curious rarity of the thymus gland: the microscopic thymoma

原文作者：Tommaso Claudio Mineo[1], Vincenzo Ambrogi[1,2]

[1]Department of Surgery and Experimental Medicine, Tor Vergata University, Rome, Italy; [2]Thoracic Surgery, Multidisciplinary Myasthenia Gravis Unit, Policlinico Tor Vergata University, Rome, Italy

Correspondence to: Tommaso Claudio Mineo, MD. Department of Surgery and Experimental Medicine, Tor Vergata University, via Montpellier 00133 Rome, Italy. Email: mineo@med.uniroma2.it.

Provenance: This is an invited Editorial commissioned by Section Editor Dr. Zhuoqi Jia (Thoracic Department, the first affiliated Hospital of Xi'an Jiaotong University, Xi'an, China).

Comment on: Fukuhara M, Higuchi M, Owada Y, et al. Clinical and pathological aspects of microscopic thymoma with myasthenia gravis and review of published reports. J Thorac Dis 2017;9:1592-7.

刊载信息：Mediastinum 2018,2:16. doi: 10.21037/med.2018.03.07

View this article at: http://dx.doi.org/10.21037/med.2018.03.07

1976年，Rosai和Levine等[1]发现在心脏手术中切除的胸腺组织中经常会发现一些具有胸腺瘤组织学特征的微小病变，他们提出了"微小胸腺瘤"（microscopic thymoma）的概念。这些病变的组织学特征是上皮增生，直径<1 mm，通常为多灶性，位于皮层或髓质内，没有肉眼可见胸腺肿瘤的证据[1-4]。这些病变常见于MG的患者[5]，而后者是一种自身免疫性疾病并经常伴有多种胸腺的异常，比如胸腺B淋巴细胞异常活化导致的淋巴滤泡增生，或者由于上皮细胞异常活化引起的胸腺瘤，两种情况可能并存[6-7]。其他的肌无力患者的胸腺则可能是正常的或者更为复杂。根据2004年WHO胸腺上皮肿瘤的组织学分类，这些病变都被分类为A型胸腺瘤，而实际上到目前为止的18个病例中有14例已经分类为A型胸腺瘤[8]，而Vaideeswar等[3]报道的其余4例则没有进行分类。这很有趣且更令人惊奇，因为A型胸腺瘤通常是与MG无关的[9]。微小胸腺瘤在MG的发病机制中的作用还不知道，尤其是在没有淋巴增生的情况下。同样，胸腺上皮的微小胸腺瘤的发病机制和功能也不清楚。因为疾病少见，所以我们难以进行深入研究。

在临床上，微小胸腺瘤本身并没有明显的相关症状，主要是重症肌无力的症状和体征。同样在对肌无力患者进行影像学研究时也没有发现肿瘤或其他胸腺异常征象。在1986年—2015年，作者为超过300例重症肌无力患者施行了经胸骨正中切口或经胸腔镜扩大胸腺切除术。在复习了所有病例后作者发现了6例微小胸腺瘤，而他们的特征与文献报道中描述的一样。

因为缺乏胸腺瘤典型的形态学特征，比如分叶和血管周围间隙、髓质分化和不成熟T细胞，等等，而且没办法证明其在典型胸腺瘤发展中的作用，所以给微小胸腺瘤下的定义是胸腺上皮的结节样增生[10-11]。在文献中，一些作者宁愿使用胸腺上皮结节样增生这样的定义[3,12-13]，但是后者又与Cheuck等定义完全不同[14]。

Pescarmona等[15]在1992年报道了第1例微小胸腺瘤病例，作者在MG行胸腺切除的患者胸腺标本中发现了多灶性的微小胸腺瘤。在肌无力患者尸检中发现微小胸腺瘤的几率是4%~15%[15-16]。祝贺并感谢Fukuhara等[8]

将回顾重点放在重症肌无力患者的胸腺形态学检查上，并把Rosai等[1]首先描述的所有病例都列举出来。他们把18例患者的数据都准确地收集起来，描述了每篇文献中可收集的临床和形态学特征。在这些病例中可以发现一些明显的共同点：这些病例罕见。除了作者描述的5例之外，一直追溯到1992年Pescarmona等[15]首次报道的3例，共只有13例。所有患者都有重症肌无力并且施行了胸腺切除，CT上都没有肿瘤的征象。所有患者在胸腺切除后都获得了长期的改善[2,12-13,15]。多数微小胸腺瘤的病理表现为多灶性，而实体肿瘤则应该是散发的[15-16]。出于对其他作者的尊重，Fukuhara等暗示术后循环抗乙酰胆碱受体抗体的显著下降表明扩大胸腺切除在减少抗体方面是具有优势的[9]。

1996年，作者因为其他原因在对标本库中无胸腺瘤重症肌无力患者的胸腺组织重新分析时偶然发现了第1例微小胸腺瘤。患者是一例16岁女性，1987年经胸骨正中切口行胸腺扩大切除，Osserman分型为ⅡB型。术后病情平稳，逐渐停药并稳定11年，定期随访未见影像学复发或新发胸腺瘤的证据。作者的第6个，也是最后1个病例发现于2013年，患者是61岁老年男性，Ⅱ型重症肌无力，就诊前3年经右胸行胸腔镜扩大胸腺切除术。术后患者症状不缓解，而且CT显示主肺动脉窗脂肪组织残留，又经左胸再次行胸腔镜手术。病理结果显示主肺动脉窗的纵隔脂肪组织中存在异位胸腺组织，同时存在单发的微小胸腺瘤。二次手术后患者的重症肌无力症状获得了显著改善。最后，作者还提到最近的1个病例，它是在行胸腔镜胸腺囊肿切除后在邻近的组织中发现了单发的微小胸腺瘤。这个患者既没有肌无力的症状，也没有肌电图异常，更没有血清学的证据，因此，作者没有把这个病例收录进去。

作者根据自己的研究对这些疾病提出一些假设：既然这些病变可以同时出现在髓质和皮质部分，所以他同意Pescarmona等的假设：这些病变是胸腺不同区域、不同的上皮克隆的多中心起源的微小胸腺瘤。但是，作者也发现这些肿瘤可以在纵隔脂肪中自由生长，所以也可能是一种异位胸腺组织的肿瘤进化。

因为微小胸腺瘤很稀少，所以很难预测其发展结果。但要想彻底清除偶然发现的微小胸腺瘤，就需要将所有胸腺旁脂肪组织全部清除，因为扩大胸腺切除能够最大限度清除纵隔脂肪内异位胸腺组织，因此能够使扩大胸腺切除手术的效果更好[17-21]。根据作者的经验，

有80%的概率会发现异位胸腺[17-18]，尤其是在双侧心膈角、主动脉腔静脉沟和主肺动脉窗部位。同样因为可能存在多灶性微小胸腺瘤，所以必须将所有的胸腺组织、心包旁脂肪全部切除并仔细进行病理切片检查。

微小胸腺瘤与重症肌无力的关系既明确又含糊。实际上，微小胸腺瘤是在重症肌无力患者的胸腺组织中发现的，但重症肌无力的发生、发展和预后又与微小胸腺瘤无关。20世纪40年代前，Blalock等[22]强调了胸腺切除在重症肌无力治疗中的作用，作者为1例年轻女性患者切除了胸腺囊性肿物却神奇地使重症肌无力症状消失了[23]。最近的随机试验证实，扩大胸腺切除术能够改善无胸腺瘤重症肌无力患者的临床预后。对于无胸腺瘤重症肌无力患者和胸腺瘤患者，胸骨正中切口能够使胸腺切除范围最大化，但是持续的疼痛、严重并发症、切口不美观等使得这一切口越来越少使用。这几年来，外科医生、内科医生和患者都越来越青睐微创化的手术，术后疼痛轻、外科创伤小、美容效果好、术后生活质量高等优点使微创手术的使用越来越多。近年来，有人使用剑突下单孔同样能够完成胸腺切除[24]。因为只在腹部行一个3 cm小口，没有肋间神经的损伤，因此疼痛更轻，美容效果更好[25]。

作者认为，微小胸腺瘤的发现来自于对该区域的显微镜及组织学研究，但因为疾病稀少难以对其形态学和临床特性进行研究。随着后续病例数的增长，我们相信对它的了解会越来越多。对于重症肌无力患者，必须要对所有肿瘤、非肿瘤胸腺组织，以及所有胸腺旁脂肪组织进行仔细的检查。为了方便检查，有必要将切除标本做成许多的石蜡组织块。到目前为止可以确定的是，微小胸腺瘤是一种少见的、无症状的、偶然发现的、需要更多了解的病变。基于此，扩大胸腺切除显得尤为重要。

参考文献

[1] Rosai J, Levine GD. Tumors of the thymus. In: Atlas of tumor pathology. 2nd series, fascicle 13. Washington, DC: Armed Forces Institute of Pathology, 1976.

[2] Wolfe GI, Kaminski HJ, Aban IB, et al. Randomized Trial of Thymectomy in Myasthenia Gravis. N Engl J Med, 2016, 375: 511-522.

[3] Vaideeswar P. Microscopic thymoma: a report of four cases with review of literature. Indian J Pathol Microbiol, 2011, 54: 539-541.

[4] Poulard G, Mosnier JF, Dumollard JM, et al. Microscopic

thymoma and myasthenia gravis. Ann Pathol, 1994, 14: 203–204.

[5] Mori T, Nomori H, Ikeda K, et al. Microscopic-sized "microthymoma" in patients with myasthenia gravis. Chest, 2007, 131: 847–849.

[6] Travis WD, Brambilla E, Müller-Hermelink HK, et al. editors. Pathology and genetics of tumors of the lung, pleura, thymus and heart. Lyon: IARC Press, 2004, 145–197.

[7] Drachman DB. Myasthenia gravis. N Engl J Med, 1994, 330: 1797–1810.

[8] Fukuhara M, Higuchi M, Owada Y, et al. Clinical and pathological aspects of microscopic thymoma with myasthenia gravis and review of published reports. J Thorac Dis, 2017, 9: 1592–1597.

[9] Rosai J. editor. Rosai and Ackerman's Surgical Pathology. 8th ed. Edinburgh: Mosby, 2004, 459–514.

[10] Masaoka A, Monden Y, Nakahara K, et al. Follow-up study of thymomas with special reference to their clinical stages. Cancer, 1981, 48: 2485–2492.

[11] Engels EA, Pfeiffer RM. Malignant thymoma in the United States: demographic patterns in incidence and associations with subsequent malignancies. Int J Cancer, 2003, 105: 546–551.

[12] Chalabreysse L, Orsini A, Vial C, et al. Microscopic thymoma. Interact Cardiovasc Thorac Surg, 2007, 6: 133–135.

[13] Cornea R, Lazăr E, Dema A, et al. A nodular hyperplasia of the thymic epithelium (so-called microscopic thymoma). Rom J Morphol Embryol, 2009, 50: 729–731.

[14] Cheuk W, Tsang WY, Chan JK. Microthymoma: definition of the entity and distinction from nodular hyperplasia of the thymic epithelium (so-called microscopic thymoma). Am J Surg Pathol, 2005, 29: 415–419.

[15] Pescarmona E, Rosati S, Pisacane A, et al. Microscopic thymoma: histological evidence of multifocal cortical and medullary origin. Histopathology, 1992, 20: 263–266.

[16] Puglisi F, Finato N, Mariuzzi L, et al. Microscopic thymoma and myasthenia gravis. J Clin Pathol, 1995, 48: 682–683.

[17] Ambrogi V, Mineo TC. Active ectopic thymus predicts poor outcome after thymectomy in class III myasthenia gravis. J Thorac Cardiovasc Surg, 2012, 143: 601–606.

[18] Mineo TC, Ambrogi V. Outcomes after thymectomy in class I myasthenia gravis. J Thorac Cardiovasc Surg, 2013, 145: 1319–1324.

[19] Jaretzki A 3rd, Penn AS, Younger DS, et al. "Maximal" thymectomy for myasthenia gravis. Results. J Thorac Cardiovasc Surg, 1988, 95: 747–757.

[20] Fukai I, Funato Y, Mizuno T, et al. Distribution of thymic tissue in the mediastinal adipose tissue. J Thorac Cardiovasc Surg, 1991, 101: 1099–1102.

[21] Klimek-Piotrowska W, Mizia E, Kuzdzal J, et al. Ectopic thymic tissue in the mediastinum: limitations for the operative treatment of myasthenia gravis. Eur J Cardiothorac Surg, 2012, 42: 61–65.

[22] Blalock A, Harvery AM, Ford FF, et al. The treatment of myasthenia gravis by removal of the thymus gland. JAMA, 1941, 117: 1529–1533.

[23] Blalock A, Mason MF, Morgan HJ, et al. Myasthenia gravis and tumors of the thymic region. Report of a case in which the tumor was removed. Ann Surg, 1939, 110: 544–561.

[24] Suda T, Sugimura H, Tochii D, et al. Single-port thymectomy through an infrasternal approach. Ann Thorac Surg, 2012, 93: 334–336.

[25] Yano M, Moriyama S, Haneda H, et al. The subxiphoid approach leads to less invasive thoracoscopic thymectomy than the lateral approach. World J Surg, 2017, 41: 763–770.

译者：许世广，沈阳军区总医院胸外科

第3节　胸腺瘤伴发胸腺外恶性肿瘤：来自日本千叶大学医学部单中心40年的经验

原文标题：Extrathymic malignancies associated with thymoma:a forty-year experience at a single institution

原文作者：Kamata T[1], Yoshida S[1], Wada H[1], Fujiwara T[1], Suzuki H[1], Nakajima T[1], Iwata T[1], Nakatani Y[2], Yoshino I[1]

[1]Department of General Thoracic Surgery, Chiba University Graduate School of Medicine, Chiba, Japan; [2]Department of Diagnostic Pathology, Chiba University Graduate School of Medicine, Chiba, Japan

刊载信息：Interact Cardiovasc Thorac Surg. 2017,24(4):576-581.

1　研究目的

有研究表明胸腺瘤患者发生第二原发恶性肿瘤的风险可能增加。该研究目的是评估胸腺瘤患者中第二恶性肿瘤的发病率，其中主要关注肺癌对患者生存的影响。

2　方法

本文将1971年1月—2012年11月在千叶大学医院接受胸腺瘤手术治疗的353例患者作为研究对象，对患者病历资料进行回顾性分析，通过对患者背景、治疗结果、第二恶性肿瘤发生情况和临床结果，用cox风险回归分析计算风险比并比较。通过日本国内癌症发病率数据计算预期发病例数与实际观测结果进行比较，并通过生存分析比较各组患者术后生存情况，根据恶性肿瘤分期和肿瘤手术时间绘制胸腺瘤患者Kaplan-Meier总生存曲线。

3　结果

14例患者术前具有恶性肿瘤史，20例患者合并恶性肿瘤，胸腺切除术后发现33例患者43处恶性肿瘤，共有65例胸腺瘤患者有77个恶性肿瘤，超过根据日本国家数据统计的预期数量。有17例患者（包括术中合并10例和术后7例）诊断出肺癌，远远超过预期数量。分层生存分析中，所有患者中位随访时间为8.9年，患肺癌的胸腺瘤患者的中位生存时间是5.8年，且生存率较低。肺癌组患者更多见于B2/B3型胸腺瘤，超过半数的肺癌与胸腺瘤B2型有关，超过40%乳腺癌和三种以上恶性肿瘤的患者与B2型胸腺瘤有关。

4　结论

胸腺瘤伴发有第二肺癌发生可能是限制胸腺瘤患者生存的因素之一。每年例行CT检查不仅有助于早期诊断肺癌和其他第二恶性肿瘤，还可能改善胸腺瘤患者的生存情况。

5　讨论

有研究显示胸腺瘤患者罹患第二恶性肿瘤的发病率较常人高。在日本，肺癌以男性为主且有25%患者有早期疾病，但在这项研究中，胸腺瘤和肺癌发生率并无性别差异。从生存分析的结果显示，发生肺癌的胸腺瘤患者较没有合并恶性肿瘤或其他第二恶性肿瘤的胸腺瘤患者预后差。在胸腺瘤患者中恶性肿瘤风险增加的原因还有待阐明，由于非胸腺瘤患者癌症发生率与常人无差别，胸腺本身可能不是高风险的原因。患肺癌的胸腺瘤患者中大部分女性无吸烟史，研究排除了吸烟作为导致胸腺瘤患者罹患肺癌的危险因素。此外胸腺瘤合并ⅠA/ⅠB期肺癌患者的5年生存率低于千叶大学医学院同期肺癌患者，免疫因素和胸腺瘤可能对肺癌的发生发展具有一定影响。日本国内低剂量联合化疗的普及，也可能是胸腺瘤合并胸部恶性肿瘤高发生率的原因之一。该研究中还发现B2期胸腺瘤患者肺癌及乳腺癌发生率相对较高，进一步提示包括遗传异常、T细胞功能障碍、其他生物因素及胸腺瘤亚型与第二恶性肿瘤之间是有联系的。

总结：车国卫，四川大学华西医院胸外科

胸腺瘤有可能合并第二恶性肿瘤的风险增加

随着研究的进一步深入，有学者发现胸腺瘤患者发生第二恶性肿瘤的风险可能增加。近期来自日本千叶大学医院研究中心的一项单中心研究发表在 *Interactive Cardio Vascular and Thoracic Surgery* 杂志上[1]，该研究的目的是评估胸腺瘤患者中第二恶性肿瘤的发病率，尤其是罹患有肺癌对胸腺瘤患者生存的影响。其回顾性分析了1971年1月—2012年11月，41年在千叶大学医院接受胸腺瘤手术治疗的353例患者的病历资料，结果发现有17例患者诊断出第二癌灶为肺癌，远远超过预期数量。而在分层生存分析中，患肺癌的胸腺瘤患者的中位生存时间是5.8年，比同期所有患者的中位生存期（8.9年）要短且生存率较低。进一步结果显示，肺癌组患者倾向于病理分期较晚的胸腺瘤（B2/B3型），而且超过半数的胸腺瘤伴癌患者中胸腺瘤为B2型，其数量超过其他胸腺瘤伴发第二癌灶的患者。

有研究显示，随着检查技术的提高和定期体检意识的增强，多原发癌的发病率在逐年升高，在近期的研究中也提示胸腺瘤患者罹患第二恶性肿瘤的发病率较普通患者高。胸腺在T细胞成熟及自体反应性淋巴细胞缺失中起重要作用，胸腺瘤患者胸腺异常发育和CD4细胞成熟受损与副肿瘤性自身免疫性疾病有关。在日本，肺癌以男性为主且有25%患者有早期疾病，但在这项研究中，胸腺瘤和肺癌发生率并无性别差异。从生存分析的结果显示，罹患肺癌的胸腺瘤患者较没有恶性肿瘤或其他第二恶性肿瘤的胸腺瘤患者生存更差。在胸腺瘤患者中恶性肿瘤风险增加的原因还有待阐明，由于非胸腺患者癌症发生率与常人无差别，胸腺本身可能不是高风险的原因。此外胸腺瘤合并ⅠA/ⅠB期肺癌患者的5年生存率低于千叶大学医学院同期肺癌患者，免疫因素和胸腺瘤可能对肺癌的发生发展具有一定影响。日本国内低剂量联合化疗的普

及，也可能是胸腺瘤合并胸部恶性肿瘤高发生率的原因之一。

2000年Shimada等报道了1例侵袭性胸腺瘤患者伴发有肺癌的病例[2]，但对于疾病的发生以及相关的发生机制并未做进一步的探讨。随后Choi等又报道了1例借助PET/CT可有效对胸腺瘤伴发胸腺外肿瘤的患者进行评估[3]，研究仅仅从辅助检查的角度来给予大家在进行相关检查前提供了新的思路。Evoli等[4]研究者近期发表在 *Annals of Oncology* 杂志中的一篇文章提到，他们评估了107例行胸腺瘤手术的患者，在不伴有重症肌无力的患者中更容易有第二肿瘤的发生。有一种可能的解释机制是患有胸腺瘤的患者中重症肌无力起到对机体的保护作用。具体来说，就是肿瘤免疫和自身免疫似乎使用不同的途径：一种对肿瘤的强烈反应可能导致自身免疫[5]，而预防自身免疫的免疫调节信号又会削弱对癌症的免疫反应[6]。Filosso和其研究团队的研究结果更有说服力。他们完成了一个有关胸腺瘤和胸腺外肿瘤的多中心的研究[7]，该研究收集了5个意大利医院胸外科2000年—2011年的临床病历资料，结果发现，总共行胸腺瘤切除手术的患者有302例，其中伴有重症肌无力的患者有166例，伴有其他自身免疫疾病的患者有49例。根据Masaoka分期的患者有118例患者是大于Ⅱ期的，有194例患者根据WHO的病理学分期是分布于B1期和C期之间。此结果与该研究中提到的B2期胸腺瘤患者肺癌及乳腺癌发生率相对较高一致，进一步提示包括遗传异常、T细胞功能障碍、其他生物因素及胸腺瘤亚型与第二恶性肿瘤之间是有联系的。在302例患者中，有50例观察到了胸腺瘤外第二癌灶（28例异时性的、4例同时性，以及18例在胸腺瘤诊断以前就发现了）。在分期较晚的胸腺瘤以及病理分化程度较差的胸腺瘤中更容易发生第二癌灶。然而，与Evoli研究结果相类似

的结论是，重症肌无力确实是避免胸腺瘤患者发生第二癌灶的保护因素。然而此研究的不足是回顾性分析既往收集资料的结果，对于其相关发生机制并未做深一步的探究。

关于是否伴有重症肌无力在胸腺瘤伴发胸腺外肿瘤的研究中，Owe等[8]也研究了重症肌无力和胸腺瘤伴发胸腺外肿瘤之间的联系，同时也评估了在胸腺瘤诊断后胸腺外恶性肿瘤发生的风险。其总共收集了1969年—2005年，在挪威确诊为胸腺瘤的212例患者。回顾资料发现，与Filosso及其研究团队的研究结果相反的是，患有重症肌无力的患者与无重症肌无力者出现第二癌灶的结果是无差异的，同时二者的生存时间也是相类似的。

该研究总体设计和方法合理，收集的病例数较多，时间跨度近40年。统计学方法中用COX风险回归分析计算风险比并比较。通过日本国内癌症发病率数据计算预期发病例数并与实际观测结果进行比较，通过生存分析比较各组患者术后生存情况，根据恶性肿瘤分期和肿瘤手术时间绘制胸腺瘤患者Kaplan-Meier总生存曲线，结果可信度高。

然而，该研究仍存在一些不足：①该研究为单中心研究，在最终的数据结果上与多中心的结果相比可能存在一定偏移和差异；②该研究为回顾性分析，与前瞻性随机对照研究相比，结果的说服力依然有限；③该研究的主要研究目的之一便是胸腺瘤伴发有肺癌对患者生存的影响，然而对患者吸烟史和相关吸烟指数的记录不完整，数据呈现不具体；吸烟史与肺癌的相关性是世界公认的，然而，由于资料缺失，生存分析与吸烟史不匹配，也未考虑胸腺瘤的诊断时间；④在上述多篇其他中心的研究结果提示，重症肌无力可能与胸腺瘤伴发第二肿瘤的发生有相关性，无论是有保护机制还是没有，此内容在本文的研究中并没有得到相应的研究；⑤肺癌的

病理类型是否和其发生有关，也是下一步研究的重点内容；⑥多篇文献的研究结果提醒我们，是否胸腺瘤伴发胸腺外肿瘤存在地区差异，在今后的研究中应当采取多中心、联合全球多个研究中心、对不同人种的研究结果进行汇总和比较，才能得到更为准确的结果。

参考文献

[1] Kamata T, Yoshida S, Wada H, et al. Extrathymic malignancies associated with thymoma: a forty-year experience at a single institution. Interactive cardiovascular and thoracic surgery, 2017, 24: 576–581.

[2] Shimada T, Terashima H, Shimizu T, et al. Invasive Thymoma Associated with Lung Cancer: Report of a Case. Surg Today, 2001, 31: 507–509.

[3] Choi JJ, Ahn MI, Park MY, et al. F-18 FDG PET/CT Demonstration of Thymoma Followed by Development of Lung Cancer. Clin Nucl Med, 2008, 33: 234–235.

[4] Evoli A, Punzi C, Marsili F, et al. Extrathymic malignancies in patients with thymoma. Ann Oncol, 2004, 15: 692–693.

[5] Turk MJ, Wolchok JD, Guevara-Patino J. Multiple pathways to tumor immunity and concomitant autoimmunity. Immunol Rev, 2002, 188: 122–135.

[6] Wolf AM, Wolf D, Steurer M, et al. Increase of regulatory T cells in the peripheral blood of cancer patients. Clin Cancer Res, 2003, 9: 606–612.

[7] Filosso PL, Galassi C, Ruffini E, et al. Thymoma and the increased risk of developing extrathymic malignancies: a multicentre study. European journal of cardio-thoracic surgery, 2013, 44: 219–224; discussion 224.

[8] Owe JF, Cvancarova M, Romi F, et al. Extrathymic malignancies in thymoma patients with and without myasthenia gravis. Journal of the neurological sciences, 2010, 290: 66–69.

作者：车国卫，四川大学华西医院胸外科

第13章　其他胸部疾病诊治新进展

第1节　107例食管胃肠间质瘤治疗策略的回顾

原文标题：Management of esophageal gastrointestinal stromal tumor: review of one hundred seven patients

原文作者：Pence K[1], Correa AM[2], Chan E[1], Khaitan P[1,3], Hofstetter W[2], Kim MP[1,3]

[1]Department of Surgery, Houston Methodist Hospital, Houston, Texas, USA; [2]Department of Thoracic and Cardiovascular Surgery, University of Texas MD Anderson Cancer Center, Houston, Texas, USA; [3]Weill Cornell Medical College, Houston Methodist Hospital, Houston, Texas, USA

Address correspondence to: Min P. Kim, MD, Chief, Division of Thoracic Surgery, Department of Surgery, Houston Methodist Hospital, FACS, 6550 Fannin Street, Suite 1661, Houston, TX, USA.

刊载信息：Diseases of the Esophagus 2017,30: 1–5.

1　研究背景

胃肠间质瘤（gastrointestinal stromal tumor，GIST）是常见的胃肠间叶组织来源的肿瘤，但是在胸段食管中少见。对于这种少见病的治疗尚没有共识性的理想治疗措施。

2　方法

对2000年—2015年关于局限性食管胃肠间质瘤切除的文献进行系统检索，其中个案患者来源于两个重要的学术中心。我们获得了包括人口统计学、肿瘤大小和位置、有丝分裂率、治疗方法以及复发或死亡时间的信息。对所获数据进行单因素和多因素Cox回归分析，评估GISI患者术后复发或死亡的相关因素。

3　结果

依据我们的纳入和排除标准，共有28项研究符合要求，包括两个学术机构的共107例患者纳入本研究。由于各研究缺乏统一的标准而造成了数据变量的部分缺失。患者平均年龄为56岁（n=98），其中男性居多（60%，n=91）。CT扫描平均肿瘤大小为（7.9±5.4）cm（n=91），多位于食管远端（81%，n=74）。42例患者接受了食管切除术治疗，而进行肿瘤摘除术的患者有47例，接受两种治疗方式的患者数量相近。48%的患者（n=80）的肿瘤有丝分裂率为每个50倍视野有0~4个有丝分裂相。患者的中位生存时间为73个月，5年无病生存率为57%（n=97）。Univariate Cox回归分析表明，一个大的肿瘤、接受食管切除术和高的有丝分裂率与较差的生存或复发相关。

我们发现CT扫描≤5 cm的患者的无病生存率高于肿瘤>5 cm的患者（HR=12.41，P=0.014），5年生存率为92%，其中90%的患者（n=29）接受了肿瘤剥除术治疗。

4 结论

食管GIST是一种非常罕见的恶性肿瘤，肿瘤的大小和有丝分裂率及生存率差相关。食管间质瘤<5 cm的患者采用肿瘤剥除术治疗是安全有效的。

总结：张瑞祥，河南省肿瘤医院胸外科；李印，中国医学科学院肿瘤医院胸外科

[点 评]

食管胃肠间质瘤的理想治疗策略尚待确定

食管胃肠间质瘤是胸外科比较罕见的病种[1-2]，目前缺乏统一的认识，治疗方案也不确定。本研究通过对107例食管胃肠间质瘤患者的基本临床资料和治疗情况作了回顾性分析，对目前食管胃肠间质瘤的治疗提出较为实际的治疗方案，具有非常重要的参考价值。

本文提出食管胃肠间质瘤的预后与肿瘤的大小以及肿瘤细胞的有丝分裂指数相关，大的肿瘤体积和高的有丝分裂指数均预示着生存期短或者复发得更早。目前临床上对于食管胃肠间质瘤的治疗主要是肿瘤剥除术或者食管切除术，而什么情况下适合做肿瘤剥除，什么情况下适合做食管切除目前没有统一的治疗指南作参考。多数情况下术式的选择取决于医生的主观意愿选择。

发病于胃肠的间质瘤因为较食管胃肠间质瘤多见，目前已经有治疗指南作为临床参考，而食管胃肠间质瘤病例罕见，因此其临床表现、病理特征、治疗措施以及临床效果均不确定。Lott等[3]的一项研究有55例食管胃肠间质瘤患者的资料显示：相对于发病在胃部的胃肠间质瘤，食管胃肠间质瘤更多见于小于60岁的男性，另外，他们的疾病特异性生存率、无病生存率以及总生存率均明显较低，预后差的患者更倾向于诊断时有较高有丝分裂率或者肿瘤体积较大的患者更倾向于诊断时有较高的有丝分裂率和较大的瘤体。像其他部位的间质瘤一样，食管胃肠间质瘤的最有用的预后指标是肿瘤大小和分裂指数。对于食管胃肠间质瘤的治疗目前多倾向于手术切除，特别是对2 cm以上的食管胃肠间质瘤因为肿瘤质脆难以剥除而倾向于行食管切除术[4]。近年来具有高危因素的胃肠间质瘤患者开始应用伊马替尼（格列卫）治疗，并且NCCN的胃肠间质瘤治疗指南中对于不可切除的或者已经转移的患者、术前应用可使肿瘤降期而达到减少手术并发症的患者均推荐使用伊马替尼治疗。同时，术后切缘阳性且术前用药有应答的患者术后均应立即服用伊马替尼治疗。另外，术后复发的患者也推荐服用伊马替尼。而食管胃肠间质瘤因病例较少，如何用药尚不明确。

总之，食管胃肠间质瘤如何选择外科治疗方式，如何像发病于胃部的胃肠间质瘤那样应用伊马替尼治疗仍需要更多的临床资料来验证，确立一种理想的治疗策略尚需临床工作者更多的经验积累。

参考文献

[1] Kafeel M, Cheedella NK, Wang JC. Esophageal gastrointestinal stromal tumors presenting as mediastinal mass. Case Rep Oncol, 2013, 6: 579–584.

[2] Demetri GD, Benjamin RS, Blanke CD, et al. NCCN Task Force report: management of patients with gastrointestinal stromal tumor(GIST)--update of the NCCN clinical practice guidelines. J Natl Compr Canc Netw, 2007, 5 Suppl 2: S1–S29; quiz S30.

[3] Lott S, Schmieder M, Mayer B, et al. Gastrointestinal stromal tumors of the esophagus: evaluation of a pooled case series regarding clinicopathological features and clinical outcome. Am J Cancer Res, 2014, 5: 333–343.

[4] Blum MG, Bilimoria KY, Wayne JD, et al. Surgical considerations for the management and resection of esophageal gastrointestinal stromal tumors. Ann Thorac Surg, 2007, 84: 1717–1723.

作者：张瑞祥，河南省肿瘤医院胸外科；李印，中国医学科学院肿瘤医院胸外科

第2节　腹腔镜经膈肌的胸部手术：早期经验

原文标题：Laparoscopic transdiaphragmatic chest surgery: Early experience

原文作者：Rafael Santiago Andrade, Ilitch Diaz-Gutierrez, Jacob Hutchins, et al.

Division of Thoracic and Foregut Surgery, Department of Surgery, University of Colorado, Aurora, Colo

刊载信息：J Thorac Cardiovasc Surg 2017, Nov 10. pii: S0022-5223(17)32476-32475

1　研究目的

传统的VATS可能导致患者出现慢性神经痛，腹腔镜经膈肌（Laparoscopic Transdiaphragmatic，LTD）的胸部手术是一种可以避免肋间切口的微创胸部手术替代方法，从而减少患者术后疼痛。在患者侧卧位时，在患者腹部取4个腔镜切口，做2个膈肌切口，并通过这2个切口进入胸腔，胸腔内的手术流程与传统VATS手术相同，膈肌切口在手术结束时关闭。本文着重介绍了LTD的安全性及技术方面的经验。

2　方法

作者回顾了2010年9月—2017年4月该院所有接受LTD胸部手术的患者，并对手术流程、时间、失血量、住院时长，中长期随访的影像学检查资料等信息进行了分析。并比较了接受LTD肺叶切除手术的患者及接受常规VATS手术的患者的麻醉药物使用量。

3　结果

共计28例LTD胸部手术患者（楔形切除19例，肺叶切除3例，肺段切除3例，其他3例；其中20例为右侧手术，8例为左侧手术）。这些手术患者的诊断分别为肺结节（14例），肺癌（5例），间质性肺疾病（6例），其他疾病（3例）。肺楔形切除的中位手术时间为138（96~240）min，解剖性肺切除的中位手术时间为296（255~356）min，包括1例经颈纵隔淋巴结清扫）。这6例解剖性肺切除患者中，1例中转开胸，

1例中转为常规VATS手术。肺楔形切除中位出血量为15 mL，肺叶及肺段中位出血量为175 mL。楔形切除中位住院天数为1.5 d，肺叶及肺段切除中位住院天数为3.5 d。术后2例患者出现了5 d以上的漏气，1例患者出现了需要纤支镜吸痰的肺不张（该患者有认知障碍，无法配合咳痰），3例患者出现了术后尿潴留，1名患者出现了术后谵妄，1例患者出现了需要入院治疗的便秘（共计8例，发生率28.6%）。术后22例患者（79%）接受了术后长期CT复查，中位随访时间是13（3~47）个月，没有发生膈疝的证据，另有1例患者死于疾病进展。术后24~48 h且未进行脊柱旁阻滞的情况下，接受LTD胸部手术的患者阿片类药物使用量比接受常规VATS手术的患者少（$P=0.039$），但LTD胸腔手术患者的阿片类药物使用量没有明显低于进行脊柱旁阻滞的VATS（$P>0.05$）。

4　结论

LTD胸部手术比单纯的剑突下切口更易于操作。但对于向心性肥胖的患者不太建议；LTD入路更适用于下叶或靠近后胸腔的患者；对于年轻患者及经常负重的患者也不建议使用LTD进行左侧胸腔手术。目前尚没有更为详尽可靠的LTD胸腔手术适应证。总体来说，LTD胸部手术在早期及中期的随访中是安全可行的，同时现阶段的LTD胸腔手术也需要更多的手术经验积累及研究数据。

总结：赵光强，云南省肿瘤医院胸外一科

[点 评]

腹腔镜经膈肌的胸部手术：额外选项而非替代方法

自20世纪90年代起，随着内镜摄像系统的进步，以及内镜用切割缝合器及其他内镜下器械（剪刀及分离钳等）的出现，VATS技术大规模发展了起来。又由于其较传统开胸手术创伤小、对肺功能影响小、术后并发症少、更美观等因素，已成为当今胸外科的主要手术方式。但同时，VATS对术者的技巧及熟练程度的要求也更高更严格，且VATS手术虽然较传统开胸手术的术后疼痛轻，但由于其仍为经肋间入路，不可避免的还是会对肋间神经产生刺激，术后还是有5%~41%的概率发生慢性神经痛[1]。所以一部分胸外科医生开始探索不经肋间的胸外科手术入路，其中比较著名的就是剑突下入路。

Suda等[2]比较了剑突下单孔VATS胸腺切除术与传统VATS胸腺切除术：手术时间方面，剑突下入路与肋间入路相比没有明显差异；但住院时间、术中出血及术后口服止疼药等方面，剑突下入路都较肋间入路有明显优势。而且Suda等认为，剑突下入路可以更好地暴露双侧及颈部的膈神经，解决了传统VATS胸腺切除术对膈神经暴露不良的问题。Yano等[3]的数据也得到了类似的结论：行胸腺切除术时，剑突下入路较传统肋间入路的手术时间更短、术中出血更少，术后白细胞及CRP上升幅度更小。除纵隔手术外，也有使用剑突下单孔VATS进行肺叶切除的报道[4-5]。Hernandez等[6]的数据显示，使用剑突下单孔VATS进行肺叶切除平均手术时间为（166.9±12.6）min，术中出血（127.5±27.6）mL，淋巴结平均清扫（3.4±0.8）组，胸引管留置（2.6±0.2）d，住院时间（4.3±0.4）d。Wang等[7]的研究也显示，接受剑突下单孔VATS手术的患者，术后疼痛较接受传统单孔及三孔VATS的患者明显减轻。本文作者介绍了LTD胸部手术[8]，这是一种应用腹腔镜经膈肌进入胸腔进行胸部手术的方式，旨在减少患者术后疼痛。患者取半侧卧位，在腹部行4个腔镜孔：第1个孔5 mm或12 mm

在脐上，第2个孔12 mm在剑突下，第3个孔5 mm在锁骨中线肋缘下，第4个孔5 mm在叶前线肋缘下。在膈肌前部做两个小切口，并在切口处预留缝线以便手术结束后关闭膈肌切口，通过3孔、4孔两个孔进胸，通过孔1及膈肌切口将CO_2吹入胸腔（CO_2压力10~12 mmHg）。之后将腔镜由孔2置入胸腔，并通过孔3孔、4孔进行操作。进行肺叶切除时，先由隆突下淋巴结进行纵隔淋巴结清扫。隆突下淋巴结的清扫往往是手术中最困难的步骤，因为胸腔的后部距离切口最近。在清扫隆突下淋巴结时可以同时清扫气管后淋巴结，之后清扫气管前淋巴结和其他全部N2淋巴结和支气管、血管旁的N1淋巴结，最后切除肺叶。手术结束后，通过孔2取出样本，并通过孔2留置胸引管。最后通过孔1进行气腹，并使用孔1、孔3、孔4关闭膈肌切口。

安全性方面，文章回顾了2010年9月—2017年4月该院接受LTD胸部手术的28例患者，其中22例为肺楔形切除，3例为肺叶切除，3例为肺段切除。肺楔形切除均顺利完成手术，肺叶及肺段切除的患者中有1例中转开胸，1例转为常规VATS手术；楔形切除患者均无呼吸系统并发症，肺叶及肺段切除患者除1例认知障碍的患者需要纤支镜吸痰外，有2例患者出现持续漏气。由上述数据可见，LTD胸部手术对于肺楔形切除是安全有效的，但对于肺叶或肺段切除，仍有1/3的患者出现了术后持续漏气，而且同样有1/3的患者放弃了LTD手术方式，更改为开胸或常规VATS，该比例明显高于我们的认知，这可能是由手术经验较为缺乏、病例选择不得当以及样本量较少导致的。虽然作者有较为丰富的腹腔镜膈肌手术经验[9]，但LTD胸部手术在国际上尚无其他报道，作为一种新兴术式，将难以避免存在手术经验不足及病例选择不当等问题。LTD入路切口位置较为固定，不同于常规VATS手术可以根据病灶位置及患者体型选择切口位置，且LTD入路容易受到脏器左右不对称的影响，所以对于接受LTD胸部手术患者的筛选需要更加慎重。文章不建议对肥胖的患者，也不建议对年轻患者及经常负重的患者行左侧手术；作者的经验对下叶和胸腔后部份病变操作似乎相对更容易。但目前尚没有更进一步的数据表明LTD胸部手术的适应证。另一方面，在接受术后CT随访的22例患者之中，并未发生膈疝。

疼痛方面，文章比较了LTD胸部手术患者（$n=24$）、未行脊柱旁阻滞的常规VATS手术患者（$n=25$）、进行脊柱旁阻滞的常规VATS手术患者（$n=23$）、三组患者的在术中、复苏室内、术后24 h内、术后24~48 h阿片类药物使用量。但LTD胸部手术患者与进行脊柱旁阻滞的常规VATS手术患者阿片类药物使用量无差异，与未行脊柱旁阻滞的常规VATS手术患者相比也仅有术后24~48 h止疼药物量有所减少。该结果一方面可能是由于样本量不足导致的；但另一方面，虽然LTD胸部手术与剑突下单孔VATS手术同样没有刺激肋间神经，但相对于剑突下单孔VATS手术而言，LTD胸部手术增加了3个腹部切口与2个膈肌切口，患者的止痛药物使用量也理应较剑突下单孔VATS手术有所增加，而更接近常规VATS手术的止痛药物使用量。

该课题组在2016年就已经报道过1例LTD胸腺切除术的病例[10]，至今也只有Sunose等[11]报道过1例使用腹腔镜经膈肌切除胸腹交界处的副神经节瘤的病例。所以本文可以说是首次提供了LTD胸部手术的数据，这些数据对于LTD今后的发展与改良有着重要意义。但同时，本研究也存在一些不足，样本量较少，单中心的分析容易造成偏倚，只进行了LTD胸部手术与常规VATS手术阿片类药物使用量的对比而没有比较手术时间、出血等数据，以上都是本研究需要后续改善及补充的内容，同时更大样本的前瞻性研究对于LTD胸部手术也是必要的。

总体来说，从本文的数据来看，不论是从手术时间、出血量，术后并发症，还是术后疼痛方面，LTD胸部手术均未较剑突下单孔VATS手术展现出更多优势，这可能与手术经验、病例选择及LTD胸部手术统计样本较小有关，因此我们可能需要更长时间及更多研究来明确LTD在胸部手术中的地位。但就目前而言，LTD只能作为胸部手术的一种额外选择术式，并不能替代目前已有的手术方法。

参考文献

[1] Maguire MF, Ravenscroft A, Beggs D, et al. A questionnaire study investigating the prevalence of the neuropathic component of chronic pain after thoracic surgery. Eur J Cardiothorac Surg, 2006, 29: 800–805.

[2] Suda T, Hachimaru A, Tochii D, et al. Video-assisted thoracoscopic thymectomy versus subxiphoid single-port thymectomy: initial results. Eur J Cardiothorac Surg, 2016, 49: i54–i58.

[3] Yano M, Moriyama S, Haneda H, et al. The subxiphoid approach leads to less invasive thoracoscopic thymectomy than the lateral approach. World J Surg, 2017, 41: 763–770.

[4] Gonzalez-Rivas D, Yang Y, Lei J, et al. Subxiphoid uniportal video-assisted thoracoscopic middle lobectomy and anterior anatomic segmentectomy (S3). J Thorac Dis, 2016; 8: 540–543.

[5] Liu CC, Wang BY, Shih CS, et al. Subxiphoid single-incision thoracoscopic left upper lobectomy. J Thorac Cardiovasc Surg, 2014, 148: 3250–3251.

[6] Hernandez-Arenas LA, Lin L, Yang Y, et al. Initial experience in uniportal subxiphoid video-assisted thoracoscopic surgery for major lung resections. Eur J Cardiothorac Surg, 2016, 50: 1060–1066.

[7] Wang BY, Chang YC, Chang YC, et al. Thoracoscopic surgery via a single-incision subxiphoid approach is associated with less postoperative pain than single-incision transthoracic or three-incision transthoracic approaches for spontaneous pneumothorax. J Thorac Dis, 2016; 8: S272–S278.

[8] Andrade RS, Diaz-Gutierrez I, Hutchins J, et al. Laparoscopic transdiaphragmatic chest surgery: Early experience. J Thorac Cardiovasc Surg, 2018, 155: 1294–1299.

[9] Groth SS, Rueth NM, Kast T, et al. Laparoscopic diaphragmatic plication for diaphragmatic paralysis and eventration: an objective evaluation of short-term and midterm results. J Thorac Cardiovasc Surg, 2010, 139: 1452–1456.

[10] Aziken N, Evasovich M, Andrade RS, et al. Laparoscopic transdiaphragmatic thymectomy without chest incisions. Eur J Cardiothorac Surg, 2017, 51: 385–387.

[11] Sunose Y, Hirai K, Nakazawa S, et al. Laparoscopic resection of a paraganglioma located on the border of the thoracic and abdominal cavities using a transabdominal-transdiaphragmatic approach. Asian J Endosc Surg, 2015, 8: 201–204.

作者：赵光强，云南省肿瘤医院胸外一科

第3节 从医学影像数据到3D打印的解剖模型

原文标题：From medical imaging data to 3D printed anatomical models

原文作者：Thore M BuÈ cking[1]*, Emma R Hill[1], James L Robertson[1], Efthymios Maneas[1], AndrewA Plumb[2], Daniil I Nikitichev[1]

[1]Department of Medical Physics and Biomedical Engineering, University College London, London, United Kingdom; [2]Centre for Medical Imaging, University College London, London, United Kingdom

刊载信息：PLOS ONE 2017,12(5):1-10.

1 研究背景

解剖模型是一种重要的临床训练和教学工具，通常应用在医学影像的研究领域。由于分割算法研究的进步和3D打印机的发展，使得在没有专业知识背景下制作低成本患者特异性解剖模型变为可能。

2 研究方法

作者研究团队介绍了一种能够把医学立体容积影像数据（如三维成像CT数据）转化成3D打印实体模型的通用流程。其包含了三个步骤：①图像分割过程；②网格化优化过程；③3D打印过程。为了降低3D打印基于医学影像数据解剖模型的学习门槛，并提供一个最优选择，该团队推荐了一系列相对可以自由预览模型的开源影像分割工具软件和3D打印技术。同时，通过使用熔融沉积（Fused Deposition Modeling，FDM）打印机制作肋骨、肺、和肝脏模型，该团队展示了这个制作流水线的使用。

3 研究结果

3D打印肋骨包含了一个可以承接模拟胸壁组织的卡位，以浇注透明蜡质材料虚拟胸壁组织，并完成了超声检查仿真和虚拟透过胸壁穿刺操作。3D打印的肝脏使用了带有肝脏组织颜色的打印耗材，而3D打印的肺为打印后使用丙烯染料后期上色完成。均作为教具用途使用。3D打印肺、肋骨和肝脏时间分别为43 h、87.5 h和27.5 h。PLA耗材使用成本分别为16 GBP、25 GBP和10 GBP。

4 结论

近年来图像分割算法的发展，使非专业人士以免费软件分割出感兴趣解剖结构轮廓的工作和策略成为可能。非医学或图像处理的终端用户可以利用课题组介绍的流水线3D打印制作器官模型。未来工作应聚焦在制作弹性的器官实质的制作和探索用于仿真的其他不同的3D打印材料开发上。

总结：张珂，河北大学附属医院胸外科

[点 评]

从医学影像数据到3D打印的解剖模型

这是一项对人体组织器官的医学影像数据进行低成本3D打印制作训练和教学模型的研究。既往研究表明：与教学模型进行实体接触能够极大促进对解剖学特点的掌握[1-3]；术前制作3D打印模型能够使患者在术中显著获益[1,4-5]。以往研究依赖专业收费软件和高成本的3D打印机，难以普及。本研究列举了从图像获取、图像分割再到打印的整个流程所应用的方法和相关软件，并且3D打印了肋骨、肺和肝脏模型。最后分别测定了打印精度。通过对整个制作流程的展示，作者团队证明了不需要专业医学知识和影像学知识就可以低成本制作用于教学和术前指导的人体器官模型，这显然是一个非常有意义的研究。其分别解决了3D打印器官模型的几个问题：第一，推荐了6种免费或者开源的用于图像分割和优化的软件，并总结分析了各个软件的不同特点。极大地降低了软件使用成本。第二，推荐了6类不同原理的3D打印机，并分别在成本、打印质量、时效性、易用性和是否支持多材料方面分别做了分析。对想开展3D打印模型的读者而言，其对机器选择建议有清晰的指导作用。第三，作者团队以FDM打印机分别打印了肋骨、肺和肝脏，并以透明蜡质材料在3D打印的肋骨模型卡位上制作了胸壁组织，以证明低成本模型可用于超声定位和穿刺的仿真操作。第四，最后作者团队分别在三个模型多个测量维度上分析了制作误差，证实了低成本制作模型的可用性。其研究全面、详细，比较分析了各个指标，并分析其适用范围。是一项可以不依赖专业人员和专业软件的3D打印器官制作研究。

以往制作一个用于教学和手术指导的3D打印器官模型，不仅依赖昂贵的专业分割软件和专业人员。并且，如果应用多喷头方法，不仅建模复杂，而且打印成本高昂。仅一个1 kg左右器官的打印材料费用就接近3 000 USD，更别说几百万的机器购买成本。对比三维可视化的研究方法，3D打印为研究者提供了立体视觉、位置觉和触觉的反馈，更容易被接受。所以低成本3D打印方法制作器官模型的需求迫切。而作者的这一研究恰恰迎合了这一需求。

目前仍需要改进的方面：①如用于教学，器官实质应制作为透明，以利于学生观察器官内部脉管结构，如河北大学附属医院开发的低成本术前辅助模型解决了速度、精度和器官实质透光度问题，同时显著降低了制作成本，但制作价格是作者使用FDM方法的2倍左右（图13-3-1~图13-3-2）；②如用于术前仿真手术指导，器官实质不仅应满足高透光度，还应满足弹性要求；③对于复杂疑难手术，在术前满足手术时效性要求，应进一步提高打印速度，推荐使用SLA或DLP打印技术；④未来还需开发更多打印和制作材料，以满足能量器械仿真操作器官模型的要求，甚至是满足切割操作脉管结构后模型可出血的要求。

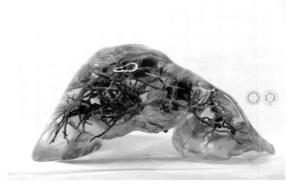

图13-3-1　河北大学附属医院开发的肝脏手术规划模型
图片为河北大学附属医院张珂制作并拍摄。已于2017年12月发表在www.3dprint.com上，授权AME使用。

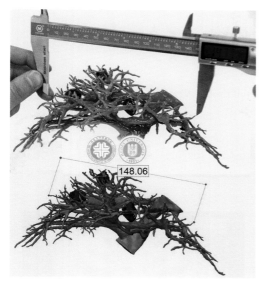

图13-3-2　肝脏内部组织结构精度测量
图片为河北大学附属医院张珂制作并拍摄。已于
2017年12月发表在www.3dprint.com上，授权AME
使用。

参考文献

[1]　Kusaka M，Sugimoto M，Fukami N，et al. Initial experience with a tailor-made simulation and navigation program using a 3-D printer model of kidney transplantation surgery. Transplant Proc，2015，47：596-599.

[2]　Biglino G，Capelli C，Wray J，et al. 3D-manufactured patient-specific models of congenital heart defects for communication in clinical practice：feasibility and acceptability. BMJ Open，2015，5：e007165.

[3]　Kong X，Nie L，Zhang H，et al. Do 3D Printing Models Improve Anatomical Teaching About Hepatic Segments to Medical Students? A Randomized Controlled Study. World J Surg，2016，40：1969-1976.

[4]　Müller A，Krishnan KG，Uhl E，et al. The application of rapid prototyping techniques in cranial reconstruction and preoperative planning in neurosurgery. J Craniofac Surg，2003，14：899-914.

[5]　Rengier F，Mehndiratta A，Von Tengg-Kobligk H，et al. 3D printing based on imaging data：Review of medical applications. Int J Comput Assist Radiol Surg，2010，5：335-341.

作者：张珂，河北大学附属医院胸外科

第4节　一种逐步开发的真实比例胸外科腔镜手术模拟模型

原文标题：A step-by-step development of real-size chest model for simulation of thoracoscopic surgery

原文作者：Toshiaki Morikawa1，Makoto Yamashitaa,Makoto Odakaa, Yo Tsukamotoa, Takamasa Shibasakia, ShoheiMoria, Hisatoshi Asanoa, Tadashi Akibab

Department of Chest Surgery, The Jikei University School of Medicine, Minato-City, Tokyo, Japan

刊载信息：Interact Cardiovasc Thorac Surg 2017,25(2):173-176.

1　研究背景

为了能够更好地模拟胸外科手术，来自日本的Toshiaki Morikawaa团队循序渐进地开展基于人真实胸部CT数据仿真制作胸廓和胸腔内器官（图13-4-1）。

2　研究方法

第一步首先获取人胸部CT原始数据。第一代模型：基于CT数据，以3D打印机制作每个胸部组件。选用硬质的树脂打印材料打印骨性胸廓；选用橡胶样打印材料打印胸腔内血管和支气管。没有制作肺实质、胸部肌肉和皮肤（图13-4-2）。第二代模型：在使用3D打印机的基础上应用了转模技术。模型每个部分是通过3D打印机打印的模具浇注成型后组装完成制作的。胸腔内的脉管系统和支气管结构是使用具有弹性的有机硅树脂浇注制作的，而肺实质和纵隔器官是使用聚氨酯泡沫材料浇注制作的。胸壁和骨性胸廓同样也是用弹性有机硅树脂材料浇注制作的（图13-4-3）。第三代模型：创新开发应用泡沫状的聚乙烯醇浇注制作肺实质。脉管系统和支气管结构的制作使用了一种柔软树脂。以一个碟形的聚乙烯醇结构作为纵隔结构组装各个器官组件（图13-4-4）。

3　研究结果

第一代模型充分显示了脉管和支气管结构，使手术受训者对肺内的组织解剖结构能够有一个好的理解。第二代模型是一个完整的胸部干性模型。它能使

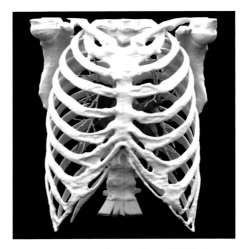

图13-4-1　电脑上的3D胸部模型

图片引用自《Morikawa T, et al. Interact Cardiovasc Thorac Surg. 2017》。已获得作者Morikawa T的授权。

手术受训者能够观察到胸腔内所有器官和胸壁的解剖结构。第三代模型是一个湿性的器官模型。模型允许手术受训者仿真进行诸如切割、缝合、闭合器闭合和能量器械的使用等操作。这种单一用途的模型达到了胸腔镜手术操作的真实仿真模拟效果（图13-4-5）。

4　结论

随着模型制作一代代的发展，模型能够为手术受训者提供一个真实的胸腔镜手术模拟操作。但是未来模型仍然需要进一步的改进。

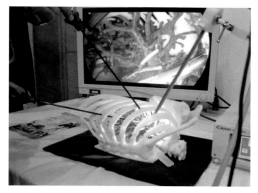

图13-4-2　第1代3D打印的胸部模型

图片引用自《Morikawa T, et al. Interact Cardiovasc Thorac Surg. 2017》。已获得作者Morikawa T的授权。

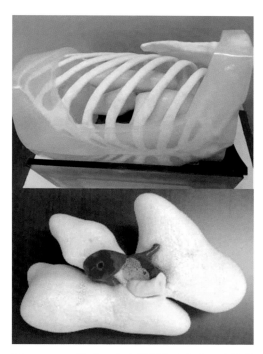

图13-4-3　通过3D打印模具铸造制作而成的第二代胸部模型

图片引用自《Morikawa T, et al. Interact Cardiovasc Thorac Surg. 2017》。已获得作者Morikawa T的授权。

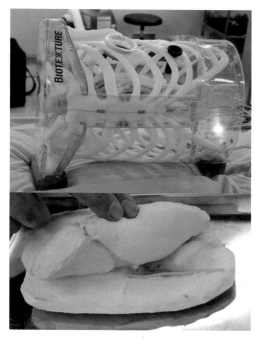

图13-4-4　以聚乙烯醇材料制作的湿性肺部第三代模型

图片引用自《Morikawa T, et al. Interactive CardioVascular and Thoracic Surgery. 2017》。已获得作者Morikawa T的授权。

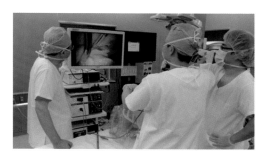

图13-4-5　使用第三代模型虚拟胸腔镜肺叶切除手术

图片引用自《Morikawa T, et al. Interactive CardioVascular and Thoracic Surgery. 2017》。已获得作者Morikawa T的授权。

总结：张珂，河北大学附属医院胸外科

[点 评]

一种逐步开发的真实比例胸外科手术模拟模型

这是一项对胸外科手术虚拟仿真的循序渐进的创新性研究。以往胸腔镜的基本操作培训以干性的操作箱为主。更高级的仿真操作需要通过动物实验或者尸体操作完成。本研究开创性地应用了3D打印技术并结合转模技术制作了三代模型，分别解决了胸外科手术仿真操作的三个问题：第一，以真实人CT数据为基础3D打印包含有骨性胸廓、肺动静脉、气管支气管的第一代模型并没有制作肺实质、胸部肌肉和皮肤，这样使受训者能够对胸部的重要组织器官的毗邻关系有一个直观的了解，并可对血管进行简单的操作，例如Hemolock夹闭。第二，使用真空铸造方法开发的第二代仿真模型，不仅在骨性胸壁上具有一个弹性半透明的胸壁肌肉软组织结构，而且胸腔内在原有3D打印脉管和气管支气管结构基础上利用泡沫状聚氨酯材料制作了模拟肺萎陷的肺实质。这样的一个可随时展示的干性模型使受训者通过胸壁可以观察到胸腔内组织器官的位置，并可使用腔镜进行简单的肺手术操作。但是由于聚氨酯韧性较大且不含水，所以难以用手术器械或能量器械分离。第三，在上述胸壁结构基础上，同样用真空铸造的方法制作了泡沫状的PVA肺实质。因其内部含有大量气泡和水成分，所以不仅可以进行切割、缝合等一般操作，而且可以使用诸如：电刀、超声刀等能量器械进行手术的仿真操作。

在胸外科手术培训领域，仿真手术操作系统的作用非常重要[1-3]。腔镜训练箱和电子减震（vibration reduction，VR）系统是目前主流的两种手段[4-5]。但其为受训者提供的仿真度并没有动物实验和尸体实验更为接近真实手术。但是，因为动物实验受伦理问题限制；尸体实验受地域、宗教问题限制，开发一种替代的培训系统非常必要[6]。由于近年来3D打印技术的飞速发展，使得基于人体CT数据打印1:1手术训练模型成为可能。本研究利用3D打印技术和基于3D打印技术的真空铸造技术所开发的三代胸外科手术仿真模型各具特点，能够满足不同的训练需要。

比较以往的训练系统，其主要创新性为：制作了包含真实人体胸部信息的训练模型；能展示胸腔内脉管系统和气管支气管的解剖毗邻；能够虚拟胸外科手术时肺的萎陷状态；能够进行切割、缝合、利用能量系统操作。相比VR系统，真实3D打印模型具有实体，能够给受训者触觉反馈和一个接近真实的手术操作环境。其对于胸外科手术培训的意义重大。

目前仍需要改进的方面：①应该制作典型病理类型的模型；②模型不能模拟术中出血情况；③对于复杂疑难手术，如果能在术前满足手术时效性要求，在术前制作出患者特异性模型，用于术前手术模拟分析能够极大提升模型价值；④模型受打印机成型尺寸限制，为分批打印各部位后拼接完成，中间会产生拼接误差。目前大尺寸3D打印机成本不断降低，在后续的研究建议应用大尺寸打印机训练。

参考文献

[1] Tesche LJ, Feins RH, Dedmon MM, et al. Simulation experience enhances medical students' interest in cardiothoracic surgery. Ann Thorac Surg, 2010, 90: 1967–1973; discussion 1973–1974.

[2] Trehan K, Kemp CD, Yang SC. Simulation in cardiothoracic surgical training: where do we stand? J Thorac Cardiovasc Surg, 2014, 147: 18–24. e2.

[3] Jensen K, Ringsted C, Hansen HJ, et al. Simulation-based training for thoracoscopic lobectomy: a randomized controlled trial virtual-reality versus black-box simulation. Surg Endosc, 2014, 28: 1821–1829.

[4]　Solomon B, Bizekis C, Dellis SL, et al. Simulating video-assisted thoracoscopic lobectomy: a virtual reality cognitive task simulation. J Thorac Cardiovasc Surg, 2011, 141: 249–255.

[5]　Jensen K, Bjerrum F, Hansen HJ, et al. A new possibility in thoracoscopic virtual reality simulation training: development and testing of a novel virtual reality simulator for video-assisted thoracoscopic surgery lobectomy. Interact CardioVasc Thorac Surg, 2015, 21: 420–426.

[6]　Carter YM, Marshall MB. Open lobectomy simulator is an effective tool for teaching thoracic surgical skills. Ann Thorac Surg, 2009, 87: 1546–1550; discussion 1551.

作者：张珂，河北大学附属医院胸外科

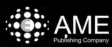

AME JOURNALS

创立于2009年7月的AME Publishing Company（简称AME，代表Academic Made Easy, Excellent and Enthusiastic），是一家崇尚创新、具有国际化视野和互联网思维的医学出版公司。AME拥有专业的期刊运营团队，提供以国际组稿为核心竞争力的全流程出版服务，专注于国际医学期刊、书籍的出版和医疗科研资讯成果的推广，已在香港、台北、悉尼、广州、长沙、上海、北京、杭州、南京和成都等地设立办公室。目前出版了60余本涵盖肿瘤、心血管、胸部疾病、影像和外科等不同领域的学术期刊，已有18本被PubMed收录，13本被SCI收录，出版中英文医学专业图书近百本。

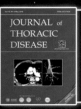

期刊名称：JTD
创刊时间：2009年12月
PubMed收录：2011年12月
SCI收录：2013年2月
影响因子（2018）：2.027

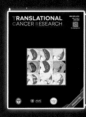

期刊名称：TCR
创刊时间：2012年6月
SCI收录：2015年10月
影响因子（2018）：1.07

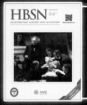

期刊名称：HBSN
创刊时间：2012年12月
PubMed收录：2014年1月
SCI收录：2017年6月
影响因子（2018）：3.911

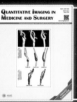

期刊名称：QIMS
创刊时间：2011年12月
PubMed收录：2012年12月
SCI收录：2018年1月
影响因子（2018）：3.074

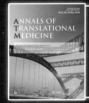

期刊名称：ATM
创刊时间：2013年4月
PubMed收录：2014年9月
SCI收录：2018年3月
影响因子（2018）：3.689

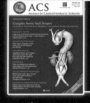

期刊名称：ACS
创刊时间：2012年5月
PubMed收录：2013年6月
SCI收录：2018年5月
影响因子（2018）：2.895

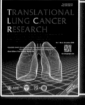

期刊名称：TLCR
创刊时间：2012年3月
PubMed收录：2014年12月
SCI收录：2018年10月
影响因子（2018）：4.806

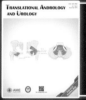

期刊名称：TAU
创刊时间：2012年3月
PubMed收录：2015年12月
SCI收录：2018年12月
影响因子（2018）：2.113

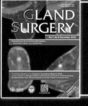

期刊名称：GS
创刊时间：2012年5月
PubMed收录：2014年6月
SCI收录：2019年1月
影响因子（2018）：1.922

期刊名称：CDT
创刊时间：2011年12月
PubMed收录：2013年10月
SCI收录：2019年1月
影响因子（2018）：2.006

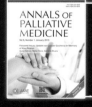

期刊名称：APM
创刊时间：2012年4月
PubMed收录：2015年3月
SCI收录：2019年1月
影响因子（2018）：1.262

期刊名称：JGO
创刊时间：2010年9月
PubMed收录：2012年7月
SCI收录：2019年2月

期刊名称：TP
创刊时间：2012年7月
PubMed收录：2016年1月
SCI收录：2019年9月